"十二五"职业教育国家规划教材

经全国职业教育教材审定委员会审定

药品质量管理

第二版

王晓杰　胡红杰　主编

化学工业出版社

·北京·

本书共 8 章,以突出专业性、职业性和实用性为特色,以培养高素质技能型人才为目标,重点介绍了药品研发、生产、流通及使用过程中 GLP、GCP、GMP、GSP、GUP 等管理规范的要求和实施要点,以及生物制品质量控制等内容。书后附有相关法规内容,供学生参考,以便对各相关法规有一个较全面的了解。教材引用最新法规资料,确保了内容的先进性,同时引用大量的行业实例,使理论、法规性的内容具体化、形象化、生动化。

本书既可作为职业院校药学及相关专业学生的教材,又可供从事药品研发、生产、流通和使用等环节的管理技术人员参考。

图书在版编目(CIP)数据

药品质量管理/王晓杰,胡红杰主编. —2 版. —北京:
化学工业出版社,2016.10(2020.11重印)
"十二五"职业教育国家规划教材
ISBN 978-7-122-27818-0

Ⅰ.①药… Ⅱ.①王…②胡… Ⅲ.①药品管理-质量管理-高等职业教育-教材 Ⅳ.①R954

中国版本图书馆 CIP 数据核字(2016)第 185421 号

责任编辑:李植峰 章梦婕 装帧设计:张 辉
责任校对:宋 玮

出版发行:化学工业出版社(北京市东城区青年湖南街 13 号 邮政编码 100011)
印   刷:北京京华铭诚工贸有限公司
装   订:三河市振勇印装有限公司
787mm×1092mm 1/16 印张 17 字数 429 千字 2020 年 11 月北京第 2 版第 5 次印刷

购书咨询:010-64518888 售后服务:010-64518899
网   址:http://www.cip.com.cn
凡购买本书,如有缺损质量问题,本社销售中心负责调换。

定 价:36.00 元

《药品质量管理》（第二版）编写人员名单

主　编　王晓杰　胡红杰

副主编　党卫红　王宇田

编　者（按照姓名汉语拼音排列）

柴　智（北京联合大学）

陈　思（北京电子科技职业学院）

党卫红（漯河职业技术学院）

范海涛（北京电子科技职业学院）

胡红杰（山东福瑞达医药集团公司）

李存法（河南牧业经济学院）

李　倩（武汉软件工程职业学院）

邱中成（郑州职业技术学院）

阮建兵（武汉软件工程职业学院）

王晓杰（北京电子科技职业学院）

王宇田（北京科兴生物制品股份有限公司）

张冬青（广东轻工职业技术学院）

张万隆（北京卫生职业学院）

张幸生（深圳职业技术学院）

周永丹（黑龙江农垦职业学院）

前　言

目前，我国药品企业的质量管理保障能力较美国、欧盟等发达国家和地区还有很大差距，为此我国不断推进药品质量管理的法制化、规范化进程，并针对国内的实际情况不断修订药品质量管理的各种法律、法规，以适应我国制药行业的高速发展，实现和世界接轨。为了更好地遵循本书"实用性、科学性、先进性和引导性"的指导原则，适应现有法律、法规的调整，我们在第一版教材的基础上开展了修订工作，重点集中在以下几个方面。

其一，根据我国现行的法律、法规修订相关内容。第一版教材依据的部分法规目前已终止使用，由新版法规代替。为确保教材的"准确性和先进性"对第一版相关内容进行修订。

如根据《药品生产质量管理规范》（2010 年修订版）修订了第五章，增加、细化了质量控制和质量保证、委托生产与委托检验的内容，调整了文件管理内容，强调和突出了制药企业生产中软件的重要性，以期实现和世界卫生组织的 GMP 技术标准相适应；根据《药品经营质量管理规范》（2015 年修订版）修订了第六章，增加了质量管理体系、质量管理体系文件、校准与验证和计算机系统等内容，细化了组织机构的质量管理职责。特别是规范了计算机系统在药品经营过程中的使用，强调了药品在储运过程中温度的控制。

其二，增加"认证实例"环节，实现"任务驱动"，提升学生理论应用能力。在第一版教材的使用过程中，经多次与企业进行探讨，积淀了许多企业真实案例，最终选定结合企业实际认证过程的教学模式，以"任务驱动"的方式展开教材的修订工作，增加了"认证实例"环节，增强学生的理论应用和实操能力。

其三，增加"知识拓展"模块，帮助学生拓展国际视野。

其四，增加网络课程支持，便于学生课下自主学习。本教材在修订过程中建立了网络课程，网站地址：http://58.132.132.50:8111/，便于学生课余时间自主学习。

本教材由北京电子科技职业学院教师王晓杰和山东福瑞达医药集团公司高级工程师胡红杰共同主编，并邀请漯河职业技术学院教师党卫红和北京科兴生物制品股份有限公司质量管理负责人王宇田担任副主编。

在修订过程中，各位编写老师的积极配合使工作能够顺利完成。同时，本书还得到了很多行业专家非常好的指导，使得教材修订工作完成得愉快、严谨和有序，在此，对参与本次修订以及第一版编写的各位专家老师致以诚挚的谢意。

由于编者的知识和能力有限，在教材编写中还存在很多的不足之处，敬请同行专家、使用本教材的师生和广大读者批评指正。

编者

2016 年 3 月

第一版前言

　　药品作为一种特殊的商品，它的质量关系到人的健康和生命，因此药品质量管理是药事管理工作中的一个重要内容，它涉及药品的科研、生产、经营和使用等多个环节，是一个全面的质量管理。随着制药行业的飞速发展和日益规范化，药品质量备受重视，对药品管理的高素质技能型人才的需求也越来越大。当前和今后一段时间，国家要大力发展高职高专教育，全国承办药学相关专业的高职院校也日益增多。但是，目前关于药品质量管理的书籍大部分是单独介绍药品科研、生产、经营或者使用的质量管理，综合性的完整的专门讲解药品质量管理的教材非常少，且教材大都是针对本科高等教育或者企业培训编写的，无法满足高职高专院校的药品质量管理课程教学需要。为此，由国家示范性高等职业院校——北京电子科技职业学院牵头，经高职高专院校讲授药品质量管理课程的一线教师和国内著名医药集团高级管理人员共同研讨，根据教学和工作实际，组织编写了本教材。本教材已列选为首批"普通高等教育'十一五'国家级规划教材"。

　　教材由北京电子科技职业学院教师王晓杰和山东福瑞达医药集团公司高级工程师胡红杰共同主编，遵循"实用性、科学性、先进性和引导性"的指导原则，以培养高素质技能型人才为目标，突出专业性、职业性和实用性特色。以药品研发→生产→经营→使用这样的药品流通过程为主线进行编写，重点介绍药品流通过程中 GLP、GCP、GMP、GSP 等管理规范的要求和实施要点，同时，结合药品的发展和药事法规的发展增加了中药材生产质量管理（GAP）、医疗机构制剂质量管理、生物制品质量管理等内容。书后还附有相关法规内容，供学生参考，以便对各相关法规有一个较全面的了解。在编写中引用 2007 年颁布的《药品GMP 认证检查评定标准》等最新法规资料，确保了内容的先进性；引用大量的行业实例，使理论性的、法规性的内容具体化、形象化、生动化，力求帮助学生轻松地掌握药品质量管理这个复杂体系，为学生今后从事药品科研、生产、经营和使用等环节的管理工作奠定基础。书稿由荆楚理工学院药学院杨希雄院长主审。

　　本书在编写过程中，得到了化学工业出版社和各参编单位的大力支持，在此致以诚挚的感谢。

　　由于编者的知识和能力有限，教材中还存在很多的不足之处，敬请同行专家、使用本教材的师生和广大读者批评指正。

编者

2008 年 1 月

目 录

第一章 绪 论

【学习目标】

1. 掌握药品的定义、药品质量的定义、药品质量管理的定义。
2. 掌握药品的特殊性、药品质量特性、药品质量管理的构架。
3. 熟悉药品的分类、药品质量标准。
4. 了解药品质量管理的意义、国内外药品质量管理的发展历史。

【学习方法】

1. 通过典型案例理解药品质量管理的重要性。
2. 通过重点概念的剖析，理解药品质量管理中的重要知识点。
3. 通过实地参观了解药品流转中的质量管理，从而对药品质量管理有全面的认识。

链接

1. "欣弗事件"

克林霉素磷酸酯葡萄糖注射液（欣弗）可用于治疗扁桃体炎、急性支气管炎等病症。2006 年由安徽华源生物药业有限公司生产的欣弗未按批准的生产工艺进行生产，导致药品集中出现不良事件，大量患者出现过敏性休克、肝肾功能损害等严重不良反应，甚至有人因此而丧命。相关产品已在全国范围内停止生产和销售。

2. "齐二"事件

齐齐哈尔第二制药有限公司生产的亮菌甲素注射液，误将二甘醇当作辅料丙二醇使用，仅广东省就至少导致数十人出现严重不良反应，其中至少 5 人死亡，而全国死亡人数至今仍是个谜（据有关消息已有 11 人死亡）。

2006 年 5 月 18 日，国家食品药品监督管理局发出通知（国食药监安 [2006] 211 号），指出齐齐哈尔第二制药有限公司生产、销售假药，造成多人死亡，严重违反《药品管理法》，责成黑龙江省食品药品监督管理局吊销其"药品生产许可证"，收回"GMP 认证证书"。

3. 奥美定事件

奥美定事件是继 20 世纪 90 年代中、后期输血感染艾滋病事件以来的又一大公共卫生健康事件。经国家药监局审批的"奥美定"被作为人体软组织填充材料，用于注射隆胸、丰颞、隆频、隆臀等美容手术。国家药品不良反应监测中心数据显示，从 2002 年到 2005 年 11 月，共收到有关不良反应报告 183 例。医疗器械司的审批存在严重违规的现象，美容行业的违规操作和虚假承诺及行业自律的缺失使得近 30 万人付出了惨痛的代价。

药品是人们用于防治疾病、康复保健的特殊商品，药品质量好坏直接关系人民身体健康和生命安全。从 20 世纪 50 年代后期的"反应停"事件，到近年来的"齐二药"、"奥美定"和"欣弗"等重大医疗事件的接踵发生说明了一个最重要的问题：药品质量，关乎人命，需

要严格管理。

第一节 药 品

2001 年 12 月 1 日起实施的《中华人民共和国药品管理法》（以下简称《药品管理法》）中规定："药品，是指用于预防、治疗、诊断人的疾病，有目的地调节人的生理机能并规定有适应证或者功能主治、用法和用量的物质，包括中药材、中药饮片、中成药、化学原料药及其制剂、抗生素、生化药品、放射性药品、血清、疫苗、血液制品和诊断药品等。"

一、药品的特殊性

药品是特殊商品，其特殊性体现在以下五个方面。

1. 药品种类的复杂性

目前，世界上有中药材 5000 余种（常用 500 多种），药物制剂 2 万余种，在中国有中药制剂 5100 多种，西药制剂 4000 多种，共有各种药物制剂近万种。要在如此种类繁多的药品中正确选择适合患者需要的药品，其复杂性可想而知，稍有不慎，选错、用错药品将会造成严重后果。

2. 药品使用的专属性

药品作为防病治病、康复保健的有力武器，大部分需要在医师和药师严格指导下使用，与其他商品有着明显的区别。中国从 2000 年 1 月 1 日起实施药品分类管理制度，处方药的使用将逐步过渡到凭执业医师或执业助理医师开具的处方才能购买，并且要在执业药师或药学技术人员指导下使患者合理选择药品，从而能更好地监控药品的不良反应。

3. 药品本身的两重性

药物进入人体内，在起到治疗作用的同时也存在着毒副作用。使用得当可以治病，使用不当则会给人造成损害，甚至造成药物灾难。发生在 20 世纪 50 年代后期的"反应停"事件，是药品两重性最好的例证。这一事件震惊了世界，使人们充分认识了药物灾难的严重性和可怕性，加深了对制药企业的药品生产质量进行规范性管理的认识。

4. 药品质量的隐蔽性

检查药品的质量，需要由药品检验机构的专业技术人员采用特殊的仪器、设备和方法，依照法定的标准进行测试，方可知道药品的真伪、质量的好坏。人们一般难以用肉眼去识别药品质量的优劣。这给鉴别药品质量增加了很大的难度，造成了药品质量的隐蔽性。

5. 药品检验的局限性

药品出厂都要有检验合格证，但由于药品检验是破坏性的，不能实施每品必检，只能按生产批次随机抽取少量样品进行检验，以此结果代表整批药品的质量，这样，就可能造成漏检。因此，必须充分认识并重视到药品检验的局限性，才能避免在检验环节上造成药品质量缺陷。

药品的特殊性突出了一个重要的问题：药品质量，关乎人的生命。正是由于质量是药品特殊性的根本体现，所以需要对其严格管理，充分保障用药者的安全。

二、药品的分类

依据不同的分类原则和需要，药品有多种分类形式。

1. 现代药与传统药

（1）现代药（modern medicines） "现代药"一般是指 19 世纪以来发展起来的化学药品、抗生素、生化药品、放射性药品、血清、疫苗、血液制品等。其特点是用现代医学的理论和方法筛选确定其药效，并按照现代医学理论用以防治疾病。一般是用合成、分离提取、化学修饰、生物技术等方法制备的物质，结构基本清楚，有控制质量的标准和方法。这类药发展很快，已有数万种。因为这类药最初在西方国家发展起来，后传入我国，又称西药。

（2）传统药（traditional medicines） "传统药"一般指历史上流传下来的药物，主要是动物、植物和矿物药，又称天然药物。我国的传统药有中药、蒙药、藏药和维药等。其中，中药治病的经验和理论如性味、归经、功效、用法、用量、禁忌等，都是在中医辨证理论的指导下，根据药物的性能组合在方剂中使用的。中药最本质的特点是在中医理论指导下应用，因此中医药是一个整体。

2. 处方药和非处方药

（1）处方药（prescription drugs） 处方药是指凭执业医师和执业助理医师处方方可购买、调配和使用的药品。

被列为处方药的药品一般是：特殊管理的药品；由于药品的毒性或其他潜在的影响使用不安全的药品；因使用方法的规定（如注射剂），用药时有附加要求，患者自行使用不安全，需在医务人员指导下使用的药品；或是新药等。

（2）非处方药（nonprescription drugs，over-the-counter drugs，OTC drugs） 非处方药是指由国务院药品监督管理部门公布的，不需要凭执业医师和执业助理医师处方，消费者可以自行判断、购买和使用的药品。根据药品的安全性，非处方药分为甲、乙两类。

非处方药的药品具有以下特点：药品适应证可自我诊断，疾病可自我治疗，通常限于自身疾病；药品的毒性在公认的安全范围内，其效用风险比值大；药品滥用、误用的潜在可能性小，药品作用不掩盖其他疾病，药品不致细菌耐药性；一般公众能理解药品标签的忠告性内容，使用无需医师监督和实验监测。

3. 国家基本药物、首次在中国销售的药品、医疗机构制剂

（1）国家基本药物（national essential drugs） 世界卫生组织（WHO）对国家基本药物的定义是："基本药物就是那些能够满足大部分人口卫生保健需求的药物。因此，在任何时候都应当能够以充足的数量和合适的剂型提供应用。"我国于 1982 年首次公布国家基本药物目录。

（2）首次在中国销售的药品（drugs to be marketed in China for the first time） 是指国内或国外药品生产企业第一次在中国销售的药品，包括不同药品生产企业生产的相同品种。

（3）医疗机构制剂（pharmaceutical preparations dispensed by medical institutions） 是指医疗机构根据本单位临床需要经批准而配制、自用的固定处方制剂。医疗机构不得将其上市销售。

4. 新药的定义

《中华人民共和国药品管理法实施条例》明确："新药，是指未曾在中国境内上市销售的药品。"《药品注册管理办法》明确："新药申请是指未曾在中国境内上市销售药品的注册申请，已上市药品改变剂型、改变给药途径的，按照新药管理。"这些规定表明新药管理的范畴包括：国内、外均未曾上市的创新药［新的化合物（NCE）、首次作为药物使用的物质］，国外已上市但国内未曾上市的药品（习惯称为仿制药品），新的复方制剂和已上市药品改变剂型、改变给药途径者。

5. 新药的注册分类

（1）新化学药品注册分类

① 未在国内上市销售的药品。a. 通过合成或者半合成的方法制得的原料药及其制剂。b. 天然物质中提取或者通过发酵提取的新的有效单体及其制剂。c. 用拆分或者合成等方法制得的已知药物中的光学异构体及其制剂。d. 由已上市销售的多组分药物制备为较少组分的药物。e. 新的复方制剂。

② 改变给药途径且尚未在国内、外上市销售的药品。

③ 已在国外上市销售但尚未在国内上市销售的药品。a. 已在国外上市销售的原料药及其制剂。b. 已在国外上市销售的复方制剂。c. 改变给药途径并已在国外上市销售的制剂。

④ 改变已上市销售盐类药物的酸根、碱基（或者金属元素），但不改变其药理作用的原料药及其制剂。

⑤ 改变国内已上市销售药品的剂型，但不改变给药途径的制剂。

（2）治疗用新生物制品注册分类

① 未在国内上市销售的生物制品。

② 单克隆抗体。

③ 基因治疗、体细胞治疗及其制品。

④ 变态反应原制品。

⑤ 由人、动物的组织或者体液提取的，或者通过发酵制备的具有生物活性的多组分制品。

⑥ 由已上市销售的生物制品组成的新的复方制品。

⑦ 已在国外上市销售但尚未在国内上市销售的生物制品。

⑧ 含未经批准菌种制备的微生态制品。

⑨ 与已上市销售制品结构不完全相同且国内外均未上市销售的制品（包括氨基酸位点突变、缺失，因表达系统不同而产生、消除或者改变翻译后修饰，对产物进行化学修饰等）。

⑩ 与已上市销售制品制备方法不同的制品（如采用不同表达系统、宿主细胞等）。

⑪ 首次采用DNA重组技术制备的制品（如以重组技术替代合成技术、生物组织提取技术或者发酵技术等）。

⑫ 国内外尚未上市销售的由非注射途径改变为注射途径给药，或者由局部给药改变为全身给药的生物制品。

⑬ 改变已上市销售制品的剂型但不改变给药途径的生物制品。

⑭ 改变给药途径的生物制品（不包括上述第⑫项）。

第二节 药品质量

药品质量与人的生命息息相关，因此药品质量定义得越准确，质量特性分析得越细致，质量检验标准就越严谨，人们的生命安全就越有保障。

一、药品质量的定义

药品质量（drug quality）是指药品满足社会和人们需要的一切特征的总和。药品质量是一个动态的概念，即质量不是固定不变的。也就是说不同药品或同一药品用途不同，人们对其质量要求就不同，比如说同样是葡萄糖，有注射用的、口服用的、工业用的，由于它们用途不同，所以质量要求也就不同。

要判定药品质量必须参照一定的标准。最初人们只能从疗效上判定，但由于个人差异和其他因素，并不准确。随着科技发展，药品质量已经逐步量化，能科学地进行度量，也就是通过一系列数据的指标直接或间接地反映出来。比如性状、含量测定、pH 值、安全试验、杂质检查、重量检查等。把这些反映药品质量的技术参数、指标明确规定下来，形成技术文件，就形成了药品质量标准。药品质量标准是衡量药品质量的参照，药品质量要合格就必须满足国家药品质量标准的要求。

二、药品质量特性

药品质量特性（quality characteristic）是指药品与满足预防、治疗、诊断人的疾病，有目的地调节人的生理功能的要求有关的固有特性。药品（原料药及其制剂）的质量特性包括有效性、安全性、稳定性、均一性等方面。

1. 有效性

药品的有效性是指在规定的适应证、用法和用量的条件下，能满足预防、治疗、诊断人的疾病，有目的地调节人的生理功能的要求。有效性是药品的固有特性，其前提条件是有一定的适应证和用法、用量，世界上不存在包治百病的药品。有效程度的表示方法，在我国采用"痊愈"、"显效"、"有效"来区别，在国外有采用"完全缓解"、"部分缓解"、"稳定"来区别。

2. 安全性

药品的安全性是指按规定的适应证和用法、用量使用药品后，人体产生毒副反应的程度。大多数药品均有不同程度的毒副反应，因此，只有在衡量有效性大于毒副反应，或可解除、缓解毒副作用的情况下才使用某种药品。假如某物质对防治、诊断疾病有效，但是对人体有致癌、致畸、致突变的严重损害，甚至致死，则不能作为药品。安全性也是药品的固有特性。

3. 稳定性

药品的稳定性是指在规定的条件下保持其有效性和安全性的能力。"规定条件"一般是指规定的有效期限，以及对生产、贮存、运输和使用的要求。假如某物质虽然具有防治、诊断疾病的有效性和安全性，但极易变质，不稳定，则至少不能作为商品药。

4. 均一性

药品的均一性是指药物制剂的每一单位产品都符合有效性、安全性的规定要求。药物制剂的单位产品，如一片药、一支注射剂、一瓶酊水糖浆、一包冲剂等。原料药品的单位产品，如一箱药、一袋药、一桶药。由于人们用药剂量一般与药品的单位产品有密切关系，特别是有效成分在单位产品中含量很少的药品，若不均一，则可能等于未用药，或用量过大而中毒、甚至致死。

第三节 药品质量管理概述

近年来，由于药品质量问题导致消费者受害甚至死亡的事件频频发生，一些知名药品企业亦牵涉其中。我国的医药品牌质量遭遇了前所未有的信任危机，也因此暴露出来药品质量管理环节上存在着的漏洞。药品的质量管理的重要性异常突出。

一、药品质量管理的定义

质量管理（quality management）是对产品质量和对影响产品质量的各项工作进行科学管理的总称，包括制定质量方针，确定质量目标，进行质量策划、质量控制、质量保证和质量改进。

药品质量管理是从事药品科研、生产、经营、使用、进出口企业和单位对确定或达到质量所必需的全部职能和活动的管理，包括对药品质量和药品工作质量的管理（图1-1）。它实际上就是一个全面质量管理（total quality management，TQM）。其主要内容是：提高药品质量的规划，建立健全有关药品质量管理的各项责任制和检验机构，实现全面质量管理，做好药品质量管理的各项基础工作，围绕药品质量管理开展技术创新、科研和培训活动。

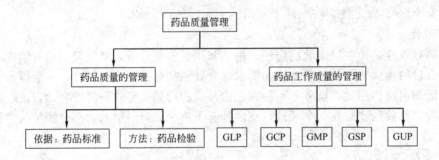

图 1-1　药品质量管理构架

二、实施药品质量管理的意义

对药品质量进行管理具有以下几方面的意义。

1. 保证药品质量
保证药品质量即保证人们用药安全有效。药品的质量关系到广大人民群众的身体健康和生命安全，因而药品质量管理与食品生产把关一样，显得特别重要。

2. 促进新药研究开发
新药的质量对医药经济的发展和疾病的防治有重大影响，药品质量管理确定了科学的新药审评标准，规范了新药研制活动基本准则，保证研究开发的新药更安全有效，促进药品的发展。

3. 提高制药企业的竞争力

药品质量是关乎制药企业生存的基本因素。只有加强药品质量管理，坚持质量第一，确保药品质量，才能提高制药企业的竞争力。

4. 规范药品市场

药品质量的影响因素很多，药品的流通就是其中重要的一点。加强药品质量管理，防止假药和劣药混入药品市场，才能保证及时给人们供应合格的药品。

三、药品质量管理的发展历史

一般来说，质量管理的发展经历了三个阶段：传统的质量管理（检验的质量管理）、统计的质量管理、全面质量管理。药品现代质量管理的发展与其他产品质量管理发展相同，也经历了这样三个发展阶段，从分散管理到集中管理，从粗放式的行政管理规定逐步过渡到科学化法制化管理。

1. 国外药品质量管理的发展历史

（1）药品管理立法的发展历史　早在公元前 3000 年古埃及的纸草文和公元前 18 世纪的《汉谟拉比法典》中就有关于医药的法律条文。但古代国家的药品监督法规多是零散地附于其他法律中，后来欧洲一些国家开始制定单独的药事法规，通过对制药的工艺和作坊进行监督来控制和保证药品质量，颁布了"药师法"、"药房法"。

20 世纪，药业迅速发展，同时也出现了震惊世界的药害事件，如"反应停"事件，为此，许多国家加强了药品管理立法，其中影响较大的是英国、美国的药品管理立法。

（2）药品注册管理的发展历史　20 世纪上半叶，出现了许多药害事件，例如 1937 年美国发生了磺胺酏剂事件，造成 107 人死亡。为此，美国国会于 1938 年修订《联邦食品药品化妆品法》。20 世纪 50 年代后期联邦德国的"反应停"事件震惊世界，促进各国政府将新药审批注册纳入法制管理轨道。

2. 我国药品质量管理的发展历史

（1）药品管理立法的发展历史　我国是世界医药文化的发源地之一，据文字记载，西周时期便已设立掌管医药政令的政府机构，秦汉时期有了简单的质量标准和检验制度，公元659 年，唐朝政府颁行了国家药典《新修本草》，作为全国药品标准，并建立了进口药材抽验制度，药品合格"封检"标记制度等。辛亥革命后，国民政府开始制定药政法规。新中国成立后，加强了药政法规的建设，制定了《关于资本主义国家进口西药检验管理问题的指示》、《管理中药的暂行管理方法》等药政法规。1953 年，由我国卫生部编印、颁布了《中华人民共和国药典》。

（2）药品注册管理的发展历史　与世界上许多国家一样，在 20 世纪 60 年代，我国加强了新药的审批，卫生部、化学工业部发布了《药品新产品管理办法》（试行），迈出了新药法制化管理的第一步。1978～1999 年间，我国先后出台了《新药管理办法》（试行）、《药品管理法》、《新药审批办法》、《药物非临床研究质量管理规范》（GLP）、《药物临床试验质量管理规范》（GCP）等。2001 年 12 月我国正式加入 WHO，修订了有关新药管理办法，2002年 10 月，国家药品监督管理部门发布了《药品注册管理办法》及其附件，并于 2002 年 12月 1 日起施行。我国目前实行的新药管理办法和各项技术要求，日益与国际接轨，有利于提高我国新药研制水平与新药质量。

四、药品标准

说药品是一种特殊商品，原因之一就是它的质量关系到患者的生死，所以药品没有优良中差的等级之分，只有合格和不合格之分。要判定一种药品质量是否合格，就需要专业人员按照一系列严密的技术规定进行专业的检验才能得出结论。

药品标准是指国家对药品的质量规格及检验方法所作的技术规定，是药品的生产、流通、使用及检验、监督管理部门共同遵循的法定依据。法定的药品质量标准具有法律的效力，生产、销售、使用不符合药品质量标准的药品是违法的行为。

在我国，药品标准分两种：一种是国家标准，即《中华人民共和国药典》（简称《中国药典》），收载的品种为疗效确切、被广泛应用、能批量生产、质量水平较高并有合理的质量监控手段的药品。另一种是由卫生部颁布的药品标准（简称部颁标准）和地方标准，即各省、自治区、直辖市卫生厅（局）批准的药品标准，一些未列入国家药典的品种，将根据其质量情况、使用情况、地区性生产情况的不同，分别收入部颁标准与地方标准，作为各有关部门对这些药物的生产与质量管理的依据。

1. 《中华人民共和国药典》

由国务院药品监督管理部门组织药典委员会制定和修订，由国务院药品监督管理部门颁布，具有强制性和法律效力。第一版《中国药典》于1953年颁布，此后陆续颁布了1963年版、1977年版、1985年版、1990年版、1995年版、2000年版、2005年版、2010年版、2015年版，共10版。

现行的《中华人民共和国药典》是2015年版，包括四部，收载品种总计5608种，与2010版药典相比新增1082种。一部收载药材和饮片、植物油脂和提取物、成方制剂和单味制剂，品种共计2598种，其中新增品种440种、修订品种517种、不收载品种7种。二部收载化学药品、抗生素、生化药品、放射性药品，品种共计2603种，其中新增品种492种、修订品种415种、不收载品种28种。三部收载生物制品，品种共计137种，其中新增品种13种、修订品种105种、新增生物制品通则1个、新增生物制品总论3个、不收载品种6种。本版药典首次将上版药典附录整合为通则，并与药用辅料单独成卷，作为《中国药典》四部。四部收载通则总数317个，其中制剂通则38个、检测方法240个（新增27个）、指导原则30个（新增15个）、标准品、标准物质及试液试药相关通则9个；收载药用辅料270种，其中新增137种、修订97种、不收载2种。

2. 其他药品标准

（1）《中华人民共和国药品标准》（简称《国家药品标准》） 由国家食品药品监督管理总局编纂并颁布实施，过去称为《部颁药品标准》。主要包括以下几个方面的药物。

① 国家食品药品监督管理总局审批的国内创新的重大品种，国内未生产的新药，包括放射性药品、麻醉性药品、中药人工合成品、避孕药品等。

② 药典收载过而现行版未列入的疗效肯定、国内几省仍在生产、使用并需修订标准的药品。

③ 疗效肯定，但质量标准仍需进一步改进的新药。

（2）《中药饮片炮制规范》是由省级药品监督管理部门制定，适用于中药饮片的炮制。

（3）《中国医院制剂规范》（第二版）是由原卫生部药政局编写，适用于医院制剂的配制。

五、药品工作质量的管理

药品工作质量的管理是通过推行 GLP、GCP、GMP、GSP 等认证工作来实现的，通过认证保证药品科研、生产、经营、使用等各个环节（图 1-2）工作的质量。其中 GLP 和 GCP 保证了新药研究工作的质量，GMP 保证了药品生产工作的质量，GSP 保证了药品经营工作的质量。

1. GLP 与 GLP 认证

《药物非临床研究质量管理规范》（GLP）实施的目的是为了提高药物非临床研究的质量，确保实验资料的真实性、完整性和可靠性，最大限度地避免人为因素产生的错误和误差，尽可能在实验早期发现并修正，保证临床用药安全。

GLP 的认证工作（图 1-3）就是以 GLP 为依据，通过资料审查和现场考察等形式对药物临床试验机构实施认证。通过认证明确组织机构的设置及职责，明确机构人员的组成、学历和培训经

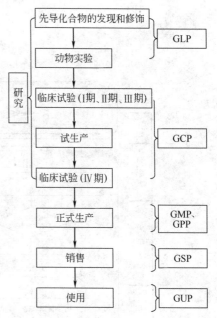

图 1-2　药品流转环节与
相应环节的质量管理

历，动物饲养区域及动物试验区域情况，确保实验数据的真实可靠、实验流程的规范。主要认证内容包括：组织机构和人员、实验设施与管理、仪器设备和实验材料、标准操作流程、研究工作的实施、资料档案、实验技术现场考核和计算机系统以及申请实验项目。

2. GCP 与 GCP 认证

《药物临床试验质量管理规范》（GCP）实施的目的是保证临床试验过程规范，结果科学可靠，保护受试者的权益并保障其安全。其适用范围是：药品进行的各期临床试验（包括人体生物利用度或生物等效性试验）。

GCP 的认证工作（图 1-4）就是以 GCP 为依据，通过资料审查和现场检查等形式对药品研发机构和其委托的临床研究单位实施认证，通过认证明确伦理委员会、研究员、申办者和检察员的职责，保护受试者权益，确保临床试验数据真实可靠。主要认证内容包括：临床试验前的准备与必要条件、受试者的权益保障、试验方案、研究者的职责、申办者的职责、检察员的职责、记录预报、统计分析与数据处理、试验用药品的管理和多中心试验。

3. GMP 与 GMP 认证

《药品生产质量管理规范》（GMP）实施的目的是加强药品生产质量管理，保证生产合格药品。其适用范围是：药品制剂生产的全过程和原料药生产中影响成品质量的关键工序（精制、烘干、包装）。

GMP 的认证工作（图 1-5）就是以 GMP 为依据，通过资料审查和现场检查等形式对药品生产企业实施认证，通过认证防止生产中的混药和污染等事故，避免人为差错，保证所生产药品的质量。主要认证内容包括：机构与人员、厂房与设施、设备、物料、卫生、验证、文件、生产管理、质量管理、产品销售与收回、投诉与不良反应报告和自检。

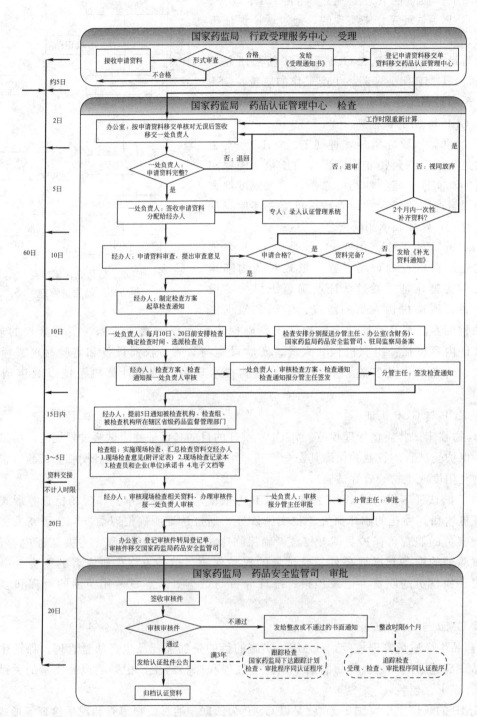

图 1-3 GLP 认证流程

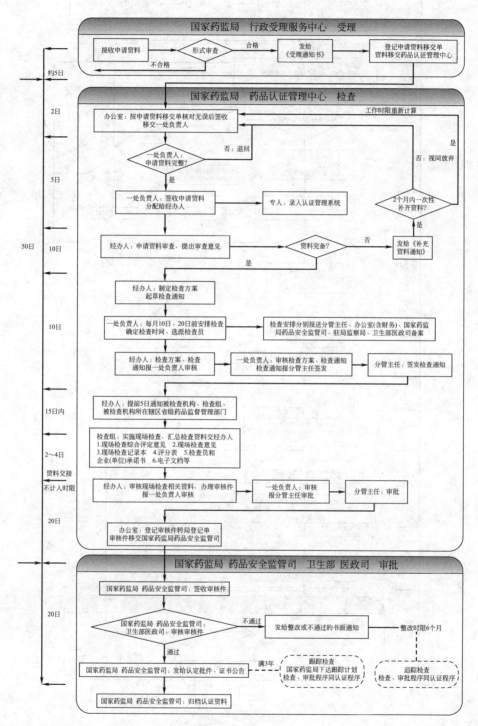

图 1-4 GCP 认证流程

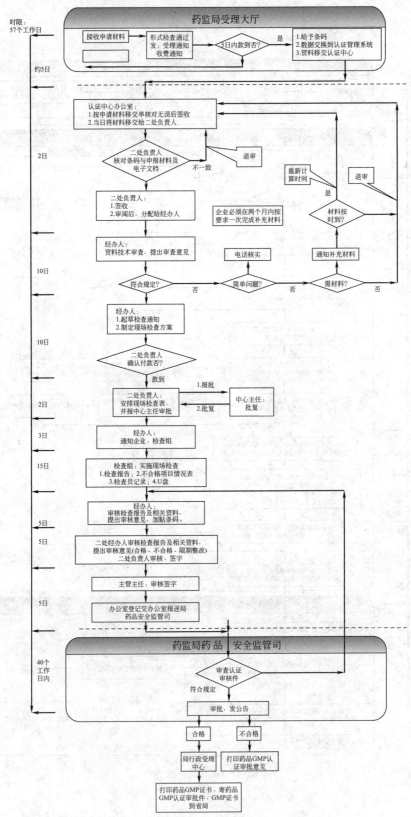

图 1-5　GMP 认证流程

4. GSP 与 GSP 认证

《药品经营质量管理规范》（GSP）实施的目的是加强药品经营质量管理，保证人民用药安全有效。其适用范围是：中华人民共和国境内经营药品的专营或兼营企业。

GSP 的认证工作（图 1-6）就是以 GSP 为依据，通过资料审查和现场检查等形式对药品经营企业（包括批发和零售）实施认证，通过认证保证药品在购进、储运和流通环节的质量，确保人民用药安全。认证内容包括以下几点。

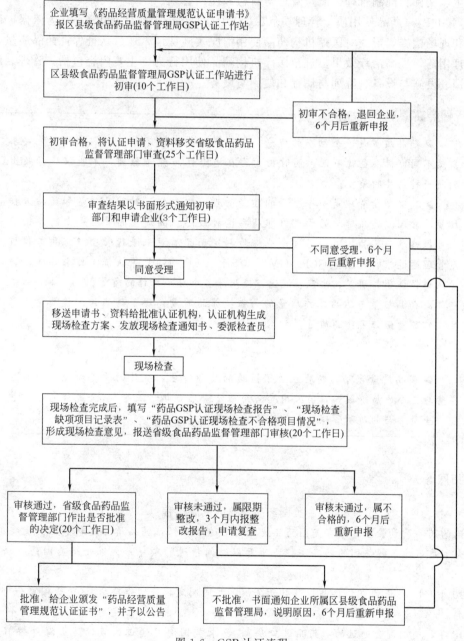

图 1-6　GSP 认证流程

（1）批发企业　管理职责、人员与培训、设施与设备、进货、验收与检验、储存与养护、出库与运输和销售与售后服务。

（2）零售企业　管理职责、人员与培训、设施与设备、进货与验收、陈列与储存和销售与服务。

5. 其他药品质量管理规范

（1）GPP　《医疗机构制剂配制质量管理规范》（GPP）（试行）的认证工作就是以 GPP 为依据，通过资料审查和现场检查等形式对医疗机构制剂配制情况实施认证，通过认证保证医院药剂质量和临床用药安全。主要认证内容包括：机构与人员、房屋与设施、设备、物料、卫生、文件、配制管理、质量管理与自检和使用管理。

（2）GUP　《药品使用质量管理规范》（GUP）的认证工作就是以 GUP 为依据，通过资料审查和现场检查等形式对医疗机构药品使用情况实施认证，通过认证保证药品质量，促进临床合理用药，提高治疗效果，规范医疗机构药品使用行为。主要内容包括：管理制度、人员与培训、设施与设备、陈列与储存和使用与服务。

要点解读

➢ 药品质量是一个动态的概念。不同药品的用途不同，人们对其质量要求自然不同，标准也就不同。同时由于存在着个体差异等原因，不能仅从疗效上判断一种药品的质量。

➢ 药品质量管理是一个全面的质量管理，它包括了对药品质量和药品工作质量的管理。药品质量的管理（即药品这种最终产品质量的管理）由药品检验人员严格参照药品标准，通过专业检验判定药品质量来进行管理。药品工作质量管理通过推行 GLP、GCP、GMP、GSP、GPP、GUP 等认证工作来实现，通过认证保证药品研发、生产、流通、使用等各个环节工作的质量。

➢ 药品质量与药品工作质量的关系：药品质量体现了药品的工作质量，药品工作质量保证了药品质量。

$$药品质量 \underset{保证}{\overset{体现}{\rightleftharpoons}} 药品工作质量$$

➢ 药品质量管理的发展经历了检验的质量管理、统计的质量管理、全面质量管理三个发展阶段。目前采用的全面质量管理强调"三全"：全过程的质量管理、全员参与的质量管理、全面的质量管理。

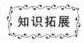

美国药品法律的发展历程

美国的药品质量管理体系在美国药品流通的全过程中保证药品质量起到了至关重要的作用。为了使大家更好地了解美国的药品法律，下面以时间推进的顺序给大家介绍美国药品法律的发展历程。

1820 年，11 位医师在华盛顿特区召开会议，共同制定《美国药典》，这是美国第一部标准药品的法典。

1848 年，美国国会通过的《药品进口法》，要求美国海关通过检查，防止海外掺假药物的进入。

1880 年，美国农业部首席化学家 Peter Collier 在亲自对掺假食品作调查后，建议通过一部全国性的食品和药品法。该议案当时被驳回，但在之后的 25 年中，国会提出的关于食品和药品的议案达 100 多个。

1902 年，通过《生物制品控制法》以保证血清、疫苗及用于预防和治疗人的疾病的类似产品的纯度和安全性。

1906 年，首部《食品和药品法》由国会通过，并由 Theodore Roosevelt 总统签署。

1912 年，国会制定《Sherley 修正案》，该修正案禁止用意欲欺骗消费者的虚假治疗描述（一种难以证明的标准）来标示药物。

1930 年，正式命名食品和药品管理局（Food and Drug Administration，FDA）。

1938 年，国会通过 1938 年的联邦食品、药品和化妆品法。

1941 年，《胰岛素修正案》要求 FDA 对此种糖尿病患者的药物进行检验并保证其纯度和效力。

1944 年，通过《公共健康服务法》。该法涉及广泛的健康问题，包括生物制品的监管和传染病的控制。

1945 年，《青霉素修正案》要求 FDA 检验并保证所有青霉素制品的安全性和有效性。后来，修正案将该要求扩展到所有抗生素。直到 1983 年，发现此种控制已无必要，于是该法案被废除。

1951 年，《Durham-Humphrey 修正案》定义无医学监督不能被安全使用的药品种类，并将其销售限制于有执照的开业医师的处方。

1962 年，"反应停"（一种新的安眠药）被发现已在西欧引起几千名婴儿的出生缺陷。关于 FDA 医学官员 Frances Kelsey 博士在使美国市场免受"反应停"危害中的作用的新闻报道，唤起公众对更强有力的药品监管的支持。

通过《Kefauver-Harris 药品修正案》以保证药品功效和更好的药品安全性。药品制造商第一次被要求在药品上市前向 FDA 证明其产品的有效性。这项新法律还豁免于 Delaney 条款兽药或饲料添加剂（显示可致癌，但在人的食物供给中没有留下可监测水平的残留物）。

1965 年，制定《药物滥用控制修正案》以处理滥用镇静剂、兴奋剂和致幻剂所引起的问题。

1972 年，开始非处方药审查，增强那些无需处方即可销售的药物的安全性、有效性和标识的适当性。

生物制品的监管——包括血清、疫苗和血液制品，由国家健康研究院（NIH）移交给 FDA。

1976 年，通过《医疗器械修正案》以保证医疗器械，包括诊断产品的安全性和有效性。该法案要求制造商向 FDA 注册并遵守质量控制程序。某些产品在上市前必须经过 FDA 的批准，其他产品在上市前必须符合性能标准。

1984 年，《药品价格竞争和专利期恢复法》通过允许 FDA 不重复证明其安全和有效的研究批准创新药物的仿制品的上市申请，加快低成本的仿制药物的上市。同时，生产创新药品的公司可以为其开发的新药申请长达五年的额外专利保护，以弥补其产品在通过 FDA 的批准过程中的时间花费。

1990 年，通过《安全医疗器械法》。该法要求老年福利院、医院和其他使用医疗器械的机构向 FDA 报告显示医疗器械可能引起或促使患者死亡、重病或严重伤害的事件。要求制造商对其障碍可能引起严重伤害或死亡的永久性植入器械进行上市后的监视，并建立跟踪和定位依赖此种器械的患者的方法。该法授权 FDA 命令医疗器械产品的撤回和其他行动。

1991 年，出台对威胁生命的疾病的药品加速审查的规章。

1992 年，《仿制药品强制执行法》对包括简要药品申请在内的违法行为给予阻止和其他处罚。

《处方药使用者费用法》要求药品和生物制品制造商为产品申请和补充以及其他服务支付费用。该法还要求 FDA 使用这些资金雇用更多的审评者以评定药品申请。

《乳房 X 射线造影质量标准法》要求在美国的所有乳房 X 射线造影设施须经过认证并由联邦

许可，以符合 1994 年 10 月 1 日生效的质量标准。经过首次许可后，这些设施必须通过联邦或州检查员的年度检查。

2005 年，通过 Grassley-Dodd 提案，提出建立独立于 FDA 的药物安全办公室，给 FDA 更大的权利，加大临床研究监督力度，要求药品生产者进行上市后安全检测等措施。

思 考 题

1. 药品的定义是什么？
2. 药品的特殊性和质量特性体现在哪些方面？
3. 如何从药品管理的角度对药品进行分类？
4. 药品的质量标准有哪些？
5. 药品质量管理的定义是什么？
6. 药品质量管理的构成如何？

第二章　质量管理的科学基础

【学习目标】

1. 掌握质量和质量管理的概念，全面质量管理、质量控制和质量保证的内容。
2. 熟悉 ISO 9000 族质量管理体系的概念、内容、作用以及要素。
3. 了解质量管理原则：以顾客为焦点、全员参与、过程方法、持续改进、互利的供方关系。

【学习方法】

1. 查阅质量管理相关资料，结合本章内容进行分析总结。
2. 思考药品单位（包括研发、生产、经营、使用）应如何建立药品质量管理体系。

> **链接**
>
> 　　第二次世界大战中期，美国生产的降落伞的安全性能不够，虽然在厂商的努力下，合格率已经提升到 99.9%，但还差一点点。军方要求产品的合格率必须达到 100%。可是厂商不以为然，他们强调，任何产品都不可能达到绝对 100% 的合格，除非出现奇迹。
>
> 　　但是，降落伞 99.9% 的合格率，就意味着每一千个跳伞的人中有一个人会送命。后来，军方改变了检查质量的方法，决定从厂商前一周交货的降落伞中随机挑出一个，让厂商负责人背着这个伞，亲自从飞机上跳下。这个方法实施后，奇迹出现了，不合格率立刻变成了"0"！
>
> 　　八项质量管理原则第一项原则"以顾客为关注焦点"的核心就是：顾客是每个组织存在的基础，组织应把顾客的要求放在第一位。

第一节　质量与质量管理

质量关系到企业的生存与发展，被誉为"企业的生命"，同时它还代表了一个国家的科技水平、生产水平、管理水平和文化水平。质量管理就是实施怎样的措施，才能保证产品的质量。没有好的管理措施，就不会有好的产品质量，特别是药品这种特殊商品，质量尤为重要，质量管理在医药行业中的意义就更突出。国家制定《药品管理法》的根本目的就是要保证药品质量，只有这样才能保障人体用药安全，维护人民身体健康。

一、质量

什么是质量（quality）？简单来说就是一种产品的好与坏。世界著名的质量管理专家朱兰，从用户的使用角度出发，曾把质量的定义概括为产品的"适用性"。美国的另一位质量管理专家克劳斯比，从生产者的角度出发，曾把质量概括为"产品符合规定要求的程度"。

国际标准化组织 2000 年颁布的 ISO 9000:2000 中，把质量定义为："一组固有特性满足要求的程度"，这里的特性是指事物所特有的性质，固有特性是事物本来就有的，它是通过产品、过程或体系设计和开发，以及之后的实现过程形成的属性。例如：物质特性（如机械、电气、化学或生物特性）、感官特性（如用嗅觉、触觉、味觉、视觉等感觉控制的特性）、行为特性（如礼貌、诚实、正直）、时间特性（如准时性、可靠性、可用性）、人体工效特性（如语言或生理特性、人身安全特性）、功能特性（如飞机最高速度）等。这些固有特性的要求大多是可测量的。

二、质量管理

1. 质量管理定义

质量管理（quality management）就是"在质量方面指挥和控制组织的协调的活动。包括质量方针、质量目标、质量策划、质量控制、质量保证和质量改进"（ISO 9000：2000）。质量管理是企业最重要的一项管理职能，其内容随科学技术的发展和质量管理的发展而不断发展。

质量管理的基础工作可以归纳为以下六种，如图 2-1 所示。

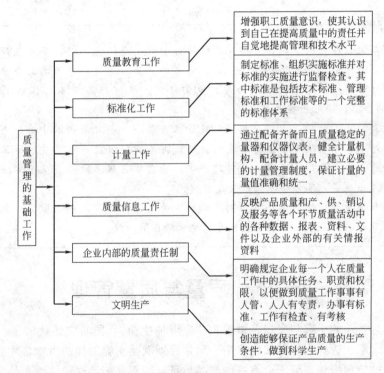

图 2-1　质量管理的基础工作

2. 质量管理发展阶段

自从有了商品生产活动，就出现了质量检验，但真正将质量活动作为一项独立的管理职能，将质量检验从生产工艺中分离出来，则是从 20 世纪初开始的。

（1）质量检验阶段　从 20 世纪初到 20 世纪 40 年代，美国工程师泰勒提出科学管理的原理之一：设专职检验人员。其特点是单纯的"事后把关"，即生产出来的产品，按照产品质量标准进行检验，剔除不合格品。这种做法可以控制不合格产品不出厂，但不能降低废品损失，也不能预防废品产生。

（2）统计质量管理阶段　从 20 世纪 40 年代到 20 世纪 60 年代初。美国贝尔电话研究所工程师、统计学家哈特，出版了《工业产品质量经济管理》一书，将数理统计方法应用于质量管理中。为了减少废次品损失，人们运用数理统计方法控制产品质量，将质量管理的重点由以前的"事后把关"移到"事前控制"。通过统计分析控制质量形成过程，把不合格产品杜绝在出现之前。

优点：事先预防，成本低，效率高。

缺点：过分强调数理统计方法，而忽视组织、管理和生产者能动性的发挥。

（3）全面质量管理（TQM）阶段 从20世纪60年代开始，延续至今。它最早出现在美国，但推广应用和发展完善却在日本。代表人物是美国通用电气工程师费根堡姆和质量管理学家朱兰。20世纪70年代末期引入我国。全面质量管理突破了传统质量控制的框架，无论在质量管理的观念和思想上，还是管理方法上都有重大发展与突破。实行全员参与、全方位实施、全过程管理。

全面质量管理使管理思想发生了根本性转变。一是质量标准由设计者、制造者、检验者认可，转向市场和用户认可。二是质量观由狭义转向广义。质量管理既见物又见人；既见个别又见系统。由单纯重视产品质量转到重视工作质量。管理思想的转变，给质量管理带来了深刻的变革，从而引发了ISO 9000族标准的产生。

3. 全面质量管理

（1）"三全"理论的中心思想 全面质量管理是质量管理发展的最高阶段，突出"三全"理论：全员参与的质量管理、全方位实施的质量管理、全过程的质量管理。

① 全员参与。组织中的每个成员都对产品质量负有一定的责任，产品的形成过程就像一根链条环环相扣，每一个员工都是链条的一部分，任何地方断裂都不能生产出合格的产品。

② 全方位实施。全方位实施质量管理由原来只重视最终产品质量，转向全方位的质量控制，还包括工作质量控制即对产品形成过程中的所有工作进行控制。

③ 全过程。优质的产品始于成功的产品研发，依赖于科学的生产，理智的经营和合理的使用。全过程的质量管理（图2-2）对包括研究开发过程、生产过程、辅助生产过程、原辅材料加工过程、经营过程和使用过程的全过程进行质量管理，通过各方面前期预防来确保产品的质量。

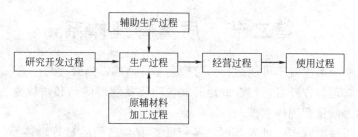

图2-2 全过程的质量管理

（2）全面质量管理基本观点 全面质量管理的意义在于强化质量意识、实施质量控制、提高产品质量、改善产品设计、改进生产流程、改进产品售后服务、提高市场的接受程度、降低经营质量成本、降低现场维修成本、减少经营亏损和减少责任事故等。全面质量管理基本观点包括以下几点。

① 质量保证（quality assurance，QA）。质量保证是质量管理的一部分，是为使人们信任某一产品的质量而采取的一系列活动，有内部和外部之分。内部质量保证是向企业领导层提供产品形成的各个环节质量控制活动的证据，以此取得企业领导层对产品的信任。外部质

量保证是向企业外部提供产品形成的各个环节质量控制活动的证据，以此取得组织外部的顾客或其他方的信任。

② 质量控制（quality control，QC）。质量控制是为满足顾客对质量的要求而采取的作业技术和活动。在"质量控制"这一短语中，"质量"一词并不具有绝对意义上"最好"的一般含义。质量是指"最适合于一定顾客的要求"，这些要求是产品的实际用途、产品的售价；"控制"一词表示一种管理手段，包括制定质量标准、评价标准的执行情况、偏离标准时采取纠正措施、制定改善标准的计划四个方面。

③ 影响产品质量的因素。可以划分为两大类：技术方面，即机器、材料和工艺；人方面，即操作者、班组长和公司的其他人员。在这两类因素中，人的因素重要得多。要有效地控制影响产品质量的因素，就必须在生产或服务过程的所有阶段加以控制，这些控制就叫质量管理工作。

④ 全面质量管理。全面质量管理是提供优质产品所永远需要的优良产品设计、加工方法以及负责的产品维修服务等活动的一种重要手段。质量管理贯穿生产过程的所有阶段。质量管理的基本原理适用于任何制造过程。由于企业行业、规模的不同，在方法的使用上略有不同，但基本原理仍然是相同的。

⑤ 质量成本控制。质量成本控制是衡量和优化全面质量管理活动的一种手段。在全面质量管理工作中会用到数理统计方法，但是数理统计方法只是全面质量管理中的一个内容，它不等于全面质量管理。

⑥ 质量管理体系。建立质量管理体系是开展质量管理工作的一种最有效的方法与手段。在组织方面，全面质量管理是上层管理部门的工具，用来委派产品质量方面的职权和职责，以达到既可免除上层管理部门的琐事，又可确保质量成果令人满意。质量管理工作必须有上层管理部门的全力支持，否则，向公司内其他人宣传得再多也不可能取得真正的效果。原则上，总经理应当成为公司质量管理工作的"总设计师"，同时，公司其他主要职能部门也应促进公司在效率、现代化、质量控制等方面发挥作用。从人际关系的观点来看，质量管理组织包括两个方面的作用：为有关的全体人员和部门提供产品的质量信息和沟通渠道；为有关的雇员和部门参与整个质量管理工作提供手段。

第二节　质量管理体系

没有管理，一个组织就不可能运行。管理是多方面的，当管理与质量有关时，则为质量管理。实现质量管理的方针目标，有效地开展各项质量管理活动必须建立相应的管理体系，这一管理体系称为质量管理体系。

质量管理体系种类繁多，世界各国、各行业都有自己的质量管理体系。ISO 9000 族是ISO 颁布的关于质量管理方面的系列标准，其质量认证原理被世界贸易组织普遍接受。1994年我国宣布等同采用。

一、国际标准化组织

国际标准化组织（international standard organization，ISO）是目前世界上最大、最有权威性的国际标准化专门机构。于 1946 年 10 月创建，总部设在瑞士日内瓦，成员国有 128个。我国于 1978 年 9 月重入 ISO。

国际标准化组织的目的和宗旨是：在全世界范围内促进标准化工作的发展，以便于国际物资交流和服务，并扩大在知识、科学、技术和经济方面的合作。其主要活动是制定除电气工程、电子工程和通信等领域以外所有的国际标准，协调世界范围的标准化，组织各成员国和技术委员会进行情报交流，以及与其他国家组织进行合作，共同研究有关标准化问题。

二、 ISO 9000 族质量管理体系

ISO 9000 系列标准是由 ISO 发布的国际标准，该标准族可帮助组织实施并有效运行质量管理体系，是质量管理体系通用的要求或指南。它不受具体的行业或经济部门的限制，可广泛适用于各种类型和规模的组织，可以有效避免不同顾客对企业能力的重复评定，在国内和国际贸易中促进相互理解和信任。

ISO 9000 系列标准的实施方法是：由第三方独立且公正的认证机构对企业实施质量体系认证。

1. ISO 9000 族标准的特点

ISO 9000 族标准是一系统性的标准，涉及的范围、内容广泛，且强调对各部门的职责权限进行明确划分、计划和协调，而使企业能有效地、有秩序地开展给各项活动，保证工作顺利进行。强调管理层的介入，明确制定质量方针及目标，并通过定期的管理评审达到了解公司的内部体系运作情况，及时采取措施，确保体系处于良好的运作状态的目的。强调纠正及预防措施，避免产生不合格产品或消除产生不合格产品的潜在原因，防止不合格产品的再发生，从而降低成本。强调不断审核及监督，达到对企业的管理及运作不断地修正及改良的目的。强调全体员工的参与及培训，确保员工的素质满足工作的要求，并使每一个员工有较强的质量意识。强调文化管理，以保证管理系统运行的正规性、连续性。

2. ISO 9000 族核心标准

ISO 9000 族标准包括以下一组密切相关的质量管理体系核心标准。

——ISO 9000《质量管理体系——基础和术语》，表述质量管理体系基础知识，并规定质量管理体系术语。

——ISO 9001《质量管理体系——要求》，规定质量管理体系要求，用于证实组织具有提供满足顾客要求和适用法规要求的产品的能力，目的在于增进顾客满意。

——ISO 9004《质量管理体系——业绩改进指南》，提供质量管理体系的有效性和效率两方面的指南。该标准的目的是促进组织业绩改进和使顾客及其他相关方满意，是企业进行自我评价和质量改进的保证。

——ISO 19011《质量和环境管理体系审核指南》，为审核原则、审核方案的管理、质量管理体系审核和环境管理体系审核的实施提供了指南，也对评价质量和环境管理体系审核员的能力提供了指南。

3. ISO 9000 族标准的实施模式——质量认证

（1）认证 "认证"一词的英文原意是一种出具证明文件的行动。ISO/IEC 指南 2 中关于"认证"的定义是："第三方依据程序对产品、过程或服务符合规定的要求给予书面保证（合格证书）"。

举例来说，对第一方（供方或卖方）生产的产品甲，第二方（需方或买方）无法判定其品质是否合格，而由第三方来判定。第三方既要对第一方负责，又要对第二方负责，不偏不倚，出具的证明保证产品甲合格，并获得第一方、第二方双方的信任，这样的活动就叫做"认证"。

这就是说，第三方的认证活动必须公开、公正、公平，才能有效。这就要求第三方必须

有绝对的权力和威信，必须独立于第一方和第二方之外，必须与第一方和第二方没有经济上的利害关系，或者有同等的利害关系，或者有维护双方权益的义务和责任，才能获得双方的充分信任。

（2）质量体系认证　质量体系认证是认证的一种类型，具有以下特征。

① 认证的对象。认证的对象是质量体系，更准确地说，是检查企业的质量体系是否具有满足买方的要求提供产品或服务的能力，即质量保证能力。

② 认证的标准。实行质量体系认证的基础是必须有关于质量体系的国家标准。认证机构就按相应的国家标准要求进行检查评定。

③ 认证结果的鉴定方法。鉴定质量体系是否符合标准要求的方法是质量体系审核。由认证机构派注册审核员对申请企业的质量体系进行检查评定，提交审核报告，提出审核结论。

④ 认证合格的标志。证明取得质量体系认证资格的方式是质量体系认证证书和体系认证标记。但要注意的是证书和标记只证明该企业的质量体系符合质量管理体系标准，不证明该企业生产的任何产品符合产品标准。因此，质量体系认证的证书和标记都不能用于产品，不能使人产生产品质量符合标准规定要求的误解。

⑤ 认证机构。质量体系认证是第三方从事的活动。第三方是指独立于第一方（供方）和第二方（需方）之外的一方，其与第一方和第二方既无行政上的隶属关系，又无经济上的利害关系。强调体系认证要由第三方实施，是为了确保认证活动的公正性。

（3）质量认证证书带来的益处

① 第一方（产品提供方）的益处

a. 产品质量。促进组织持续地改进产品和过程，实现产品质量的稳定和提高。

b. 销售量。扩大销售渠道和销售量，实现优质优价。

c. 企业效益。打破国际贸易中的技术壁垒，进入国际市场，扩大出口。

d. 企业管理。促进建立体系化的、严谨的经营管理模式，优化组织结构，完善经营管理。

e. 企业形象。表明尊重消费者和对社会负责任，提高企业、产品和服务的信誉、树立良好的企业形象。

② 第二方（产品需求方）的益处

a. 个人。对消费者利益的一种最有效的保护。

b. 组织。避免重复抽查和检验，节省用于检验的时间、人力、物力和财力。

企业实施质量认证，取得认证证书，对供需双方都有多方面的益处。这些益处相互交错，密不可分，从而使产品提供方生产出满足产品需求方一般或特定需要的产品或服务，开拓占领市场，利用非价格因素提高竞争力，同时也保障了产品需求方消费到优质低价的产品。

三、质量管理体系运行方式

质量管理体系的运行方式是按照全面质量管理的基本要求实施 PDCA 循环。P、D、C、A 指的是全面质量管理的循环工作程序，即计划（plan）、实施执行（do）、检查（check）、处理（action）。PDCA 按照计划、实施执行、检查、处理四个阶段顺序进行，是一个从初级向高级循环转动的过程。经过逐次周而复始的转动达到对质量体系的有效管理，获得良好的效率。

1. 计划

PDCA 方法的核心是计划。计划在实施、检查和处理各阶段有其不同的内涵。把握好计划就把握了 PDCA 循环的灵魂，其他阶段的工作也就能顺利、有效地展开并达到计划要求的结果。如药品生产企业实施 GMP 计划，首要前提是企业最高管理者对 GMP 有充分的理解和掌握，积极参与计划活动并对企业现状进行全面分析；GMP 要求的基本硬件、软件配置必须给予满足，不可因节约而达不到规范的要求。识别企业特点和运作的主要过程和各关键子过程以及支持性过程，分析这些过程的相互关系和作用是企业建立质量体系的基本路径。换言之，经综合分析所识别的企业生产经营特点及过程之间的相互关系是企业制定质量体系计划的依据。

要建立文件系统、设计不同层次的文件以符合质量体系运行的要求。文件分为三个层次：质量方针和质量目标类文件；标准类文件，包括技术标准、管理标准和工作（操作）标准；记录（凭证）类文件以及文件管理控制程序。要根据企业的特点制定文件，强制性法规标准必须直接采用为技术标准性文件。通常情况下，记录（凭证）类文件对标准类文件起到支持性作用。要有如何控制文件的程序文件，以确定文件编写、审批、修改、分发、保存、处置等环节的方式和方法。

2. 实施执行

当总体质量体系计划完毕形成文件后则进入实施执行阶段。首先应组织员工对体系文件学习理解，培训各相关岗位人员，研究分析实施执行过程中的不可预见因素以及确定对突发性事件将采取的应变措施等。对制药企业来说，应按循序渐进的原则推进实施，对药品生产、储存、销售以及相关的资源和活动均加以控制。实施执行过程必须有良好的沟通、交流和信息反馈渠道，以便企业的最高领导者和有关员工都能及时知晓质量体系的建立和运行状况，确保实施顺利进行。

3. 检查

检查环节的重要性体现在为质量体系提供自我完善、持续改进的机制。除对产品检验，检查还包括对人员、质量体系运作情况和各项改进措施的评价、审核和验证等。检查是推动PDCA 方法不断向前转动的重要环节，应做好如下工作。

（1）检查计划　检查计划内容主要包括体系、人员和措施。要确定检查的准则、方法以及检查的实施方案。检查准则为相关的要求，如规范、法规、体系文件，也包括顾客的要求。检查方法包括查（记录、档案）、问（与当事负责人交谈）、看（实际操作情况）、收集客观证据，并将其与检查准则对比评价，以获得检查结果。

（2）体系运行状况的检查　企业最高管理层应每年至少进行一次企业质量体系评审。由各部门准备相关的体系运行情况资料，参加评审会议。对照检查准则评价体系运行是否符合规范要求、是否适合企业运作、是否具备有效性和效率，提出改进的建议和意见，形成决定后落实实施。

（3）人员的检查　要对企业各层次、各岗位人员的学历、技能、经验等方面的要求进行考核。要检查培训计划是否制定和实施，通过对培训记录的情况审核评价培训效果；要跟踪受训人员岗位能力状况改善的结果。有条件的企业应结合员工绩效管理考核实施人员的检查。人事教育部门与业务部门和其他职能管理部门要共同确定岗位的工作要求，评定考核准则、员工岗位工作绩效记录和评价方式，通过绩效的管理达到提高效率的目的。

4. 处理

处理既是 PDCA 方法的最后一环，亦是启动下一轮 PDCA 转动的一环。通常根据检查环节中发现的问题,确定处理的方式和应采取的措施。若在质量体系建立和实施之初,有些症结已表现出来,相关部门应及时采取措施加以解决,而不要等下一轮检查再处理。

(1) 查找原因 对在检查或其他环节发现的问题应及时分析查找原因,特别是查找潜在的、将来可能产生严重问题的原因。为能准确找到真正的原因所在常使用数理统计技术。要确定改进和预防问题发生的措施,并对措施执行情况进行跟踪验证。

(2) 评审 实施措施前需对措施进行评审,确定是否有必要采取这些措施以及措施实施将会给体系的其他程序带来的相关影响。例如,质量问题的不良影响已达企业外部,其措施就必须有达到消除外部不良影响的能力。

(3) 验证 措施的实施应进行验证。实施改进措施,实际上已使原质量体系提升了一个台阶,而验证工作则是对质量体系在新台阶运行状况的分析,为下一个 PDCA 循环的计划提供依据。

第三节 质量管理原则

为了更有效地帮助组织建立质量管理体系,实现预期的质量方针和质量目标,必须有一套完善的、行之有效的并且能在全世界范围被接受的质量管理理论。ISO 吸纳了国际上最权威的一批质量管理专家的意见,整理编撰了八项质量管理原则,在国际上得到了广泛认可。这八项质量管理原则是:以顾客为焦点、全员参与、过程方法、持续改进、互利的供方关系、领导作用、基于事实的决策方法、管理的系统方法。后三项主要针对管理层,在这里介绍以顾客为焦点、全员参与、过程方法、持续改进、互利的供方关系五个方面的原则。

一、以顾客为焦点

顾客也可称为客户、用户、买主等。与顾客相对应的就是供方。供方是提供产品的组织或个人,如制造商、批发商、服务或信息的提供方等。顾客和供方之间是共生关系。

过去,人们对"顾客"有两种错误理解:一是只认"买主",对产品的最终使用者不予以关注;二是只认组织外部顾客,对组织内部顾客不予关注。

组织"以顾客为关注焦点"就是通过自己的产品去满足顾客的要求并努力超越顾客的期望。顾客的要求包括:明示的(明确表达的);通常隐含的(虽然没有提出,但可以理解,双方有默契的)和应履行的(如法律、法规规定的)。

顾客的期望很大程度上是隐含的,但这与"通常隐含的"要求不同。"通常隐含的"要求往往是不言而喻的。例如,顾客购买化妆品,绝不会希望化妆品存在有损身体健康的"性能"。这一点,顾客虽然没有提出,没有明示,却是组织和顾客都能理解的。"顾客的期望"往往高于顾客的要求。达到顾客的要求,顾客可能便认可了。如果满足了"顾客的期望",就可能大大提高了顾客满意程度。如果超越了"顾客的期望",就可能使顾客喜出望外。组织"以顾客为关注焦点"最鲜明的表现,就是努力超越顾客的期望。

二、全员参与

组织的质量管理不仅需要最高管理者的正确领导,还有赖于全体员工的共同参与。所以要对职工进行质量意识、职业道德、以顾客为中心的意识和敬业精神的教育,还要激发他们的积极性和责任感。

1. **全员性**

全员性是全面质量管理的本质特征之一，既是全面质量管理的一个特点，更是一个优点。

产品质量是组织各个环节、各个部门全部工作的综合反映。任何一个环节、任何一个人的工作质量都会不同程度地、直接或间接地影响产品质量。因此，应把所有人员的积极性和创造性都充分调动起来，不断提高人的素质，做到人人关心产品质量，人人做好本职工作，全体参与质量管理。经过全体人员的共同努力，才能生产出顾客满意的产品。

2. **全员参与的优点**

（1）全员参与，组织获益　员工充分参与，使员工的个人目标与组织的目标相一致，获益的首先是组织。这表现在以下几方面。

① 员工参与质量管理，关心产品质量，可以大大降低质量损失，从而使组织获益。

② 员工参与质量改进是一种少投入多产出的活动，组织从质量改进中获得极大的效益，这是其他方法难以达到的。

③ 员工参与组织的各项管理活动，可以使他们与组织更加紧密地联系在一起，对组织产生认同感，从而热爱组织，使组织内部更加团结。

④ 员工充分参与，使组织内部形成一种良好的人际关系和组织文化，可以大大减少员工之间、管理人员和操作工人之间以及劳资之间的冲突或矛盾，使组织内部融洽亲密。

⑤ 员工充分参与，可以极大地鼓励士气，使人人都争先创优作贡献，从而使组织的各项工作都得以顺利完成。

（2）员工参与，员工满意　员工是组织的相关方之一，是组织业绩的受益者。员工对组织的典型期望是职业的稳定和工作的满意。GB/T 19004—2000 中规定："组织应当识别其人员在得到承认、工作满意和个人发展等方面的需求和期望。对他们的这种关心有助于确保最大程度地调动其人员的参与意识和能动性。"也就是说，组织越是关注员工，员工越能积极参与，从而越能使员工满意。

① 全员参与有利于员工展示自己的才干。组织使员工充分参与，可以使员工发挥自己的潜力，展示自己的才干，从而使员工满意。

② 全员参与有利于员工的工作得到承认。组织通过各种管理手段，对员工争先创优作贡献取得的成绩进行测量、评价、表彰和奖励。

③ 全员参与有利于员工获得奖励。对员工争先创优作贡献的成绩及时给予奖励，包括精神奖励和物质奖励，使员工精神更加振奋，有新的追求，从而更愿意发挥自己的才智。

④ 全员参与有利于员工得到培训。组织要使员工充分参与，则离不开培训。员工通过培训，可以提高受教育程度，使知识得到扩展，从而获得更多的工作机会。

三、过程方法

专家认为：将相关的资源和活动作为过程进行管理，可以更高效地得到期望的结果。过程方法的原则不仅适用于某些简单的过程，也适用于由许多过程构成的过程网络。

1. **过程方法的含义**

过程（图 2-3）是一组将输入转化为输出的相互关联或相互作用的活动，活动的结果是产品。

组织为了有效运作，必须识别并管理许多相互关联的过程。系统地识别并管理组织所应用的过程，特别是这些过程之间的相互作用，称之为"过程方法"。

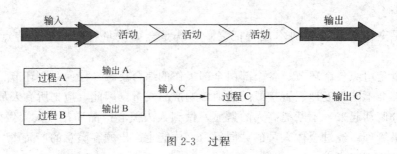

图 2-3 过程

从组织来看，过程链既存在横向形式（如从原材料进厂到产品出厂），又存在纵向形式（如从组织的最高管理者到员工），还存在其他各种形式（如从科室到车间然后又到科室）。事实上，组织的所有过程通常不是一个简单的按顺序排列的结构，而是一个相当复杂的过程网络。

过程方法实际上是对过程网络的一种管理办法，它要求组织系统地识别并管理所采用的过程以及过程的相互作用，从而获得持续改进的动态循环并鼓励组织对所有的过程有一个清晰的理解。

2. 运用过程方法进行质量管理

（1）识别和简化过程　所谓识别过程包括两层涵义：一是将组织的一个大的过程分解为若干个子过程；二是对现有的过程进行定义和分辨。过程的分合应视具体情况而定。例如，流水线上的作业过程，可以分解到每个员工所干的工作为止。

分解大过程的同时还要注意简化，即将不必要的过程取消或合并，以免过程过于繁乱，不利于识别和控制。

（2）强调主要过程　组织的过程网络错综复杂，质量管理对主要过程应重点控制不能放松。例如，对检验过程就应加强，对关键过程就应建立质量管理点等。

（3）关注接口　过程和过程之间的接口是最重要的。如果上一个过程的输出和下一个过程的输入在接口处不相容或不协调，就会出问题。过程方法特别强调接口处的管理。

（4）制定并执行过程的程序　要使过程的输出满足规定的质量要求，应制定并执行程序。没有程序，过程就会混乱，不是使过程未能完成（如漏装），就是使过程输出出现问题（如错装）。

（5）严格职责　任何过程都需要人去控制才能完成。因此，应有严格的职责，确保人力资源投入。

（6）进行控制和持续改进　过程一旦建立并运转，就应对其进行控制，防止其出现异常。当过程出现异常时，应通过对过程的测量和分析，发现不足或缺陷，然后进行改进，提高其效益或效率。

四、持续改进

持续改进总体业绩应当是组织的一个永恒目标。质量的持续改进可以产生以下效果：提高产品或服务质量、降低成本；改进与顾客、供方、员工、所有者和社会包括政府的关系，促进相互间沟通；清除工作场所的障碍，提高组织的竞争力；为员工做贡献、求进步创造机遇。

只有严格遵循持续改进的原则，提供相应的环境和组织管理，才能真正实现持续改进。

1. 持续改进的原则

① 持续改进的根本目的是满足内部和外部顾客的需要。

② 持续改进是针对过程进行的，是为了提高过程的效率或效果。

③ 持续改进是一种措施（纠正措施、预防措施或创新措施）。

④ 持续改进是一个持续的、不间断的过程。

⑤ 持续改进是本组织全体人员包括各管理层都应参与的活动。

⑥ 持续改进可以在不同的层次、范围、阶段、时间和人员之中进行。

⑦ 应不断寻求改进机会，而不是等出现问题再去抓机会。

⑧ 持续改进是最高管理者的职责。

⑨ 持续改进应建立在数据分析的基础上。

2. 持续改进需要的环境

① 最高管理者的支持和领导。

② 各级管理者的以身作则，持之以恒和配置资源。

③ 组织内共同的价值观、态度和行为。

④ 确定质量改进目标。

⑤ 个人与个人之间、个人与组织之间的信任和广泛的交流与合作。

⑥ 尊重员工的首创精神。进行必要的教育和培训。

⑦ 对改进过程进行鼓励，对成功的改进进行奖励。

⑧ 有较高的士气，不断追求新的更高的目标。

3. 持续改进的组织管理

持续改进的组织管理见图 2-4。

五、互利的供方关系

1. 含义

一个组织要进行生产，就需要向原料提供方购买产品，这样组织和供方就建立了密切的买卖关系。"互利的供方关系"就是指要充分考虑到供方的需求，采取互利的原则，使组织和供方都受益。建立互利的供方关系能增强组织及其供方创造价值的能力。

建立互利的供方关系最重要的原因是供方是组织的"资源"。"采购产品"就需要供方。特别是诸如汽车、飞机之类的大型制造业，其"采购产品"花费占其总成本的 70% 以上，更离不开供方。当买卖关系建立时，组织和供方就有了完全一致的利益目标，图 2-5 简要说明了供方与组织之间的共存关系。

图 2-4 持续改进的组织管理

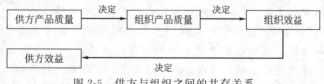

图 2-5 供方与组织之间的共存关系

从图中可以得出互利原则的好处。其一，供方给予组织的好处：降低风险、稳定生产、降低成本、改进设计、保障后勤和共享知识等；供方的技术和管理经验，组织可直接借鉴，更应注重学习和吸收。其二，组织给予供方的好处：保持继续经营的机会，提高技术和管理水平，分享知识，得到组织对质量管理体系的指导和监督等。

双方的合作可以更好地满足顾客和其他相关方的需要，可以使组织和供方达到共同的利益目标。

2. 建立互利关系的基本要求

（1）选择数量合适的供方 组织的供方要适量，要最佳，不可太多，也不可太少。实际情况是，同一种"采购产品"至少应有两个供方。有两个供方可以竞争，才会使合作也成为供方的愿望。但不要太多，同一种"采购产品"的供方过多，将给组织增加管理难度和管理成本。

（2）进行双向沟通 组织和供方之间要建立适当的沟通渠道，及时沟通，从而促进问题的迅速解决，避免因延误或争议造成费用的损失。

（3）与供方合作，确认其过程能力 组织可以通过第三方审核的方式，对供方的质量体系进行考察和确认。当然，评价其质量表现，对其提供的样品进行确认性检验等方式也是可行的，要针对具体情况来确定采取何种方法。

（4）对供方提供的产品进行监视 与供方合作并不是对其提供的"采购产品"放任，同样应当进行监视。监视的方式有多种，例如下厂检验、进货检验等。

（5）鼓励供方实施持续的质量改进并参与联合改进 持续的质量改进可以提高供方的业绩，使供方获益，从而也使组织获益。为此，组织还可以制定联合改进计划，与供方一起进行改进，在改进中增加双方的理解和友谊，并共享知识。

（6）邀请供方参与组织的设计和开发活动 不断创新、不断设计和开发新产品，是组织的活力所在。邀请供方参与这一活动，对供方来说是获得了继续经营的机会，并能共享组织的知识；对组织来说，可以降低设计和开发的风险以及费用，获得更好的"采购产品"的设计。

（7）共同确定发展战略 与供方合作，共同确定发展战略，可以减少双方的风险，获得更大的发展机会。

（8）对供方获得的成果进行承认和奖励 这种承认和奖励对供方是一个鼓舞，可以促使他们更加努力，而供方努力的结果，组织可以充分享受。

要点解读

➤ 质量指产品或服务满足规定或潜在需要的特征和特性的总和；它既包括有形产品也包括无形产品。

➤ 质量管理就是对确定和达到质量要求所必需的职能和活动的管理。

➤ 质量管理体系指企业内部建立的、为保证产品质量或质量目标所必需的、系统的质量活动。ISO 9000 族标准是 ISO 颁布的关于质量管理方面的系列标准，其质量认证原理被世界贸易组织普遍接受。根据我国法律规定和国务院赋予的职能，国家质量技术监督局依法统一管理我国质量认证工作。

➤ ISO 9000 族标准遵循科学管理的基本原则，应用系统管理理论，强调自我完善与持续改进，识别组织产品、服务质量的有关影响因素，提出管理与控制要求，并且作为质量管理的通用标准，适用于所有行业或经济领域的组织。

➤ ISO 9000 族标准的特点和作用：一为企业实现有序、有效的质量管理提供方法指导；二为贸易中的供需双方建立信任，实施质量保证，提供通用的质量体系规范。

> ➢ 以顾客为焦点：通过自己的产品去满足顾客的要求并努力超越顾客的期望。顾客的要求是顾客需求的反映，包括：明示的（明确表达的）；通常隐含的（虽然没有提出，但可以理解，双方有默契的）和应履行的（如法律、法规规定的）。
>
> ➢ 全员参与：各级人员是组织之本，只有他们的充分参与，才能使他们的才干为组织带来最大的收益。
>
> ➢ 过程方法：将相关的资源和活动作为过程进行管理，可以更高效地得到期望的结果。
>
> ➢ 持续改进：供方提供的产品将对组织向顾客提供满意的产品产生重要影响，因此处理好与供方的关系，将影响到组织能否持续、稳定地提供顾客满意的产品。
>
> ➢ 互利的供方关系：通过互利的关系，增强组织及其供方创造价值的能力。组织与供方是相互依存的，互利的关系可增强双方创造价值的能力。

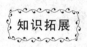

ISO 14000 系列标准

20 世纪 60 年代开始，人们逐渐认识到人类发展给生存环境带来的破坏，于是全人类达成了保护环境的共识，在全球各地兴起了保护人类生存环境运动的高潮。在这种历史背景下，国际标准化组织（ISO）认识到了自己的机会和责任，从 1993 年开始，制定了 ISO 14000 系列标准，并得到了全世界范围的认可。

一、ISO 14000 系列标准

ISO 14000 系列标准是环境管理体系（EMS）国际标准，发布该标准的目的是通过提高企业整体素质和环境管理水平，实现企业环境优化，符合环境保护要求，改善并维持生态环境的质量，减少人类各项活动所造成的环境污染，使之与社会经济发展达到平衡，促进经济的持续发展。这一系列标准涉及到了环境管理体系、环境管理体系审核、环境标志、生命周期评估和环境行为评价等国际环境管理领域研究与实践的焦点问题，从而面向全球企业提供统一、一致的环境管理体系，形成统一的产品国际标准和规范的审核认证方法。

其中具有代表性的内容有：

ISO 14001:2015　环境管理体系——规范及使用指南；

ISO 14004:2016　环境管理体系——实施通用指南；

ISO 14010:1996　环境审核指南——通用原则；

ISO 14011:1996　环境审核指南——审核程序—环境管理体系审核；

ISO 14011:1996　环境审核指南——环境审核员资格要求；

ISO 14040　生命周期评估——原则和框架；

ISO 14020　环境标志和声明——通用原则；

其中，"ISO 14001:2015"是环境管理体系标准的核心内容。

二、我国 ISO 14000 系列标准

我国等同采用 ISO 14000 环境管理系列标准，于 1997 年 4 月 1 日开始实施。ISO 14000 系列标准涉及的是环境问题，面对的是如何按照本国的环境、法规、标准等要求保护生态环境，污染防治和处理的具体环境问题，ISO 14000 标准的结构示意图见图 2-6。

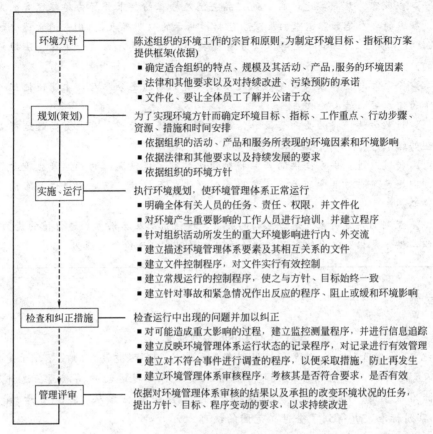

环境方针 —— 陈述组织的环境工作的宗旨和原则,为制定环境目标、指标和方案提供框架(依据)
- 确定适合组织的特点、规模及其活动、产品,服务的环境因素
- 法律和其他要求以及对持续改进、污染预防的承诺
- 文件化、要让全体员工了解并公诸于众

规划(策划) —— 为了实现环境方针而确定环境目标、指标、工作重点、行动步骤、资源、措施和时间安排
- 依据组织的活动、产品和服务所表现的环境因素和环境影响
- 依据法律和其他要求以及持续发展的要求
- 依据组织的环境方针

实施、运行 —— 执行环境规划,使环境管理体系正常运行
- 明确全体有关人员的任务、责任、权限,并文件化
- 对环境产生重要影响的工作人员进行培训,并建立程序
- 针对组织活动所发生的重大环境影响进行内、外交流
- 建立描述环境管理体系要素及其相互关系的文件
- 建立文件控制程序,对文件实行有效控制
- 建立常规运行的控制程序,使之与方针、目标始终一致
- 建立针对事故和紧急情况作出反应的程序、阻止或缓和环境影响

检查和纠正措施 —— 检查运行中出现的问题并加以纠正
- 对可能造成重大影响的过程,建立监控测量程序,并进行信息追踪
- 建立反映环境管理体系运行状态的记录程序,对记录进行有效管理
- 建立对不符合事件进行调查的程序,以便采取措施,防止再发生
- 建立环境管理体系审核程序,考核其是否符合要求,是否有效

管理评审 —— 依据对环境管理体系审核的结果以及承担的改变环境状况的任务,提出方针、目标、程序变动的要求,以求持续改进

图 2-6 环境管理体系（EMS）结构示意图

思 考 题

1. 什么是质量和质量管理？全面质量管理的内容有什么？
2. ISO 9000 族标准由哪几个文件构成？
3. 以顾客为焦点的原则是什么？
4. 企业怎样进行全员参与？
5. 企业怎样进行过程管理和持续改进？
6. 互利的供方关系的实质是什么？
7. 什么是质量体系认证？

第三章　药物非临床研究质量管理规范

【学习目标】

1. 掌握我国 GLP 的主要项目。
2. 熟悉我国 GLP 的主要内容和 GLP 的认证过程。
3. 了解 GLP 的产生与发展和 GLP 认证中发现的问题。

【学习方法】

1. 通过案例认识实施 GLP 认证的目的和意义。
2. 通过模拟 GLP 认证过程，掌握认证内容和要点。

链接

在 20 世纪 70 年代中期，美国 FDA 在评审复核一家大药厂递交的两个治疗产品的申请资料时，发现资料中存在相互矛盾的数据和无法接受的实验室工作规程。美国工业生物实验室（IBT）和生物检测公司（BTI）都是美国最大的实验室之一，经检查发现这两家实验室的问题相当严重。从 FDA 对 IBT 研究审查的结果看，发现 801 项重要实验和 66 项重要研究中，分别有 549 项和 24 项无效。为此 FDA 下令立即停止其进行临床前研究。

一种新药从开发到临床应用，包括研制、生产、销售三个步骤。任何一个环节出现问题，都可能发生药品质量波动、不良反应病例增多等现象。为了保证新药上市后减少对人体的毒副作用，上市前须经过严格的临床前动物实验和临床实验。动物实验的安全性评估往往直接决定药品是否能够投入生产。因此，世界各国都把强制执行标准化试验，作为保证药品质量、确保用药安全的重要措施，包括葛兰素史克在内的一些跨国医药巨头，都建有自己的 GLP 实验室，每年投入的数十亿美元研发资金中，一半用于安全评估实验。

第一节　GLP 总论

《药物非临床研究质量管理规范》（good laboratory practice，GLP）是关于药物非临床研究中实验设计、操作、记录、报告、监督等一系列行为和实验室条件的规范。

一、GLP 的产生与发展

美国制药协会（APMS）1975 年组织专家开始制定药物行业系统的非临床安全性研究管理规范，1976 年 11 月公布初稿，1978 年 12 月正式定稿，并于 1979 年 6 月列入联邦法规，公布生效。

日本制药协会（JPMS）1976 年成立特别委员会，1980 年日本厚生省公布 GLP 准则，于 1983 年 4 月开始生效。

经济合作和发展组织（OECD）16 个成员国和 6 个国际组织的代表于 1974 年在瑞典斯德哥尔摩成立专家组。1980 年 3 月公布了 OECD 的 GLP 准则，并开始实施。

1991 年，原国家医药管理局组织专家起草我国的 GLP，1993 年对 GLP 最后审定，形成了我国的 GLP，于 1994 年 1 月公布试行。1998 年原国家药品监督管理局成立后再次对 GLP 进行修改，1999 年发布《药品非临床研究质量管理规范（试行）》。2003 年，国家食品药品监督管理局再次对 GLP 进行修订，并正式更名为《药物非临床研究质量管理规范》，于 2003 年 9 月 1 日实施。

二、GLP 实施的目的和意义

GLP 是为了提高药物非临床研究的质量，确保实验资料的真实性、完整性和可靠性，保障人民用药安全而制定的一部规范。

为了保证用药安全，新药安全性评价的实验室必须具备 GLP 所规定的基本条件，制定相应的标准操作规程（SOP），并要求实验人员严格按照 SOP 进行药物安全性评价研究，以确保新药申报资料中的有关安全性评价研究工作的质量。

三、GLP 的适用范围

美国食品药品管理局（FDA）规定 GLP 适用于食品和色素添加剂、动物饲料添加剂、人用和兽用药物、人用医疗器械、生物制品和医用电子产品等。并规定对这些产品的安全性进行研究的各项实验均应符合 GLP 规定，各企业、各科研机构所属的毒理实验部门和有关分析和药代实验室都应实施 GLP。

日本厚生省公布的 GLP 主要适用于人用药物的安全性评价研究。

我国 2003 年 9 月 1 日实施的《药物非临床研究质量管理规范》中明确规定："本规范适用于为申请药品注册而进行的非临床研究。药物非临床安全性评价研究机构必须遵循本规范。"

第二节　GLP 分论

一、组织机构与工作人员

非临床安全性评价研究机构应建立完善的组织管理体系，配备机构负责人、专题负责人、质量保证部门负责人和相应的工作人员。根据规范要求，可以概括为"三人一部门"（图 3-1）。"三人"指机构负责人、专题负责人和实验工作人员，"一部门"指独立的质量保证部门。

1."第一人"

"第一人"是研究机构负责人。研究机构负责人对非临床研究机构进行的安全性研究工作负有全面的管理责任，应全面统筹安排各项研究工作。研究机构负责人应具备医学、药学或其他相关专业本科以上学历及相应的业务素质和工作能力，其职责有以下几条。

① 全面负责非临床安全性评价研究机构的建设和组织管理。

② 建立工作人员学历、专业培训及专业工作经历的档案材料。

③ 确保各种设施、设备和实验条件符合要求。

④ 确保有足够数量的工作人员，并按规定履行其职责。

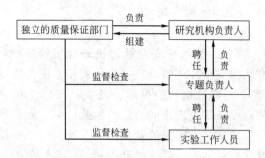

图 3-1　非临床研究组织机构和人员情况分析

⑤ 聘任质量保证部门的负责人，并确保其履行职责。

⑥ 制定主计划表，掌握各项研究工作的进展。

⑦ 组织制定和修改标准操作规程，并确保工作人员掌握相关的标准操作规程。

⑧ 每项研究工作开始前，聘任专题负责人，有必要更换时，应记录更换的原因和时间。

⑨ 审查批准实验方案和总结报告。

⑩ 及时处理质量保证部门的报告，详细记录采取的措施。

⑪ 确保供试品、对照品的质量和稳定性符合要求。

⑫ 与协作或委托单位签订书面合同。

2. "第二人"

"第二人"是专题负责人。专题负责人由研究机构负责人聘任，全面负责某一项非临床研究工作，其职责有以下几条。

① 全面负责该项研究工作的运行管理。

② 制定实验方案，严格执行实验方案，分析研究结果，撰写总结报告。

③ 执行标准操作规程的规定，及时提出修订或补充相应的标准操作规程的建议。

④ 确保参与研究的工作人员明确所承担的工作，并掌握相应的标准操作规程。

⑤ 掌握研究工作的进展，检查各种实验记录，确保其及时、直接、准确和清楚。

⑥ 详细记录实验中出现的意外情况和采取的措施。

⑦ 实验结束后，将实验方案、原始资料、应保存的标本、各种有关记录文件和总结报告等归档保存。

⑧ 及时处理质量保证部门提出的问题，确保研究工作各环节符合要求。

3. "第三人"

"第三人"是实验室工作人员。实验室工作人员从事实验室研究的具体工作，承担着实验的一部分内容，应具有下列素质。

① 具备严谨的科学作风和良好的职业道德以及相应的学历，经过专业培训，具备所承担的研究工作需要的知识结构、工作经验和业务能力。

② 熟悉本规范的基本内容，严格履行各自职责，熟练掌握并严格执行与所承担工作有关的标准操作规程。

③ 及时、准确和清楚地进行实验观察记录，对实验中发生的可能影响实验结果的任何情况应及时向专题负责人书面报告。

④ 根据工作岗位的需要着装，遵守健康检查制度，确保供试品、对照品和实验系统不受污染。

⑤ 定期进行体检，患有影响研究结果的疾病者，不得参加研究工作。

⑥ 经过培训、考核，并取得上岗资格。

4. "一部门"

"一部门"是质量保证部门。非临床安全性评价研究机构应设立独立的质量保证部门，机构人员的数量可根据非临床安全性评价研究机构的规模而定。其目的就是通过质量保证部门行使"第三者监督职能"，对研究机构的设施、设备、人员、方法、实验操作、记录和控制等实施监督和检查，从而保证研究工作的质量。由此可见，质量保证部门能否正常行使职能，对保证研究机构的工作质量具有重要的意义。

质量保证部门的重要性使得其人员设置受到重视，其部门负责人由研究机构负责人直接任命，承担着检查和审查的重要职责，具体为以下几方面。

① 保存非临床研究机构的主计划表、实验方案和总结报告的副本。

② 审核实验方案、实验记录和总结报告。

③ 对每项研究实施检查，并根据其内容和持续时间制定审查和检查计划，详细记录检查的内容、发现的问题和采取的措施等，并在记录上签名，保存备查。

④ 定期检查动物饲养设施、实验仪器和档案管理。

⑤ 向机构负责人和/或专题负责人书面报告检查发现的问题及建议。

⑥ 参与标准操作规程的制定，保存标准操作规程的副本。

二、实验设施

各非临床研究机构根据所从事的非临床研究的需要，建立相应的实验设施。对各种实验设施的总体要求是：保持清洁卫生，运转正常；布局合理，防止交叉污染；环境条件及其调控符合不同设施的要求等。

进行动物实验，会受到诸多因素的影响，大致可将这些因素分为两种。第一种是具有规律性或可以预知的可控性因素，如季节性、24小时节律等具有一定规律性，禁食、实验感染等具有可预知性。由于这些因素具有规律性或可以预知，所以是可以控制的。第二种是偶然发生的，没有规律性的因素，如动物本身的质量或环境因素造成的动物自发感染等，这些因素发生偶然没有规律性可循，也不能预见，所以是影响动物实验质量的主要因素。建立合理的实验设施就能够尽可能排除偶然性因素对实验结果的影响，确保实验结果的准确性。

（1）具备设计合理、配置适当的动物饲养设施，并能根据需要调控温度、湿度、空气洁净度、通风和照明等环境条件。实验动物设施条件应与所使用的实验动物级别相符。动物饲养设施主要包括以下几方面。

① 不同种属动物的饲养设施或不同实验系统的管理设施。

② 动物的检疫和患病动物的隔离治疗设施。

③ 收集和处置实验废弃物的设施。

④ 清洗消毒设施。

⑤ 供试品和对照品含有挥发性、放射性或生物危害性等物质时，应设置相应的饲养设施。

（2）具备饲料、垫料、笼具及其他动物用品的存放设施。各类设施的配置应合理，防止与实验系统相互污染。易腐败变质的动物用品应有适当的保管措施。

（3）具有供试品和对照品的处置设施

① 接收和贮藏供试品和对照品的设施。

② 供试品和对照品的配制和贮存设施。

（4）根据工作需要设立相应的实验室；使用有生物危害性的动物、微生物、放射性等材料应设立专门实验室，并应符合国家有关管理规定。

（5）具备保管实验方案、各类标本、原始记录、总结报告及有关文件档案的设施。

（6）根据工作需要配备相应的环境调控设施。

三、仪器设备和实验材料

1. 仪器设备

根据研究工作的需要，实验室要配备相应的仪器设备，要确保这些仪器设备的性能稳定可靠就要做到以下两点。

（1）专人负责　实验室应配备专人负责保管这些仪器设备，确保仪器设备放置地点合理，定期对仪器进行检查、清洁保养、测试和校正。

（2）软件支持　实验室内应备有相应仪器设备保养、校正及使用方法的标准操作规程。同时，对仪器设备的使用、检查、测试、校正及故障修理，应详细记录日期、有关情况并标明操作人员的姓名等。

2. 实验材料

实验材料的质量直接影响研究结果，所以实验室通过专人管理、流转记录、标志明确和贮存得当等要求避免实验材料的污染和混淆，确保研究结果准确可靠。

（1）对供试品和对照品的具体要求

① 实验用的供试品和对照品，应有专人保管，有完善的接收、登记和分发的手续，供试品和对照品的批号、稳定性、含量或浓度、纯度及其他理化性质应有记录，对照品为市售商品时，可用其标签或其他标示内容。

② 供试品和对照品的贮存保管条件应符合要求，贮存的容器应贴有标签，标明品名、缩写名、代号、批号、有效期和贮存条件。

③ 供试品和对照品在分发过程中应避免污染或变质，分发的供试品和对照品应及时贴上准确的标签，并按批号记录分发、归还的日期和数量。

④ 需要将供试品和对照品与介质混合时，应在给药前测定其混合的均匀性，必要时还应定期测定混合物中供试品和对照品的浓度和稳定性，混合物中任一组分有失效期的，应在容器标签上标明，两种以上组分均有失效日期的，以最早的失效日期为准。

（2）其他实验材料　除了供试品和对照品之外，实验材料还包括实验室试剂、动物饲料和动物饲养室内使用的清洁剂、消毒剂和杀虫剂等，具体要求有：实验室的试剂和溶液等均应贴有标签，标明品名、浓度、贮存条件、配制日期及有效期等，实验中不得使用变质或过期的试剂和溶液；动物的饲料和饮水应定期检验，确保其符合营养和卫生标准，影响实验结果的污染因素应低于规定的限度，检验结果应作为原始资料保存；动物饲养室内使用的清洁剂、消毒剂及杀虫剂等，不得影响实验结果，并应详细记录其名称、浓度、使用方法及使用的时间等。

四、标准操作规程

GLP管理强调科学化、规范化和书面化，意图通过对软件的规范化管理避免人为差错和人为带来的不稳定因素。因此，各研究机构根据自己的具体工作，针对各个岗位制定书面文件，借以规范各级管理人员和科研人员的工作，使他们明确自己的工作职责、工作目标和具体的工作方法。这些与各岗位工作相对应的书面文件就称为标准操作规程（SOP）。

　　研究机构通过制定标准操作规程，并对标准操作规程进行管理，才能保证新药研制的全过程按书面文件（即标准操作规程）进行运转，从而保证了新药研制的质量。

　　1. 非临床研究机构需要制定的标准操作规程

　　（1）实验材料管理

　　① 实验动物。a. 实验动物的运输、检疫、编号及饲养管理。b. 实验动物的观察记录及实验操作。c. 濒死或已死亡动物的检查处理。d. 实验动物的尸检、组织病理学检查。e. 实验动物尸体及其他废弃物的处理。

　　② 实验样品。a. 实验标本的采集、编号和检验。b. 各种实验样品的采集、各种指标的检查和测定等操作技术。c. 供试品的接收、标识、保存、处理、配制、领用及取样分析。

　　③ 对照品。对照品的接收、标识、保存、处理、配制、领用及取样分析。

　　（2）设施设备管理

　　① 动物房和实验室的准备及环境因素的调控。

　　② 实验设施和仪器设备的维护、保养、校正、使用和管理。

　　③ 计算机系统的操作和管理。

　　（3）组织人员管理

　　① 非临床研究机构、质量保证部门和专题负责人的职责。

　　② 工作人员的健康检查制度。

　　（4）程序管理

　　① 标准操作规程的编辑程序。

　　② 质量保证程序。

　　（5）各种实验数据的管理和处理

　　2. 标准操作规程的格式要求

　　① 标准操作规程必须包含项目有题目、编号、目的、范围、职责、审查、批准人和执行日期。

　　② 标准操作规程内容准确，条理清楚，语言简练，通俗易懂，具有可操作性。

　　3. 标准操作规程的流转程序

　　标准操作规程的流转程序见图 3-2。

五、研究工作的实施

　　研究工作实施的运作过程如图 3-3 所示，其中主要的工作环节有如下几个。

　　1. 制定主计划表

　　实验开始前，机构负责人根据自己研究机构的承受能力制定主计划表。在主计划表中列出研究机构进行的非临床研究项目，标明各项目的内容和日期。这个主计划表主要有两方面作用：其一，机构负责人根据主计划表监督检查研究机构从事的非临床研究项目是否符合GLP 的要求，如通过主计划表判定开设的实验项目是否太多而影响了研究的质量；其二，为 GLP 检查人员提供检查信息。

　　2. 确定专题负责人

　　专题负责人是否合适，对实验结果有非常大的影响，因此机构负责人在确定专题负责人时应该充分考虑各种因素，经过深思熟虑后，确定最佳人选。

　　确定专题负责人主要考虑的因素有以下两方面。第一，专题负责人应为本研究课题的专

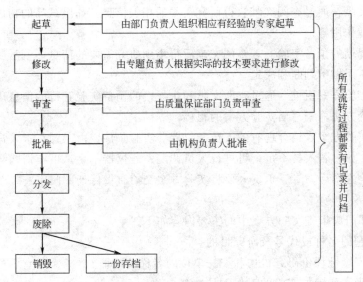

图 3-2　标准操作规程的流转程序

标准操作规程的改动，应经质量保证部门负责人确认，机构负责人书面批准

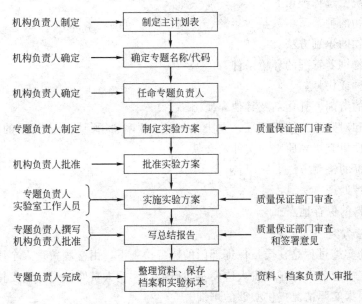

图 3-3　研究工作实施的运作过程

家。这就要求专题负责人具备相当的知识和经验，对本研究项目有清晰的思路，并能制定出合理的实验方案。第二，专题负责人能对本研究项目全身心的投入。因为一个专题负责人可以同时担任多个项目的负责人，但人的精力是有限的，必须要保证专题负责人能对研究项目全身心的投入，才能保证高质量的研究结果。

综合考虑这两个因素后，机构负责人可根据实际情况，具体问题具体对待，确定出最合适的专题负责人。

3. 制定实验方案

专题负责人确定后，在开始实验前，专题负责人要根据研究内容，按 GLP 的规定，制定出详尽的实验方案。

（1）查阅文献　通过查阅文献获得研究需要的相关信息，如供试品的物理性质、化学性质、毒性、药理作用等。

（2）做小规模的预备实验　若查阅文献后得不到研究需要的信息，就需要做一些小规模的预备实验，从而做出判断和决定。

（3）编写实验方案粗稿　通过查阅文献和小规模的预备实验获得的信息确定实验方法和实验结果的评价方法，编写出实验方案的粗稿。

（4）完善实验方案　结合现有的人员和仪器等实验条件，由专题负责人进行实验方案最后的完善工作，如：若人员不足，可进行人员调配；若仪器不足，可申请购买必要的仪器。

制定好实验方案后，专题负责人要将实验方案交给质量保证部门审查，并报请机构负责人批准。

质量保证部门应审查实验方案中的主要内容如下。

① 研究专题的名称或代号及研究目的。

② 非临床安全性评价研究机构和委托单位的名称及地址。

③ 专题负责人和参加实验的工作人员姓名。

④ 供试品和对照品的名称、缩写名、代号、批号、有关理化性质及生物特性。

⑤ 实验系统及选择理由。

⑥ 实验动物的种、系、数量、年龄、性别、体重范围、来源和等级。

⑦ 实验动物的识别方法。

⑧ 实验动物饲养管理的环境条件。

⑨ 饲料名称或代号。

⑩ 实验用的溶剂、乳化剂及其他介质。

⑪ 供试品和对照品的给药途径、方法、剂量、频率和用药期限及选择的理由。

⑫ 所用毒性研究指导原则的文件及文献。

⑬ 各种指标的检测方法和频率。

⑭ 数据统计处理方法。

⑮ 实验资料的保存地点。

4. 实施实验方案

实验方案的实施过程是在质量保证部门的监督检查下，由专题负责人全面负责的。

在实验方案实施前，专题负责人应使参与研究的实验人员明确自己的工作和标准操作规程的内容，并根据实际情况提供必要的培训。

在实验方案实施中，专题负责人要保证以下几点。

① 实验中所采集的各种标本应标明专题名称或代号、动物编号和收集日期。

② 研究过程中需要修改实验方案时，应经质量保证部门审查，机构负责人批准。变更的内容、理由及日期，应记入档案，并与原实验方案一起保存。

③ 所有数据的记录应做到及时、直接、准确、清楚和不易消除，并应注明记录日期，记录者签名。记录的数据需要修改时，应保持原记录清楚可辨，并注明修改的理由及修改日期，修改者签名。

④ 动物出现非供试品引起的疾病或出现干扰研究目的的异常情况时，应立即隔离或处死。需要用药物治疗时，应经专题负责人批准，并详细记录治疗的理由、批准手续、检查情况、药物处方、治疗日期和结果等。治疗措施不得干扰研究。

5. 写总结报告

研究工作结束后，专题负责人应及时写出总结报告，签名或盖章后交质量保证部门负责人审查和签署意见，机构负责人批准。批准日期作为实验结束日期。

总结报告主要内容如下。

① 研究专题的名称或代号及研究目的。

② 非临床安全性评价研究机构和委托单位的名称和地址。

③ 研究起止日期。

④ 供试品和对照品的名称、缩写名、代号、批号、稳定性、含量、浓度、纯度、组分及其他特性。

⑤ 实验动物的种、系、数量、年龄、性别、体重范围、来源、动物合格证号及签发单位、接收日期和饲养条件。

⑥ 供试品和对照品的给药途径、剂量、方法、频率和给药期限。

⑦ 供试品和对照品的剂量设计依据。

⑧ 影响研究可靠性和造成研究工作偏离实验方案的异常情况。

⑨ 各种指标检测方法和频率。

⑩ 专题负责人与所有参加工作的人员姓名和承担的工作内容。

⑪ 分析数据所采用的统计方法。

⑫ 实验结果和结论。

⑬ 原始资料和标本的保存地点。

总结报告经机构负责人签字后，需要修改或补充时，有关人员应详细说明修改或补充的内容、理由和日期，经专题负责人认可，并经质量保证部门负责人审查和机构负责人批准。

6. 整理资料、保存档案和实验标本

研究工作结束后，专题负责人应将实验方案、标本、原始资料、文字记录和总结报告的原件、与实验有关的各种书面文件、质量保证部门的检查报告等按标准操作规程的要求整理交资料档案室，并按标准操作规程的要求编号归档。

研究项目被取消或中止时，专题负责人应书面说明取消或中止原因，并将上述实验资料整理归档。

实验方案、标本、原始资料、文字记录、总结报告以及其他资料的保存期，应在药物上市后至少五年。若是质量容易变化的标本，如组织器官、电镜标本、血液涂片等的保存期，应以能够进行质量评价为时限。

第三节 GLP 的认证

一、GLP 的认证依据

①《中华人民共和国药品管理法》规定：药品非临床研究机构必须实施药品非临床研究质量管理规范。

② 国家食品药品监督管理总局颁布的《药物非临床研究质量管理规范》。

二、GLP 的认证程序

GLP 的认证程序如图 3-4 所示。

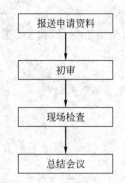

图 3-4　GLP 认证程序

1. 报送申请资料

研究机构向国家食品药品监督管理总局安全监管司研究监督处报送申报资料，主要报送资料有两项：①申请表；②研究机构资料。

2. 初审

国家食品药品监督管理总局有关部门对报送的资料进行初审，初审合格后发给"现场检查通知书"。

3. 现场检查

（1）现场检查前会议　在现场检查前要集中开一次会议，主要内容是：研究机构介绍自身情况、主持人介绍观察员和检察员情况、明确观察员和检察员的职责和要求、宣布检查纪律、确认检查范围、公布检查日程安排等。

（2）现场检查。

（3）情况汇总会议　将现场检查情况进行汇总，并给出综合评定意见，整个综合评定过程，被认证机构人员要回避。

4. 总结会议

现场考察结束后，检查组召开一次由检查组成员、观察员和被检查机构相关人员参加的总结会议，通报检查情况。

三、GLP 认证中发现的问题

1. 组织机构和工作人员问题

① 研究机构人员上岗前的 GLP 法规培训不够，部分人员对 GLP 法规不熟悉。

② 研究机构人员的岗位与人员的本身素质不相符，有的岗位人员的学历太低，有的岗位人员的经验和管理水平不够。

③ 机构负责人制定的主计划表不能反映研究机构承担研究项目的进展情况。

2. 实验设备问题

① 有的微生物室没有设缓冲室，有的缓冲室形同虚设，如脏衣服也在此更换。

② 遗传毒理室毒气排风管设在室内。

3. 仪器设备和实验材料问题

① 实验材料来源不清，标签的标识不够清楚，信息量不足。

② 实验材料没有固定存放地点。

③ 有的仪器未经国家技术监督局或其指定机关检定，有的仪器没有维修保养记录。

4. 标准操作规程问题

① 有的标准操作规程由专题负责人组织编写，应该由机构负责人组织编写。

② 有的标准操作规程有缺项，并且过于简单，可操作性不强。

③ 有的用仪器使用说明书代替标准操作规程。

5. 研究工作的实施问题

① 有的质量保证部门的人员是兼职人员，这样就导致了审核工作的不连续。

② 质量保证部门的工作职责不明确。监督检查的是实验方案是否符合 GLP 法规的规定及研究工作是否按实验方案进行，而不是监督检查实验方案的技术先进性。

③ 实验过程修改了方案，但未见记录。

6. 资料档案的管理问题

① 部分检查记录清一色的笔迹和墨迹，使人产生"补写"的疑虑。

② 标本存放不符合要求。

只有严格实施GLP认证，各非临床研究机构才能发现自己机构中的问题，并能及时改正，才能保证非临床研究工作规范进行，保证研究人员树立严谨的GLP意识，从而保证非临床研究工作的科学性和可靠性。

第四节 实践——GLP认证实例

一、申请GLP的资料

假如你是某研究机构的一名工作人员，该机构准备申请GLP认证，部门经理把这项工作交给你来负责，你应该准备哪些材料呢？

通过之前的学习，我们知道需要向国家食品药品监督管理总局安全监管司研究监督处报送申请表和研究机构资料这两项申报资料，"药物非临床研究质量管理规范认证申请表"见表3-1，表中列出了申请资料目录。

表 3-1 药物非临床研究质量管理规范认证申请表

申请机构 名　称	中文				
	英文				
隶属机构	中文				
	英文				
申请机构 通讯地址	中文			（邮编：　　　）	
	英文				
机构类型	□事业单位　□企业　□其他_____				
机构类别	□科研院校　□学校　□企业　□合同研究组织　□其他_____				
企业登记 注册类型	□内资企业(□国有　□集体　□股份合作　□其他_____) □外商投资企业(□中外合资经营　□中外合作经营　□外资)				
组织机构代码		研究机构登记备案证书编号			
申请类别	□首次认证申请			□新增试验项目申请	
	□整改后复查申请 上一次认证申请受理号：			□其他申请	
机构人数		机构按GLP要求开始运行的时间			
法定代表人	姓名		职称	所学专业	
机构负责人	姓名		职称	所学专业	
	电话			电子信箱	
QAU负责人	姓名		职称	所学专业	
	电话			电子信箱	
联系人	姓名		职称	传　真	
	电话			电子信箱	

申请安全性试验项目	□单次和多次给药毒性试验(啮齿类) □单次和多次给药毒性试验(非啮齿类) □生殖毒性试验(□Ⅰ段、□Ⅱ段、□Ⅲ段) □遗传毒性试验(□Ames、□微核、□染色体畸变、□小鼠淋巴瘤试验) □致癌试验 □局部毒性试验 □免疫原性试验 □安全性药理试验 □依赖性试验 □毒代动力学试验 □具有放射性物质的安全性试验 □具有生物危害性物质的安全性试验 □其他毒性试验:＿＿＿＿＿＿
申请资料目录	1. 申请机构法人资格证明文件 2. 药物研究机构备案证明文件 3. 机构概要 4. 组织机构设置与职责 5. 机构人员构成情况、人员基本情况以及参加培训情况 6. 机构主要人员情况 7. 动物饲养区域及动物试验区域情况 8. 检验仪器、仪表、量具、衡器等校验和分析仪器验证情况 9. 机构主要仪器设备一览表 10. 标准操作规程目录 11. 计算机系统运行和管理情况 12. 药物安全性评价研究实施情况 13. 既往接受 GLP 和相关检查和整改情况 14. 实施《药物非临床研究质量管理规范》的自查报告 15. 其他有关资料 注:整改后复查申请仅需提供资料第 12 至第 15。
备注	

二、撰写药物非临床研究试验方案

假如你所在的研究机构已经通过 GLP 认证,现在接受一家药厂的委托开展某药物的非临床研究试验,部门经理指定你为该项目负责人全面负责项目的实施,那么应该如何撰写试验方案呢? 药物非临床研究试验方案的内容要求见表 3-2。

表 3-2　药物非临床研究试验方案

序号	标题	具体内容
1	封面	包括专题名称、专题负责人等
2	试验概述	包括专题名称、专题编号、研究单位及委托单位信息、研究目的、遵守的 GLP 规范、动物福利、专题负责人和参加试验的工作人员姓名、试验日程等
3	试验材料和方法	包括供试品及对照品的基础信息、试验系统及选择理由、试验动物信息、试验动物的识别方法、动物的饲养与管理、供试品及对照品的给药及设定依据、所用毒性研究指导原则的文件及文献、观察指标的方法和频率、结果判定标准、数据统计处理方法等

续表

序号	标题	具体内容
4	原始资料的保存	试验过程中产生的所有原始数据、试验方案、总结报告、标本等的保存地点及保存时限
5	方案确认签字	研究单位及委托单位负责人签字

三、撰写药物非临床研究总结报告

假如你所在的研究机构已经完成了某药厂委托的某药物的非临床研究试验，此时，作为试验负责人的你需要撰写总结报告，那么总结报告具体应包含哪些内容呢？药物非临床研究总结报告的内容要求见表3-3。

表3-3　药物非临床研究总结报告内容

序号	标题	具体内容
1	封面	包括专题名称、负责人签名、日期以及研究单位和委托单位信息等
2	试验概述	包括专题名称、专题编号、研究目的、研究人员及其工作内容、研究起止日期、遵守的 GLP 规范、动物福利、原始资料和标本的保存
3	专题负责人陈述报告书	声明试验结果真实、完整、可靠,试验是在 GLP 的条件下实施的
4	QAU 陈述报告书	为确保整个试验过程遵循 GLP 规范,陈述 QAU 在试验过程中实施检查的结果
5	摘要	概括试验的目的、方法、结果和结论
6	试验材料和方法	供试品及对照品的基础信息、试验动物信息、供试品及对照品的给药方法及设定依据、观察指标的方法和频率、结果判定标准或数据的统计方法
7	试验结果及影响研究可靠性和造成研究工作偏离试验方案的异常情况	详细阐述各观测/检测指标的结果,并对试验结果进行统计分析 就试验过程中出现的偏离试验方案的情况进行说明,并分析是否对试验结果产生影响
8	讨论	对试验结果的综合分析
9	结论	简要说明本次试验得出的结果
10	附录	例如试验结果中的附表、病理照片等

要点解读

➤GLP 适用于为申请药品注册而进行的非临床研究。药物非临床安全性评价研究机构必须遵循本规范。

➤2003 年 6 月 4 日经国家食品药品监督管理局审议通过的《药物非临床研究质量管理规范》，自 2003 年 9 月 1 日起施行。规范分为总则、组织机构和人员、实验设施、仪器设备和实验材料、标准操作规程、研究工作的实施、资料档案、监督检查以及附则，共 9 章 45 条。

➤GLP 所用术语的含义

① 非临床研究。是指为评价药物安全性，在实验室条件下，用实验系统进

行的各种毒性试验，包括单次给药的毒性试验、反复给药的毒性试验、生殖毒性试验、遗传毒性试验、致癌试验、局部毒性试验、免疫原性试验、依赖性试验、毒代动力学试验及与评价药物安全性有关的其他试验。

② 非临床安全性评价研究机构。是指从事药物非临床研究的实验室。

③ 实验系统。是指用于毒性试验的动物、植物、微生物以及器官、组织、细胞、基因等。

④ 专题负责人。是指负责组织实施某项研究工作的人员。

⑤ 供试品。是指供非临床研究的药品或拟开发为药品的物质。

⑥ 对照品。是指非临床研究中与供试品作比较的物质。

⑦ 原始资料。是指记载研究工作的原始观察记录和有关文书材料，包括工作记录、各种照片、缩微胶片、缩微复制品、计算机打印资料、磁性载体、自动化仪器记录材料等。

⑧ 标本。是指采自实验系统用于分析观察和测定的任何材料。

⑨ 委托单位。是指委托非临床安全性评价研究机构进行非临床研究的单位。

⑩ 批号。是指用于识别"批"的一组数字或字母加数字，以保证供试品或对照品的可追溯性。

➤ 观察员是指被检机构所在省药品监督管理部门的工作人员。其职责是协助检查员落实检查方案、协调检查组与被检机构的关系等。

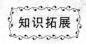
知识拓展

GLP 在美国、日本、欧盟的实施概况

美国、日本及欧盟实施良好实验室规范（GLP）已有多年，而我国 GLP 实施起步较晚。为顺利开展我国 GLP 的检查工作，进一步推动我国 GLP 的实施，加强我国与国际之间的交流及合作，了解国外 GLP 的发展，学习和借鉴发达国家实施 GLP 的经验是非常必要的。

1. GLP 在美国的实施

1976 年，美国食品药品管理局（FDA）颁布了药品 GLP 法规草案，并于 1978 年在全国采取了强硬的推行措施，从而引起了包括欧盟各国在内的许多国家的关注。随后，FDA 又提出了生物研究监督计划。该计划综合性很强，是 FDA 批准新的药品、医疗器械、食品和色彩添加剂、兽药产品的重要基础。

美国环境保护署（EPA）于 1980 年和 1983 年分别颁布实施了《联邦杀虫、杀菌、灭鼠剂法》和《农药 GLP 规范》。之后，1989 年又因实际工作需要对其做了扩展修订，出版了针对两个法规的具体实施细则。基本上，EPA 的这两个 GLP 规范的内容都十分相似。虽然上述两类 GLP 是针对不同专业领域所制定的，但是对于公共卫生和环境保护相关法规而言，EPA 认为拥有充分的实验数据是非常重要的。到了 1990 年，EPA 更提出自己的《优良自动化实验室规范》（GALP）。GALP 是专门规范计算机和数据处理系统进行认证的法规，借以健全实验室数据的管理制度，这是对 GLP 的扩展。

由此可以看出，美国 GLP 的适用范围：FDA 的 GLP 规范适用于 FDA 管理产品的非临床实验室研究，包括食品和色彩添加剂、动物食品添加剂、人类和动物药品、人类使用的医疗器械、生物产品、电子产品；而 EPA 的 GLP 规范适用于与健康作用、环境影响和化学品试验相关的研究。

美国 GLP 规定每个试验机构都必须设立质量保证部门，以确保设施、仪器、人员、方法、记录等的管理符合要求。质量保证部门是一个相对独立的部门，与研究部门试验结果的利益无关。因此，质量保证部门的人员不能包含研究的负责人或指导人。在美国，质量保证人员明确自己的工作权限只限于对研究质量和质量管理文件的审查，而不是做研究实验本身的决策。在实际操作中，质量保证人员只是审核试验是否按实验方案实施，审核技术先进性的应是项目负责人。

美国 GLP 规定，在试验总结报告中需要提供质量保证部门的监管记录，这进一步强调了质量保证部门的重要地位。质量保证部门的监管对保证非临床实验室研究的安全、顺利进行起到了很好的督促作用。同时美国 GLP 中对不合格试验机构的撤销也进行了非常详细的规定。

在 GLP 的监督管理方面，各国政府主管当局通常是通过"检查"和"研究审核"来完成。其中，"检查"是对实施机构和实验操作步骤进行现场的检查，以确保其符合 GLP 的要求；"研究审核"是将原始资料及相应的记录同总结报告或中间报告相比较，以判定该项研究是否符合研究计划和标准操作规程。美国 FDA 和 EPA 提出，对试验机构监督的重点应在对新化学物质安全评价等的"关键研究"上，其监督模式是通过检查对试验机构进行资格认证，而后的监督工作主要靠审查关键研究来完成，只进行有限的常规检查。

美国 GLP 中对电子数据采集系统也做了详细规定。区别于人工收集数据，电子数据采集系统能够通过严谨的程序控制防止人的随意性和惰性，将人的因素弱化到系统终端地位，始终保证原始资料的真实性和可靠性，保证产生的研究资料不易更改或删除，具有可追溯性和多重关联性。对于实验数据的保存年限，美国 GLP 规定实验数据最短保存期限为向 FDA 提交申请后的5 年，或者研究或上市申请批准后的 2 年。

美国 GLP 发展至今，在整体上是非常成熟的，操作性很强；条款涉及的内容非常全面；规范详尽、细化，对于细节的规定非常严谨。美国 GLP 一个非常明显的特点是它非常注重规范本身内容的内部交叉用，以及其他法律文件的外部引用。这样做的好处是避免了各种法律规范之间，以及同一个法律文件内部的前后矛盾或漏洞，在涉及同一个问题时，确保了每当涉及这个问题时的规定都是统一的，保持了法规的严肃性和完整性。

2. GLP 在日本的实施

日本是亚洲实施 GLP 较早的国家，在药物非临床研究领域实施 GLP 已有数十年的历史，积累了丰富的经验，在国际上有相当的影响力。1982 年厚生省发布了 GLP 规范，即《医药品安全性试验实施基准》，于 1983 年开始实施。之后，根据 GLP 检查的实际经验，每隔 2～3 年进行一次修订，目的是适应 GLP 的发展和国际间的相互要求。修改的内容重点逐步转移到 GLP 的软件管理及信息化计算机系统的应用及验证。

日本是一个多种 GLP 体系共存的国家，其 6 种 GLP 分别由厚生省、农林水产省与劳动省发布，适用于药品、动物用药品、饲料添加物、农药及一些化学物质等，不同部门分别执行不同的 GLP。以上多个 GLP 体系，虽然在试验样品的管理和配制上有各自的要求，适用的试验种类有部分不同，但其管理体制是一样的。最近有逐渐形成单一 GLP 制度的趋势，由一个部门检查认可后，其他部门给予认可不再检查，以此减轻试验机构的负担，不必应付不同部门的检查。

在人员职责方面，日本 GLP 规定：试验方案及总结报告要由项目负责人批准，质量保证部门对试验的全过程进行检查，并不定期进行整体试验设施的检查。为了确认 GLP 实验设施的符合性，1984 年厚生省制定了检查实施要领，开始对 GLP 实验设施进行检查。1994 年为使 GLP 适合性检查进行得更加顺利，厚生省修改了《医药品副作用受害救济研究振兴基金法》，由医药品副作用受害救济研究振兴调查机构（医药品机构）进行 GLP 符合性的检查。日本国内 GLP 试验的符合性检查原则上以医药品机构实施的检查结果为基础，经 GLP 评价委员会讨论后，对被检查单位进行定级。2005 年，日本厚生省机构改革后，GLP 检查工作由独立行政法人药品医疗器械综合机构担任。

日本在发布 GLP 之后就开始强制实施，GLP 发展较快。国内有超过百家符合 GLP 的机构从事药物的安全性评价研究工作。同时，日本非常重视 GLP 培训，有多个对 GLP 进行研究和推广的学术团体，每年定期进行学术交流和培训，为 GLP 实施水平的提高起到了非常重要的作用。

目前，日本已与瑞士、英国、荷兰和瑞典等多个国家签订了 GLP 双边协定，相互认可不同国家条件下出具的非临床安全性评价研究数据。

3. GLP 在欧盟的实施

推行 GLP 初期，欧盟各国并没有对试验机构 GLP 的实施情况进行监督管理。1982 年日本颁布的其国内第一部 GLP 规范引起了欧盟各国对 GLP 监督的普遍重视。到 1988 年 6 月，原欧共体统一要求成员国对本国试验机构 GLP 的实施情况进行强制性监督，使得拥有符合 GLP 的非临床研究资料成为新药在欧洲各国上市的先决条件。

欧盟 GLP 适用范围很广，涵盖了化学品、人用药品、兽药产品、化妆品、食品、饲料添加剂、农药、生物杀灭剂和清洁剂等方面。

在项目负责人和试验机构管理者的工作职责上，GLP 规定试验机构负责人只是负责试验机构的中心运行管理，研究具体涉及的技术问题由项目负责人负责。由于每个人对于科学知识都有盲区，分工负责既保证了对研究涉及科学问题的专业把握，又保证了对试验机构质量管理的顺利实施。

试验样品和对照物的质量是确保实验数据准确的首要条件，欧盟 GLP 规定每个批次的受试品都应保留足够用于分析的药品量，留样期限应与试验的原始数据和留样样本的保留期限相同，确保在研究数据出差错的情况下能够再次检验样品的重现性和可信性。

质量保证部门的检查是不定期的，其检查地点、时间和项目都具有很大的不确定性，因此试验人员必须时刻严格地执行标准操作程序（SOP），提高试验机构与人员的自律性。这样在检查过程中所暴露出来的问题都是最真实的事实，有利于尽快纠正。

在实验数据的电子采集系统和档案的管理及储存方面，欧盟与美国的 GLP 管理条款基本相同，只是欧盟没有明确规定档案储存的期限。

思 考 题

1. 我国 GLP 的适用范围是什么？
2. 简述我国 GLP 的主要内容。
3. GLP 规定的非临床研究机构从事非临床研究工作是如何实施运行的？
4. 简述 GLP 的认证过程。

第四章　药物临床试验质量管理规范

【学习目标】

1. 掌握 GCP 的宗旨和目标。
2. 熟悉我国 GCP 的主要内容和 GCP 的认证过程。
3. 了解 GCP 的产生与发展。

【学习方法】

1. 以药物作用特点为主线理解药物临床试验的过程。
2. 通过对相关案例的学习，理解影响药物临床试验质量的因素。

> **链　接**
>
> 　　20 世纪 50 年代前，"药害"事件屡现。1938 年，人们发现了磺胺（sulfanil-amide）这一神奇的药物，认为它能够治疗任何感染性疾病。当时广泛用于治疗咽部感染，并为增加销量，将该药剂型由颗粒变为液体以便于儿童服用。在生产中，为了促使颗粒溶解，生产者加入了溶剂二甘醇（diethylene glycol），一种现在常用于汽车防冻液的工业用草莓味的粉红色液体。服用后，常引起恶心、呕吐、严重腹痛、肾衰竭而导致服用者死亡。由于当时没有任何规定要求药品上市前进行安全性试验，所以生产者将 240 加仑（约 $0.908m^3$）的这种有毒药品送到了美国各地并被众多的人服用。在发现问题后，美国 FDA 既未采取强制性措施阻止其生产，也未要求迅速进行回收，结果造成了 107 人死亡。
>
> 　　20 世纪 50 年代后期发生了一起震惊世界的"反应停"事件。由于当时欧洲各国对药品临床试验没有严格的要求和管理，所以该药未经临床试验就在欧洲和一些国家上市并被广泛使用。数千名服用这种药品的怀孕妇女生出相同的畸形胎儿后仍未能引起注意，致使 20 多个国家上万个这样的畸形胎儿出生。在欧洲和一些国家已获得证据表明该药使用与胎儿先天畸形有关的同时，在美国，该药品正在 FDA 监督管理下进行着临床试验（未批准上市），因此美国仅有 9 名这样的胎儿出生，而没有使更多的人受害。
>
> 　　这些震惊世界的惨案，使世界各国政府充分认识到必须通过立法来要求药品上市前须经过评价安全性和有效性的临床试验，以及赋予药品监督管理部门审批新药的权力和行使强制性监督检查职能的重要性。

第一节　GCP 总论

　　《药物临床试验质量管理规范》（good clinical practice，GCP），是对药物临床试验全过程的标准规定，以保证临床试验的科学合理并符合伦理原则。包括方案设计、组织实施、监查、稽查、记录、分析总结和报告。

一、GCP 的产生与发展

从 20 世纪 70 年代到 80 年代，各国药物临床试验质量管理的规范化和法制化才逐渐形成。70 年代，世界各国都赋予其国内药品监督管理部门对新药进行审评的权力，要求生产者在药品上市前进行相关的临床研究并提交药品有效性及安全性的数据。

从 20 世纪 90 年代至今，逐步形成并完善了对药品临床试验质量管理的国际统一标准。90 年代初，世界卫生组织根据各国的药物临床试验质量管理规范，制定了适用于各成员国的《WHO 药品临床试验规范指导原则》，并于 1993 年颁布。

我国在 1963 年由卫生部、化工部、商业部联合下达了《关于药政管理的若干规定》，其中对新药（该规定中称新产品）的临床试验给予了明确的规定，这是我国最早关于药物临床试验的管理规定。

1978 年，国务院批准颁发了《药政管理条例》，就新药的临床验证和审批作了专门的规定。1979 年，卫生部根据该条例中有关新药的规定，组织制定并颁布了《新药管理办法》。这个办法较以往的管理规定有了更系统、更明确的要求，对新药的定义、分类、科研、临床、鉴定、审批以及生产管理均作了全面具体的规定。各地卫生部门在执行中根据具体情况采取不同措施，在加强新药管理的同时促进了新药的发展。1985 年 7 月 1 日，颁布了由全国人大常务委员会讨论通过的《中华人民共和国药品管理法》。1985 年，卫生部根据该法制定颁布了《新药审批办法》，从此我国新药的管理审批进入了法制化时期。该办法对新药申请生产之前必须呈报的临床试验、各类新药的有效性和安全性及有关技术要求等均做出了具体规定。1988 年，为进一步完善该办法，卫生部颁发了《关于新药审批管理若干补充规定》。1992 年，卫生部再次颁发了《关于药品审批管理若干问题的通知》，同时对中药和生物制品也分别作了补充规定。

1988 年，为提高和保证药物临床试验水平，即制定统一的设计要求和评价标准，卫生部颁发了 15 类药物的临床试验指导原则，并于 1993 年对该原则进行了修订。至今共颁布了 28 类药物的临床试验指导原则。

后来的几十年中，随着全球经济的发展，很多国际制药公司纷纷进入我国开办合资或独资企业，促使我国建立实施一套完善的按照国际惯例和标准施行的 GCP。我国卫生部根据我国国情及国际药物临床试验质量管理规范的标准，经过 7 次修订，于 1998 年 3 月颁布了我国的《药品临床试验管理规范》（试行）。1998 年 8 月，原国家药品监督管理局（SDA）正式成立。SDA 成立后，为加强药品监督管理力度和依法行政，重新修订了《药品临床试验管理规范》，并于 1999 年 9 月 1 日发布实施，并发文要求在我国以药品注册为目的的临床试验分步实施《药品临床试验管理规范》。2001 年 3 月颁布并于同年 12 月 1 日开始实施的《药品管理法》明确规定，临床试验必须执行《药物临床质量管理规范》，至此，药物临床试验中实施 GCP 正式成为我国的法定要求。其后又根据实际实施情况对其进行了修订，于 2003 年 8 月 6 日发布，并正式更名为《药物临床试验质量管理规范》，此版本规范自 2003 年 9 月 1 日起实施至今。

目前，药物临床试验的分类已经逐步细化，相应环节的标准操作规程和实施的指导原则也有发布，如药物 I 期临床试验管理指导原则、疫苗临床试验技术指导原则和抗肿瘤药物临床试验技术指导原则等，这些技术性文件能够尽可能保证药物试验的准确性和科学性，使试验结果经统计后具有较高的科学指导意义。

二、GCP 实施的目的和意义

GCP 是为保证药物临床试验过程严谨规范，试验结果真实可靠，为保护受试者的权益并保障其在试验中的安全而制定的在整个临床试验过程中必须严格执行的一项管理规范。

保证用药安全就要首先保证药物所涉及的临床试验的设计方案和试验数据等具有准确性和可靠性，就要对临床试验过程的各个环节进行质量控制，如试验方案是否科学合理、按照这样的试验方案实施的临床试验结束后得到的数据是否包含了不适合统计的缺陷、数据的可靠性有没有检查，甚至对临床试验数据的分析方法是否得当都要做出合理规定，以尽可能保证临床试验结果的可靠性。

我国开始药品注册和临床试验的时间都相对较短，各相关医疗卫生机构的人员素质参差不齐，对药物临床试验的理解程度不统一，使得一些临床试验在实施过程中出现各种问题。比如为早日开始试验，入组的试验对象没有经过合理的选择；为追求理想的结果，研究者对数据进行主观影响，不去质疑数据的可靠性，甚至编造假数据和假试验记录等文件。如果不通过法规性文件去规范这些环节，试验过程中的一些问题很难被注意到，就会对药物的使用埋下隐患。

大力推行 GCP 的实施，能够促使中国药物临床试验尽快完成从量变到质变的过程，因而具有重要的意义，当前我国正不断努力加强药品的监督管理，解决药品临床试验中所存在的问题，更多参与医药领域的国际合作和竞争，加速我国新药研究从仿制向创新转变，这些都使得尽快在更大的范围内实施 GCP 成为迫切的要求。

三、GCP 的适用范围

药物进行的各期临床试验、人体生物利用度或生物等效性试验都要按照 GCP 的规定进行。

第二节 GCP 分论

一、临床试验

药物的临床试验是指任何在包括健康志愿者和患者在内的人体进行的药物的系统性研究。新药在投放市场前，都必须经过多名受试人员进行试验，通过对试验数据分析，获取相关信息，确定试验药物的安全性和有效性。多起药害事件使我们清醒地认识到：药物临床试验是新药上市前必须经历的关键环节。这个关键环节担负了两个方面的任务：其一，药物临床试验就是通过在人类受试者（健康志愿者和患者）的体内进行新药的临床试验，从而对新药的安全性、有效性和不良反应做出评价，为药品监督管理部门进行的新药评审和企业的新药开发战略提供重要的依据。其二，药物临床试验的研究对象是人，所以必须符合《世界医学大会赫尔辛基宣言》，即公正、尊重人格、力求使受试者最大程度受益和尽可能避免伤害。

新药研究开发的程序，从发现目标化合物开始，经过系统的非临床研究初步证实药效及其安全性后，就要考虑申请临床研究，并

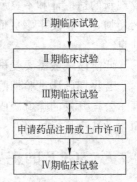

图 4-1 新药研究开发程序中的临床试验阶段

按照图 4-1 进行临床试验等研究。

新药注册前，首先要经过严格的临床前动物实验，即药物非临床研究，进行临床前的安全性评价，这部分内容在上一章已经讨论过。

在动物实验获得较好的结果后，新药研究开发程序进入了临床试验阶段。我国为了与国际接轨，将这个阶段分为 I 期至 IV 期临床试验，但有些国家将临床试验分为 3 期，即将上述的 II 期、III 期临床试验合并成 II 期临床试验。

1. I 期临床试验

在新药研发过程中，经过非临床研究并被批准进行临床试验后，将新药初次用于人体的试验，称为 I 期临床试验。该阶段是初步的临床药理学及人体安全性评价试验，目的在于观察人体对新药的耐受程度和代谢过程，为下一阶段试验制定给药方案提供依据。

新药第一次以小剂量开始，谨慎地用于受试者，在严格控制条件下，仔细监测药物的血液浓度、排泄性质和任何有益反应和不良反应。从而初步得出新药对人体的安全性和毒性、人体对新药的最大耐受程度和药代动力学数据。

一般，I 期临床试验的受试者多为严格筛选得到的健康志愿者，但个别情况除外，如肿瘤药物 I 期临床试验的受试者一般为肿瘤患者。

此阶段需要受试者 20～30 例。

2. II 期临床试验

I 期临床试验一般只能取得药代动力学数据，不能证实药物的治疗作用，临床研究的第二阶段，即 II 期临床试验，是以少数患者作为受试者，观测新药对少数患者的有效性和受益-风险比，并确定最小耐受剂量。

此阶段一般需要受试者不少于 100 例。

3. III 期临床试验

在前两期临床试验数据的基础上，将新药作用于更大范围的患者身上，进行多中心的临床试验，以确定不同患者人群的剂量方案，并观测较不常见或迟发的不良反应，进一步得出有效性和安全性数据。

此阶段试验组一般需要受试者不少于 300 例。

4. IV 期临床试验

III 期临床后，药品监督管理部门对申办者或研究者提供的前三期的总结报告进行资料评审，若合格药品监督管理部门就会颁发新药证书和生产批文，药品就开始生产上市了。

上市后的新药仍然需要在更广泛、复杂的使用条件下考察其疗效和不良反应，从而能够发现新的适应证和不良反应，并不断改进给药剂量。由于此阶段接受药物治疗的患者数量大大增加，一些发生率更低的不良反应有时会显现出来，也将作为有关单位需要收集的重要信息。

此阶段一般需要受试者不少于 2000 例。

若 IV 期临床试验期间发现了药物的严重不良反应，则要求撤销上市许可证。例如，美国拜尔公司开发的降低胆固醇的"拜斯亭"因严重的横纹肌溶解副作用，于 2001 年由拜尔公司主动从市场撤掉。

三、GCP 的主要内容

按照 GCP 的规定，药物临床试验过程如图 4-2 所示，可以概括为对三大部分的规范化管理，包括人和组织、物、事件。

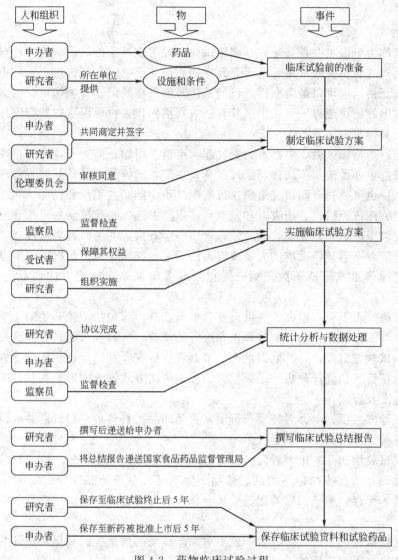

图 4-2 药物临床试验过程

（一）人和组织

在新药的临床试验过程中，人的行为对试验结果的质量具有直接的决定作用，这其中的道理是显而易见的。临床试验参与者的主观因素会决定临床试验数据是否真实、充分、具有说服力，同时也能决定受试者是否能得到应有的权利保障。对于药品这种特殊的商品在新药的试验过程中是决不能有任何失误的，因为临床试验是惟一在人体内研究药物的试验，无疑会给受试者带来风险，同时试验的结果直接关系到了上市后服用药品的患者的健康甚至生命。

鉴于以上的原因，建立了 GCP 认证制度，通过 GCP 来规范临床试验参与者的行为，使临床试验具有科学性、可靠性，并能遵循伦理道德的约束。在 GCP 中，对临床试验阶段人和组织的职责都给予了明确的界定，并通过国家食品药品监督管理总局的监督管理和申办者建立的质量保证体系，来保证临床试验的质量。

参与临床试验的人和组织可分为以下五种：申办者、研究者、监查员、受试者和伦理委员会。

1. 申办者

申办者全称为申报主办者,是发起临床试验,并对该试验的启动、管理、财务和监查负责的公司、机构或组织。通常是新药研究开发和新药证书(或生产许可证)的申报单位,要求其具有法人资格,也可以是为取得进口药品注册证书在我国进行临床试验的国外公司,但这种情况要求国外公司要有一个在中国具有法人资格的代表按中国法律履行责任。

申办者的具体职责如下。

(1)发起新药临床试验 申办者负责发起、申请、组织、监查和稽查一项临床试验,并提供试验经费。申办者按国家法律、法规等有关规定,向国家食品药品监督管理总局递交临床试验的申请,也可委托合同研究组织执行临床试验中的某些工作和任务。

(2)确定临床试验机构、研究者和监查员 申办者选择临床试验的机构和研究者,认可其资格及条件以保证试验的完成,同时任命合格的监查员,并为研究者所接受。

若出现研究者不遵从已批准的方案或有关法规进行临床试验的情况时,申办者应指出以求纠正,如情况严重或坚持不改,则应终止研究者参加临床试验并向药品监督管理部门报告。

(3)提供研究者手册 申办者提供研究者手册,其内容包括试验药物的化学、药学、毒理学、药理学和临床的(包括以前的和正在进行的试验)资料和数据,并做到及时更新。

(4)参与试验方案设计,并取得批准 申办者、研究者共同设计临床试验方案,述明在方案实施、数据管理、统计分析、结果报告、发表论文方式等方面的职责及分工。签署双方同意的试验方案及合同。

设计好试验方案后,申办者还要获得国家食品药品监督管理总局批准并取得伦理委员会批准件后方可按方案组织临床试验。

(5)提供试验用药品 申办者向研究者提供按照 GMP 标准生产、包装和标注,并易于识别、正确编码并贴有特殊标签的试验药物、标准品、对照药品或安慰剂,并保证质量合格。适当包装、保存。为确保试验用药质量合格,申办者应建立试验用药品的管理制度和记录系统。

(6)建立质量保证系统 申办者应建立对临床试验的质量控制和质量保证系统,可组织对临床试验的稽查以保证质量。

(7)处理不良反应事件并保障受试者权益 申办者应与研究者迅速研究所发生的严重不良事件,采取必要的措施以保证受试者的安全和权益,并及时向药品监督管理部门和卫生行政部门报告,同时向涉及同一药物的临床试验的其他研究者通报。

申办者应对参加临床试验的受试者提供保险,对于发生与试验相关的损害或死亡的受试者承担治疗的费用及相应的经济补偿。

(8)中止临床试验 申办者中止一项临床试验前,须通知研究者、伦理委员会和国家食品药品监督管理总局,并述明理由。

(9)递交总结报告 申办者负责向国家食品药品监督管理总局递交试验的总结报告。

(10)保存试验资料 申办者应保存临床试验资料至试验药品批准上市后 5 年。

在实际工作中,申办者是临床试验的组织者、投资人,也是主要受益人。一个通过全部临床试验而成功上市的药物会给申办者带来巨大的利益,一项出现意外结果的试验可能会使整个项目终止而使申办者蒙受重大损失。因此,处于主导和指导地位的申办者总是希望临床试验按照预期进行,这往往会对临床试验的设计和进行产生影响,需要从科学的角度避免这样的情况出现，以保证临床试验的可靠性。

2. 研究者

研究者实施临床试验并对临床试验的质量及受试者安全和权益负责，必须经过资格审查，具有临床试验的专业特长、资格和能力。研究者可分为以下四种。第一种，主要研究者或负责研究者，就是通常说的项目负责人或课题组长，负责整个临床试验工作。第二种，合作研究者，就是主要研究者的主要助手。第三种，助理研究者，就是临床试验的其他参加人员，如护士、技师、档案员等。第四种，协调研究者，就是在多中心临床试验中负责协调参加研究的各中心研究者工作的一名研究者。

（1）研究者应具备的条件　研究者是在受试者身上进行临床试验的人员，是临床试验方案的具体实施者。因此，研究者是决定临床试验的关键因素，在其选择上要充分考虑其具有的各方面条件，具体如下。

① 在医疗机构中具有相应专业技术职务和行医资格。

② 具有试验方案中所要求的专业知识和经验。

③ 对临床试验方法具有丰富经验或者能得到本单位有经验的研究者在学术上的指导。

④ 熟悉申办者所提供的与临床试验有关的资料与文献。

⑤ 有权支配参与该项试验的人员和使用该项试验所需的设备。

在符合以上条件的情况下，申办者才能考虑选择其作为临床试验的研究者。

（2）研究者的职责　为了保证研究者的工作质量，GCP中明确规定了研究者的职责，要求如下。

① 严格执行试验方案。研究者必须详细阅读和了解试验方案的内容，并严格按照方案执行。

② 具有临床试验需要的专业知识。研究者应了解并熟悉试验药物的性质、作用、疗效及安全性（包括该药物临床前研究的有关资料），同时也应掌握临床试验进行期间发现的所有与该药物有关的新信息。

③ 提供临床试验需要的设备和试验条件。研究者必须在有良好医疗设施、实验室设备、人员配备的医疗机构进行临床试验，该机构应具备处理紧急情况的一切设施，以确保受试者的安全。实验室检查结果应准确可靠。

研究者应获得所在医疗机构或主管单位的同意，保证有充分的时间在方案规定的期限内负责和完成临床试验。研究者须向参加临床试验的所有工作人员说明有关试验的资料、规定和职责，确保有足够数量并符合试验方案的受试者进入临床试验。

④ 取得知情同意书。研究者应向受试者说明经伦理委员会同意的有关试验的详细情况，并取得知情同意书。

⑤ 保障受试者的权益和安全。研究者负责作出与临床试验相关的医疗决定，保证受试者在试验期间出现不良事件时得到适当的治疗。

研究者有义务采取必要的措施以保障受试者的安全，并记录在案。在临床试验过程中如发生严重不良事件，研究者应立即对受试者采取适当的治疗措施，同时报告药品监督管理部门、卫生行政部门、申办者和伦理委员会，并在报告上签名及注明日期。

研究者应与申办者商定有关临床试验的费用，并在合同中写明。研究者在临床试验过程中，不得向受试者收取试验用药所需的费用。

⑥ 保证临床试验质量。研究者应保证将数据真实、准确、完整、及时、合法地载入病历和病例报告表。

研究者应接受申办者派遣的监查员或稽查员的监查和稽查及药品监督管理部门的稽查和视察，确保临床试验的质量。

⑦ 撰写总结报告。临床试验完成后，研究者必须写出总结报告，签名并注明日期后送申办者。

⑧ 中止临床试验。研究者中止一项临床试验必须通知受试者、申办者、伦理委员会和药品监督管理部门，并阐明理由。

⑨ 保存试验资料。研究者应保存试验资料至临床试验终止后 5 年。

在实际工作中，研究者及团队内各个成员本应保持一定的独立性，应完全从科学的角度和节奏来开展临床试验、分析试验数据。但由于研究者团队中的参与人员很难完全同样、准确地理解试验的情况，研究者与所在医院、申办者存在一定的利益关系，临床试验的开展也会受到很多方面的影响，包括一些研究人员对患者的暗示，都会使试验数据出现一定程度的偏差。由于研究者的工作是临床试验实施的具体环节，此部分对临床试验的质量产生的影响最直接。

3. 监查员

监查员是由申办者任命并对申办者负责的具备相关知识的人员，其任务是监查和报告试验的进行情况和核实数据。

从定义中可以得出两个结论。其一，申办者选择监查员的条件是有适当的医学、药学或相关专业学历，并经过必要的训练，熟悉药品管理有关法规，熟悉有关试验药物的临床前和临床方面的信息以及临床试验方案及其相关的文件。其二，作为申办者与研究者之间的主要联系人，其人数及访视的次数取决于临床试验的复杂程度和参与试验的医疗机构的数目。

GCP 中规定申办者必须设置监查员对试验过程进行监查，其目的是为了保证临床试验中受试者的权益受到保障，试验记录与报告的数据准确、完整无误，保证试验遵循已批准的方案和有关法规。要做到这些，监查员必须承担大量的监查工作，具体如下。

（1）试验前的工作　在试验前确认试验承担单位已具有适当的条件，包括人员配备与培训情况，实验室设备齐全、运转良好，具备各种与试验有关的检查条件，估计有足够数量的受试者，参与研究人员熟悉试验方案中的要求。

（2）试验中的工作

① 在试验过程中监查研究者对试验方案的执行情况，确认在试验前取得所有受试者的知情同意书，了解受试者的入选率及试验的进展状况，确认入选的受试者合格。

② 确认所有数据的记录与报告正确完整，所有病例报告表填写正确，并与原始资料一致。所有错误或遗漏均已改正或注明，经研究者签名并注明日期。每一受试者的剂量改变、治疗变更、合并用药、间发疾病、失访、检查遗漏等均应确认并记录。核实入选受试者的退出与失访已在病例报告表中予以说明。

③ 确认所有不良事件均记录在案，严重不良事件在规定时间内作出报告并记录在案。

④ 核实试验用药品按照有关法规进行供应、储藏、分发、收回，并做相应的记录。

⑤ 协助研究者进行必要的通知及申请事宜，向申办者报告试验数据和结果。

⑥ 应清楚、如实记录研究者未能做到的随访、未进行的试验、未做的检查，以及是否对错误、遗漏作出纠正。

⑦ 每次访视后作一书面报告递送申办者，报告应述明监查日期、时间、监查员姓名、监查的发现等。

在实际工作中，临床监查员的工作非常重要，作为申办者和研究者之间的纽带，监查员在保证临床试验的顺利进行，推动各项工作的推进起着重要作用。然而，目前我国很多临床监查员不仅从事自己的固有工作，有时候还或多或少地承担申办者和研究者的部分工作。这种情况虽有利于保证临床试验的进行，却是不符合 GCP 要求的，也会对临床试验带来潜在的影响。

4. 受试者

受试者是临床试验中接受试验的人员，可以是健康志愿者，也可以是患者。

保证受试者的权益、安全和健康始终高于对科学和社会利益的考虑是 GCP 的宗旨之一，也是 GCP 的主要内容。

为保障受试者权益主要采取以下措施。

① 成立伦理委员会。为确保临床试验中受试者的权益，须成立独立的伦理委员会，并向国家食品药品监督管理总局备案。伦理委员会应由医药相关专业人员、非医药专业人员、法律专家及来自其他单位的人员，至少五人组成，并有不同性别的委员。伦理委员会的组成和工作不应受任何参与试验者的影响。

伦理委员会应从保障受试者权益的角度严格按下列各项审议试验方案。

a. 审议研究者。研究者的资格、经验、是否有充分的时间参加临床试验，人员配备及设备条件等是否符合试验要求。

b. 审议试验方案。试验方案是否充分考虑了伦理原则，包括研究目的、受试者及其他人员可能遭受的风险和受益及试验设计的科学性，并且，对试验方案提出修正意见。

c. 审议受试者。受试者入选的方法是否适当，向受试者（或其家属、监护人、法定代理人）提供有关本试验的信息资料是否完整易懂，获取知情同意书的方法是否适当。若受试者因参加临床试验而受到损害甚至发生死亡时，能否给予必要的治疗和（或）保险措施。

定期审查试验进行中受试者的风险程度。

② 规范研究者。研究者或其指定的代表必须向受试者说明有关临床试验的详细情况，并做到以下几点。

a. 确定受试者自愿参加试验。受试者参加试验应是自愿的，而且有权在试验的任何阶段随时退出试验而不会遭到歧视或报复，其医疗待遇与权益不会受到影响。

必须给受试者充分的时间以便考虑是否愿意参加试验，对无能力表达同意的受试者，应向其法定代理人提供介绍与说明。

b. 对受试者的个人资料保密。参加试验及在试验中的个人资料均属保密，必要时，药品监督管理部门、伦理委员会或申办者，按规定可以查阅参加试验的受试者资料。

c. 应使受试者了解试验风险。向受试者说明试验目的、试验的过程与期限、检查操作、受试者预期可能的受益和风险，并告知受试者可能被分配到试验的不同组别。

在知情同意过程中，应采用受试者或法定代理人能理解的语言和文字，试验期间，受试者可随时了解与其有关的信息资料。

d. 提供必要的治疗措施和赔偿。如发生与试验相关的损害时，受试者可以获得治疗和相应的补偿。

③ 签署"知情同意书"。受试者本人或其法定代理人在充分和详细地了解试验情况后，自愿进行临床试验的，可签署"知情同意书"（一式两份，保证受试者持有一份）。若中途修改"知情同意书"应得到伦理委员会批准后，再次取得受试者同意。"知情同意书"的签署情况分为以下三种。

a. 受试者本人签署。由受试者在"知情同意书"上签字并注明日期，执行知情同意过程的研究者也需在"知情同意书"上签署姓名和日期。

b. 法定监护人签署。

ⅰ. 对无行为能力的受试者，如果伦理委员会原则上同意、研究者认为受试者参加试验符合其本身利益时，则这些患者也可以进入试验，同时应经其法定监护人同意并签名及注明日期。

ⅱ. 儿童作为受试者，必须征得其法定监护人的知情同意并签署"知情同意书"，当儿童能做出同意参加研究的决定时，还必须征得其本人同意。

c. 在紧急情况下签署。在紧急情况下，无法取得本人及其法定代表人的"知情同意书"，如缺乏已被证实有效的治疗方法，而试验药物有望挽救生命，恢复健康，或减轻病痛，可考虑作为受试者，但需要在试验方案和有关文件中清楚说明接受这些受试者的方法，并事先取得伦理委员会同意。

在实际工作中，受试者是非常重要的，他们是药物疗效和不良反应的承受者，他们的症状和感受最终作为试验结果被记录和统计分析，因此，对整个临床试验的质量具有重要的影响。受试者的条件是否完全符合入组的标准、受试者与研究者可能具有的医患关系是否会对其心理产生影响、受试者的经验是否会导致破盲等，都是在保证临床试验质量过程中需要考虑的问题。

5. 伦理委员会

伦理委员会是由医学专业人员、法律专家及非医务人员组成的独立组织，其职责为核查临床试验方案及附件是否合乎道德，并为之提供公众保证，确保受试者的安全、健康和权益受到保护。该委员会的组成和一切活动不应受临床试验组织和实施者的干扰或影响。

（1）伦理委员会的工作

① 试验前的工作。试验方案需经伦理委员会审议同意并签署批准意见后方可实施。审查意见应在讨论后以投票方式作出决定，参与该临床试验的委员应当回避。因工作需要可邀请非委员的专家出席会议，但不投票。

② 试验中的工作。在试验进行期间，试验方案的任何修改均应经伦理委员会批准，试验中发生严重不良事件，应及时向伦理委员会报告。

伦理委员会应建立工作程序，所有会议及其决议均应有书面记录。

③ 试验后的工作。伦理委员会应保存记录至临床试验结束后 5 年。

（2）伦理委员会的书面意见　伦理委员会接到申请后应及时召开会议，审阅讨论，签发书面意见，并附出席会议的委员名单、专业情况及本人签名。伦理委员会的意见可以是以下几种。

① 同意；

② 作必要的修正后同意；

③ 不同意；

④ 终止或暂停已批准的试验。

（3）伦理委员会的书面批文内容　伦理委员会的书面批文的内容要能反映出必要的信息，至少含有以下几项内容（图 4-3）。

① 伦理委员会的名称、地址、电话；

② 召开会议的时间；

③ 审查的主要文件（包括版本和制定或修订日期）；

④ 审查意见；

⑤ 签名。

×××医院伦理委员会

地址：吉林省长春市××大街×号　　邮编：　　电话：

××医院×科××教授：

本伦理委员会全体成员于 2006 年 7 月 26 日召开会议，讨论了下列你们计划开展的××临床试验资料：

① 试验方案（编号 A2006－5）（第 4 版，2006 年 7 月 1 日修订）；

②《知情同意书》样本及受试者知情同意程序说明（第 2 版，2006 年 6 月 27 日修订）；

③ 受试者入选途径说明（第 2 版，2006 年 7 月 2 日修订）；

④ 研究者手册（第 1 版，2006 年 5 月 2 日制定）；

⑤ 研究者简历（第 2 版，2006 年 7 月 2 日修订）；

⑥ 受试者赔偿情况和保险情况说明（第 1 版，2006 年 5 月 4 日制定）。

本伦理委员会经投票表决同意你自该日起开展该项临床研究并作出如下要求：上述审查资料未经本伦理委员会同意，不得擅自修改；若试验进行过程中出现严重不良反应，应在 24 小时内通知本委员会；若研究时间超过一年，请按时上交年度报告。

主席：××（签字）

其他成员：××、××（签字）

日期：2006 年 7 月 26 日

图 4-3　伦理委员会书面批文范例

（二）物

1. 药品

（1）药品供应　临床试验用药品由申办者提供，且必须在符合 GMP 的生产车间生产。为避免生产过程中交叉污染，保证试验用药的质量和稳定性，生产好的药品需要作适当的包装与标签，并标明为临床试验专用。

另外，在双盲临床试验中，试验用药品与对照药品或安慰剂在外形、气味、包装、标签和其他特征上均应一致。

以上供应临床试验用药品须经相关人员检查，并记录在案。

（2）药品使用

① 试验用药品必须有使用记录，包括数量、装运、递送、接受、分配、应用后剩余药物的回收与销毁等方面的信息。

② 试验用药的使用由研究者负责，研究者必须保证所有试验用药品仅用于该临床试验的受试者，不得把试验用药品转交任何非临床试验参加者，也不得在市场上经销。

③ 试验用药品的剂量与用法应遵照试验方案，在使用过程中需设置相关人员检查，并由专人负责记录。

（3）药品贮藏　试验用药品须有专人管理，并要设置相关人员检查和记录。

（4）剩余药品处理　剩余的试验用药品需要相应人员检验，然后退回申办者，并由专人记录过程。

2. 设施和条件

临床试验用的设施和条件由进行临床试验的机构提供，以满足安全有效地进行临床试验的需要。

（三）事件

1. 临床试验前的准备

（1）理论准备　进行药物临床试验必须有充分的科学依据。在进行人体试验前，必须周密考虑该试验的目的及要解决的问题，应权衡对受试者和公众健康预期的受益及风险，预期的受益应超过可能出现的损害。选择临床试验方法必须符合科学和伦理要求。

（2）申办者准备　申办者提供临床试验用药品，并提供试验药物的临床前研究资料，包括处方组成、制造工艺和质量检验结果。所提供的临床前资料必须符合进行相应各期临床试验的要求，同时还应提供试验药物已完成的和其他地区正在进行的与临床试验有关的有效性和安全性资料。

（3）临床研究机构准备　临床研究机构提供设施和人员条件，能满足试验项目要求的医疗设备和足够的受试者来源。所有研究者都应具备承担该项临床试验的专业特长、资格和能力，并经过培训，对临床试验有热情并能投入足够的时间和精力。

（4）达成书面协议　临床试验开始前，研究者和申办者应就试验方案、试验的监查、稽查和标准操作规程以及试验中的职责分工等达成书面协议。

2. 临床试验的设计及临床试验方案的制定

药物临床试验要根据合理、科学的原则进行设计，并应遵循"代表性、重复性、随机性、合理性"原则，设置合理的对照试验，选择合适的安慰剂和阳性对照药。为避免受试者与研究者在评价治疗效果时受主观因素的影响，还需要选择合适的盲法进行试验，以期获得可靠的试验数据。盲法一般有单盲法、双盲法和三盲法，根据需要，还可以选择双盲双模拟的方法。

临床试验方案是描述一项临床试验的背景、理论基础、目的、试验设计、方法和组织、执行和完成的条件等内容的文件，由研究者与申办者共同商定并签字，报伦理委员会审批后实施。

临床试验方案需要包括以下内容。

① 试验题目。

② 试验目的，试验背景，临床前研究中有临床意义的发现和与该试验有关的临床试验结果、已知对人体的可能危险与受益，以及试验药物存在人种差异的可能。

③ 申办者的名称和地址，进行试验的场所，研究者的姓名、资格和地址。

④ 试验设计的类型，随机分组方法及设盲的水平。

⑤ 受试者的入选标准，排除标准和剔除标准，选择受试者的步骤，受试者分配的方法。

⑥ 根据统计学原理计算要达到试验预期目的所需的病例数。

⑦ 试验用药品的剂型、剂量、给药途径、给药方法、给药次数、疗程和有关合并用药的规定，以及对包装和标签的说明。

⑧ 拟进行临床和实验室检查的项目、测定的次数和药代动力学分析等。

⑨ 试验用药品的登记与使用记录、递送、分发方式及储藏条件。

⑩ 临床观察、随访和保证受试者依从性的措施。

⑪ 中止临床试验的标准，结束临床试验的规定。

⑫ 疗效评定标准，包括评定参数的方法、观察时间、记录与分析。

⑬ 受试者的编码、随机数字表及病例报告表的保存手续。

⑭ 不良事件的记录要求和严重不良事件的报告方法、处理措施、随访的方式、时间和

转归。

⑮ 试验用药品编码的建立和保存，揭盲方法和紧急情况下破盲的规定。

⑯ 统计分析计划，统计分析数据集的定义和选择。

⑰ 数据管理和数据可溯源性的规定。

⑱ 临床试验的质量控制与质量保证。

⑲ 试验相关的伦理学。

⑳ 临床试验预期的进度和完成日期。

㉑ 试验结束后的随访和医疗措施。

㉒ 各方承担的职责及其他有关规定。

㉓ 参考文献。

临床试验中，若确有需要，可以按规定程序对试验方案作修正。

3. 实施临床试验方案

临床试验方案在实施过程中，为确保试验过程科学合理，试验结果真实可靠，并使受试者得到充分的保护，就必须做到以下几点。

① 接受伦理委员会的审查。

② 严格遵守标准操作规程。

③ 严格遵循临床试验方案。

④ 做好记录和报告。病历作为临床试验的原始文件，应完整保存。病例报告表中的数据来自原始文件并与原始文件一致，试验中的任何观察、检查结果均应及时、准确、完整、规范、真实地记录于病历和正确地填写至病例报告表中，不得随意更改，确因填写错误，作任何更正时应保持原记录清晰可辨，由更正者签署姓名和时间（图 4-4）。

```
收缩压：148mmHg
舒张压：82mmHg
            88        王经霞 2012.12.14（笔误）
```

图 4-4　试验记录及病例报告表更正示例

临床试验中各种实验室数据均应记录或将原始报告复印件粘贴在病例报告表上，在正常范围内的数据也应具体记录。对显著偏离或在临床可接受范围以外的数据须加以核实。检测项目必须注明所采用的计量单位。

为保护受试者隐私，病例报告表上不应出现受试者的姓名。研究者应按受试者的代码确认其身份并记录。

⑤ 做好质量保证工作。

4. 统计分析与数据处理

统计分析和数据处理是药物临床试验中的关键一环，其目的在于把试验数据迅速、完整、无误地纳入报告。由于临床试验资料的统计分析过程及其结果的表达必须采用规范的统计学方法，所以临床试验各阶段均需有生物统计学专业人员参与。

（1）数据处理　所有涉及数据管理的各种步骤均需记录在案，以便对数据质量及试验实施进行检查。用适当的程序保证数据库的保密性，应具有计算机数据库的维护和支持程序。

（2）统计分析　临床试验方案中需有统计分析计划，并在正式统计分析前加以确认和细化。若需作中期分析，应说明理由及操作规程。对治疗作用的评价应将可信区间与假设检验的结果一并考虑。所选用统计分析数据集需加以说明。对于遗漏、未用或多余的资料须加以说明，临床试验的统计报告必须与临床试验总结报告相符。

（3）统计学分析与双盲原则　临床试验中受试者分配必须按试验设计确定的随机分配方案进行，每名受试者的处理分组编码应作为盲底由申办者和研究者分别保存。设盲试验应在方案中规定揭盲的条件和执行揭盲的程序，并配有相应处理编码的应急信件。在紧急情况下，允许对个别受试者紧急破盲而了解其所接受的治疗，但必须在病例报告表上述明理由。

5. 撰写"临床试验总结报告"

临床试验总结报告是指药物临床试验完成以后，用文字对试验过程和结果进行系统地表述和总结。临床试验报告是评价拟上市药物安全性和有效性的重要依据，是药品注册所需的重要文件。

从图 4-2 中可以看到："临床试验总结报告"由研究者撰写，并递送给申办者，然后由申办者递送给国家药品监督管理部门。

"临床试验总结报告"内容应与试验方案要求一致，包括以下内容。

① 随机进入各组的实际病例数，脱落和剔除的病例及其理由。

② 不同组间的基线特征比较，以确定可比性。

③ 对所有疗效评价指标进行统计分析和临床意义分析。统计结果的解释应着重考虑其临床意义。

④ 安全性评价应有临床不良事件和实验室指标合理的统计分析，对严重不良事件应详细描述和评价。

⑤ 多中心试验评价疗效，应考虑中心间存在的差异及其影响。

⑥ 对试验药物的疗效和安全性以及风险和收益之间的关系作出简要概述和讨论。

6. 保存临床试验资料和试验药品

临床试验中的资料均须按规定保存及管理，研究者保存临床试验资料至临床试验终止后5年，申办者保存临床试验资料至试验药物被批准上市后5年。

（四）质量保证工作

我们常常直观地将药物顺利通过临床试验而成功进行注册作为临床试验质量得到保证的标准，其实不然。保证药物临床试验工作的质量，既可以证实某些试验药物的安全性和有效性使其顺利注册，也可以发现一些在临床前试验中未被发现的不良反应而及时地避免潜在危害药物的出现。我国在药品研发、生产、销售和使用过程中所实施的各项规范，其终极目的都是保证患者使用的药品安全、有效。

实施 GCP 的目的有两个：其一，保护受试者的权益；其二，保证临床试验的质量，使试验结果科学、准确、完整。

根据 GCP 的规定，大致可以采用以下措施完成对质量的控制。

1. 规范申办者和研究者的行为

申办者及研究者均应履行各自职责，并严格遵循临床试验方案，采用标准操作规程，以保证临床试验的质量控制和质量保证系统的实施。

2. 制定标准操作规程

临床试验的标准操作规程应该至少包括以下几方面。

① 临床试验各种参与者的职责、工作程序和相关培训制度。

② 研究者的选择方法。

③ 试验方案的设计。

④ 研究者手册的撰写。

⑤ 伦理委员会的工作程序。

⑥ 受试者入选程序。

⑦ "知情同意书"和知情同意过程。

⑧ 仪器设备的管理。

⑨ 药品的贮存、领取、分发和回收。

⑩ 试验数据处理和复查。

⑪ 总结报告的撰写。

⑫ 资料保存和档案的管理。

⑬ 质量保证部门的工作规程。

⑭ 标准操作规程的制定、修改和实施等。

3. 监查

申办者选派监查员对临床试验中所有观察结果和发现都应加以核实，在数据处理的每一阶段必须进行质量控制，以保证数据完整、准确、真实、可靠。

4. 稽查

药品监督管理部门、申办者可委托稽查人员对临床试验相关活动和文件进行系统性检查，以评价试验是否按照试验方案、标准操作规程以及相关法规要求进行，试验数据是否及时、真实、准确、完整地记录。稽查应由不直接涉及该临床试验的人员执行。

5. 药品监督管理部门的监督检查

药品监督管理部门应对研究者与申办者在实施试验过程中的任务与执行状况进行视察。参加临床试验的医疗机构和实验室的有关资料及文件（包括病历）均应接受药品监督管理部门的视察。

（五）多中心试验

多中心试验是由多位研究者按同一试验方案在不同地点和单位同时进行的临床试验，因此是一种更加有效地评价新药的方法。各中心同期开始与结束试验。多中心试验由一位主要研究者总负责，并作为临床试验各中心间的协调研究者。

多中心试验的计划和组织实施要考虑以下各点。

① 试验方案由各中心的主要研究者与申办者共同讨论认定，伦理委员会批准后执行。

② 在临床试验开始时及进行的中期应组织研究者会议。

③ 各中心同期进行临床试验。

④ 各中心临床试验样本大小及中心间的分配应符合统计分析的要求。

⑤ 保证在不同中心以相同程序管理试验用药品，包括分发和储藏。

⑥ 根据同一试验方案培训参加该试验的研究者。

⑦ 建立标准化的评价方法，试验中所采用的实验室和临床评价方法均应有统一的质量控制，实验室检查也可由中心实验室进行。

⑧ 数据资料应集中管理与分析，应建立数据传递、管理、核查与查询程序。

⑨ 保证各试验中心研究者遵从试验方案，包括在违背方案时终止其参加试验。

多中心试验应当根据参加试验的中心数目和试验的要求，以及对试验用药品的了解程度建立管理系统，协调研究者负责整个试验的实施。

第三节 临床试验机构的资格认定

药物临床试验机构资格认定是指资格认定管理部门依照法定要求对申请承担药物临床试验的医疗机构所具备的药物临床试验条件及药物临床试验机构的组织管理、研究人员、设备设施、管理制度、标准操作规程等进行系统评价，作出其是否具有承担药物临床试验资格决定的过程。只有通过认定并获得药物临床试验资格的医疗机构才具有承担药物临床试验的资格。

申请资格认定的医疗机构应具备以下条件。

① 已取得医疗机构执业许可。

② 申请资格认定的专业应与医疗机构执业许可诊疗科目一致。

③ 具有与药物临床试验相适应的设备设施。

④ 具有与承担药物临床试验相适应的诊疗技术能力。

⑤ 具有与承担药物临床试验相适应的床位数和受试者人数。

⑥ 具有承担药物临床试验的组织管理机构和人员。

⑦ 具有能够承担药物临床试验的研究人员，并经过药物临床试验技术与法规的培训。

⑧ 具有药物临床试验管理制度和标准操作规程。

⑨ 具有防范和处理药物临床试验中突发事件的管理机制和措施。

临床试验机构资格认定需由医疗机构申请，经初审、受理、现场检查、审核等认定工作对相应材料和设施进行检查，并作出评价。对于通过资格认定的医疗机构，国家食品药品监督管理总局会颁发证书，并在其网站上予以公告。

第四节 实践——临床试验机构的资格认定实例

一、准备申请临床试验机构的资格认定资料

假如你是某医科大学附属第一医院呼吸科临床试验研究中心的一名工作人员，现你单位拟申请Ⅰ期临床试验研究室临床试验机构的资格认定，部门主管把这项工作交给你来负责，你应该准备哪些材料呢？

通过之前的学习，我们知道需要向所在省级卫生厅（局）报送申请表和其他要求的书面文件及电子资料。"药物临床试验机构资格认定申请表"见表 4-1，表中列出了申请机构报送资料目录。

表 4-1 药物临床试验机构资格认定申请表

机构名称	中文				
	英文				
隶属机构					
机构地址	中文			邮 编	
	英文				
所有制形式		医疗机构类型		床位数	
经营性质		法定代表人			
机构负责人		职务、职称		所学专业	

续表

临床试验组织 管理机构负责人		职务、职称		所学专业	
联系人		工作部门		职　称	
联系电话		传　真		电子邮件	
职工总数		高级职称		中级职称	其他
专业总数		已认定专业数		Ⅰ期实验室	□有□无
住院人数(人次/年)	年		年	年	
门诊、急诊量(人次/日)	年		年	年	
接受国外 GCP 培训人数			接受国内 GCP 培训人数		

申请认定专业名称	

□首次申请	□增加专业申请	□满三年复检申请	本次是第[ ]次认定(复检)

申请机构报送资料目录	□医疗机构执业许可证复印件 □医疗机构概况 □防范和处理医疗中受试者损害及突发事件的预案 □药物临床试验机构组织管理机构与负责人情况 □药物临床试验管理制度和标准操作规程情况 □申请资格认定的专业科室及人员情况 □申请资格认定的专业科室年均门诊诊疗及入、出院人次 □参加药物临床试验技术要求和相关法规的培训情况 □机构主要仪器设备情况 □实施药物临床试验工作情况(近 3 年完成药物临床试验情况) □其他有关资料

二、准备现场检查的资料及自查评分

假如申请的初审已经通过并被受理，现在需要准备接受现场检查的相关工作，请你根据《药物临床试验机构资格认定标准》，对需要检查的内容进一步完善，并进行初步的自查评价（表 4-2、表 4-3）。

表 4-2　药物临床试验机构资格认定标准

序号	项目	检查结果		备注
		分值	评价	
药物临床试验组织管理机构(100 分)				
A01	**组织管理机构负责人**			
A0101	医学专业本科以上学历			
A0102	医学专业高级职称			
A0103	经过临床试验技术和 GCP 培训			

序号	项目	检查结果		备注
		分值	评价	
A0104	组织过药物临床试验（新申请机构可免）			
A0105	参加过药物临床试验（新申请机构可免）			
A0106	在核心期刊上发表过药物研究的论文			
A02	**药物临床试验机构办公室**			
A0201	设立药物临床试验机构办公室主任			
A0202	参加过药物临床试验			
A0203	经过临床试验技术和 GCP 培训			
A0204	设立药物临床试验机构办公室秘书			
A0205	具有医药学专业基本知识			
A0206	经过临床试验技术和 GCP 培训			
A0207	熟练使用计算机			
A03	**药物临床试验机构办公室设施**			
A0301	专用办公室			
A0302	资料档案室			
A0303	文件柜（带锁）			
A0304	传真机			
A0305	直拨电话			
A0306	联网计算机			
A0307	复印设备			
	药物临床试验管理制度（50 分）			
A04	**药物临床试验管理制度**			
A0401	临床试验运行管理制度			
A0402	药物管理制度			
A0403	设备管理制度			
A0404	人员培训制度			
A0405	文件管理制度			
A0406	合同管理制度			
A0407	财务管理制度			
A0408	其他相关管理制度			
	药物临床试验设计技术要求规范（50 分）			
A05	**试验设计技术要求规范**			
A0501	药物临床试验方案设计规范			
A0502	病例报告表设计规范			
A0503	知情同意书设计规范			
A0504	药物临床试验总结报告规范			
A0505	其他相关试验设计技术要求规范			

序号	项目	检查结果		备注
		分值	评价	
药物临床标准操作规程(SOP)(50分)				
A06	**标准操作规程(SOP)**			
A0601	制定 SOP 的 SOP 及其可操作性			
A0602	药物临床试验方案设计 SOP 及其可操作性			
A0603	受试者知情同意 SOP 及其可操作性			
A0604	原始资料记录 SOP 及其可操作性			
A0605	试验数据记录 SOP 及其可操作性			
A0606	病历报告表记录 SOP 及其可操作性			
A0607	不良事件及严重不良事件处理的 SOP 及其可操作性			
A0608	严重不良事件报告 SOP 及其可操作性			
A0609	实验室检测及质量控制 SOP 及其可操作性			
A0610	对各药物临床试验专业的质量控制 SOP 及可操作性			
A0611	其他相关 SOP 及其可操作性			
药物临床试验工作情况(新申请机构可免)				
A07	**已完成药物临床试验情况(近三年)**	负责	参加	
A0701	负责或参加Ⅰ期药物临床试验项目数			
A0702	负责或参加Ⅱ期药物临床试验项目数			
A0703	负责或参加Ⅲ期药物临床试验项目数			
A0704	负责或参加Ⅳ期药物临床试验项目数			
A08	**正在进行的药物临床试验情况(近三年)**	负责	参加	
A0801	负责或参加Ⅰ期药物临床试验项目数			
A0802	负责或参加Ⅱ期药物临床试验项目数			
A0803	负责或参加Ⅲ期药物临床试验项目数			
A0804	负责或参加Ⅳ期药物临床试验项目数			

表 4-3　Ⅰ期临床试验研究室资格认定标准

序号	项目	检查结果		备注
		分值	评价	
Ⅰ期临床试验研究室人员资格(90分)				
B01	**研究室负责人**			
B0101	医学(药学)专业本科以上学历			
B0102	医学(药学)专业高级职称			
B0103	经过临床试验技术培训和 GCP 培训			
B0104	组织过药物临床试验(新申请Ⅰ期研究室可免)			
B0105	参加过药物临床试验			
B02	**研究室研究人员**			
B0201	研究人员及护师 1～3 名			

序号	项目	检查结果		备注
		分值	评价	
B0202	经过临床试验技术和 GCP 培训			
B0203	参加过药代动力学研究			
B03	**现场测试(20 分)**			
B0301	GCP 知识测试(随机抽查)			
B0302	SOP 相关内容测试(随机抽查)			
B0303	实验室标准品测试合格			
	Ⅰ期临床试验研究室条件与设施(80 分)			
B04	**病房条件及办公设施**			
B0401	Ⅰ期临床试验床位数在 8 张以上			
B0402	具有Ⅰ期临床试验受试者活动和休息场所			
B0403	病房具有常规设备			
B0404	具有急救药物			
B0405	具有必要的抢救设备(心电图机、呼吸机等)			
B0406	设有办公室			
B0407	设有专用受试者接待室			
B05	**常用设备设施**			
B0501	精密电子天平			
B0502	高速低温离心机			
B0503	高效液相色谱仪及配套检测仪器			
B0504	分析仪专用计算机及数据分析处理软件			
B0505	制备样品的专用工作台及通风设备			
B0506	规格齐全的微量加样器			
B0507	低温冰箱			
B0508	试验用药品及试验用品专用储藏设施			
	Ⅰ期临床试验研究室管理制度与标准操作规程(SOP)(80 分)			
B06	**Ⅰ期临床试验研究室管理制度**			
B0601	Ⅰ期临床试验研究室各项管理制度			
B0602	Ⅰ期临床试验研究室质量保证体系			
B0603	Ⅰ期临床试验结果分析质量控制体系			
B0604	Ⅰ期临床试验研究室工作操作流程			
B07	**Ⅰ期临床试验研究室标准操作规程(SOP)**			
B0701	Ⅰ期临床试验研究室 SOP 及其可操作性(各项检查及仪器操作)			
B0702	Ⅰ期临床试验研究室培训 SOP 及其可操作性			
B0703	Ⅰ期临床试验研究室研究记录保密的 SOP 及其可操作性			
B0704	Ⅰ期临床试验研究室数据、结果、图谱等保存的 SOP 及其可操作性(包括试验记录测试图谱打印件、药代参数分析结果打印件)			
B0705	Ⅰ期临床试验研究室其他相关 SOP 及其可操作性			

序号	项目	检查结果		备注
		分值	评价	
Ⅰ期临床试验研究室工作情况(新申请Ⅰ期研究室可免)(250分)				
B08	**已完成药物临床试验情况(近三年)**	负责	参加	
B0801	负责或参加药物临床试验项目数			
B09	**正在进行的药物临床试验情况(近三年)**	负责	参加	
B0901	负责或参加药物临床试验项目数			
B010	**药物临床试验方案**			
B1001	药物临床试验方案由研究者和申办者签字			
B1002	药物临床试验方案内容符合GCP(题目、目的、统计要求、质控等)			
B1003	药物临床试验方案获得伦理委员会批准(修改后IEC批准)			
B11	**知情同意书**			
B1101	知情同意书使用受试者或法定代理人能理解的文字			
B1102	有受试者或法定代理人、研究者签署姓名和日期			
B1103	无行为能力和儿童受试者以及在紧急情况下获得知情同意书符合GCP规定			
B1104	知情同意书的修改获得伦理委员会批准			
B1105	修改后的知情同意书再次获得受试者同意			
B12	**质量保证实施**			
B1201	建立Ⅰ期临床试验研究室质量保证体系			
B1202	建立Ⅰ期临床试验结果分析质控体系			
B1203	临床试验过程遵循药物临床试验方案			
B1204	临床试验过程执行各种标准操作规程			
B1205	接受监查员的监查并记录在案			
B1206	接受稽查员的稽查并记录在案			
B13	**试验记录**			
B1301	试验记录及时、准确、规范、完整、真实			
B1302	原始资料保存完整			
B1303	病例报告表保存完整			
B1304	病例报告表中的数据与原始资料一致			
B1305	病例报告表附有实验室原始数据报告记录复印件			
B1306	药物临床试验资料保存至临床试验终止后五年			
B1307	总结报告与药物临床试验方案要求一致			
B1308	总结报告内容符合GCP规定			
B1309	监查记录保存完整			
B1310	稽查记录保存完整			
B14	**数据统计与统计分析**			
B1401	数据管理的各种步骤记录在案			
B1402	具有适当的程序保证数据库的保密性			

序号	项目	检查结果		备注
		分值	评价	
B1403	受试者分配与试验设计确定的方案一致			
B1404	紧急情况破盲述明理由			
B15	**试验用药品的管理**			
B1501	试验用药品的各种记录完整			
B1502	试验用药品的剂量和用法与试验方案一致			
B1503	剩余的试验用药品退回申办者			
B1504	专人管理试验用药品			
B1505	试验用药品仅用于该临床试验的受试者			
B1506	试验用药品不得向受试者收取费用			
B1507	试验用药品不得转交和转卖			
B16	**不良事件**			
B1601	对受试者安全采取必要的保护措施			
B1602	保证不良事件发生者及时得到适当的治疗			
B1603	所有不良事件记录在案			
B1604	严重不良事件按规定报告			

要点解读

➢ GCP 是为保证药物临床试验过程的规范严谨、试验结果的真实可靠、保护受试者的权益、保障其在试验中的安全而制定的在整个临床试验过程中必须严格执行的一项管理规范。

➢ 我国于 2003 年 9 月 1 日起实施的《药物临床试验质量管理规范》分为总则、临床试验前的准备与必要条件、受试者的权益保障、试验方案、研究者的职责、申办者的职责、监查员的职责、记录与报告、数据管理与统计分析、试验用药品的管理、质量保证、多中心试验和附则，共 13 章 70 条。

➢ 本规范中主要用语的含义

① 临床试验（clinical trial）。指任何在人体（患者或健康志愿者）进行药物的系统性研究，以证实或揭示试验药物的作用、不良反应，及（或）试验药物的吸收、分布、代谢和排泄，目的是确定试验药物的疗效与安全性。

② 试验方案（protocol）。叙述试验的背景、理论基础和目的，试验设计、方法和组织，包括统计学考虑、试验执行和完成的条件。方案必须由参加试验的主要研究者、研究机构和申办者签章并注明日期。

③ 研究者手册（investigator's brochure）。是有关试验药物在进行人体研究时已有的临床与非临床研究资料。

④ 知情同意（informed consent）。指向受试者告知一项试验的各方面情况后，受试者自愿确认其同意参加该项临床试验的过程，须以签名和注明日期的"知情同意书"作为文件证明。

⑤ "知情同意书"（informed consent form）。是每位受试者表示自愿参加某一试验的文件证明。研究者须向受试者说明试验性质、试验目的、可能的受益和风险、可供选用的其他治疗方法以及符合《赫尔辛基宣言》规定的受试者的权利和义务等，使受试者充分了解后表达其同意。

⑥ 稽查（audit）。指由不直接涉及试验的人员所进行的一种系统性检查，以评价试验的实施、数据的记录和分析是否与试验方案、标准操作规程以及药物临床试验相关法规要求相符。

⑦ 视察（inspection）。药品监督管理部门对一项临床试验的有关文件、设施、记录和其他方面进行官方审阅，视察可以在试验单位、申办者所在地或合同研究组织所在地进行。

⑧ 病例报告表（case report form，CRF）。指按试验方案所规定设计的一种文件，用以记录每一名受试者在试验过程中的数据。

⑨ 试验用药品（investigational product）。用于临床试验中的试验药物、对照药品或安慰剂。

⑩ 不良事件（adverse event）。患者或临床试验受试者接受一种药品后出现的不良医学事件，但并不一定与治疗有因果关系。

⑪ 严重不良事件（serious adverse event）。临床试验过程中发生需住院治疗、延长住院时间、伤残、影响工作能力、危及生命或死亡、导致先天畸形等的事件。

⑫ 设盲（blinding/masking）。临床试验中使一方或多方不知道受试者治疗分配的程序。单盲指受试者不知，双盲指受试者、研究者、监查员或数据分析者均不知的治疗分配。

⑬ 合同研究组织（contract research organization，CRO）。一种学术性或商业性的科学机构。申办者可委托其执行临床试验中的某些工作和任务，此种委托必须作出书面规定。

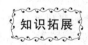

赫尔辛基宣言
——涉及人类受试者的医学研究伦理原则

药物的临床试验是药物成功注册并上市的必要过程，也会给受试者带来风险甚至致命的伤害。在药物临床试验过程中，严格遵守伦理道德准则，保护受试者的权益非常重要。为此，国际上先后制定了多个涉及人类受试者的伦理学原则，《赫尔辛基宣言》便是其中之一。

《赫尔辛基宣言》对之前颁布的《纽伦堡法典》中的有些内容进行了补充和修正，进一步规范了人体医学研究的道德行为，是一份包括以人作为受试对象的生物医学研究的伦理原则和限制条件，比《纽伦堡法典》更加全面、具体和完善。

1. 前言

① 世界医学会（WMA）制定《赫尔辛基宣言》（以下简称《宣言》），是作为关于涉及人类受试者的医学研究（包括对可确定的人体材料和数据的研究）有关伦理原则的一项声明。

《宣言》应整体阅读，其每一段落应在顾及所有其他相关段落的情况下运用。

② 尽管《宣言》主要针对医生，世界医学会鼓励涉及人类受试者的医学研究的其他参与者

接受这些原则。

③ 医生的职责是促进和保护患者，包括那些参与医学研究的患者的健康。医生的知识和良心应奉献于实现这一责任。

④ 世界医学会的《日内瓦宣言》用下列词语约束医生，"我患者的健康为我最首先要考虑的"；《国际医学伦理标准》宣告，"医生在提供医护时应从患者的最佳利益出发。"

⑤ 医学进步是以最终必须包括涉及人类受试者的研究为基础的。应为那些在医学研究没有涉及到的人口提供机会，使他们参与到研究之中。

⑥ 在涉及人类受试者的医学研究中，个体研究受试者的福祉必须高于所有其他利益。

⑦ 涉及人类受试者的医学研究的基本目的是了解疾病起因、发展和影响，并改进预防、诊断和治疗干预措施（方法、操作和治疗）。即使对当前最佳干预措施也必须不断通过研究，对其安全、效力、功效、可行性和质量给予评估。

⑧ 在医学实践和医学研究中，大多干预措施具有危险，会造成负担。

⑨ 医学研究要符合促进尊重所有人类受试者、保护他们健康和权利的伦理标准。一些研究涉及的人口尤其脆弱，需要特别保护。这包括那些自己不能给予或拒绝同意意见的人口和那些有可能被强迫或受到不正当影响的人口。

⑩ 医生在开展涉及人类受试者的研究时，应不仅考虑本国的伦理、法律和规定的规范和标准，也要考虑适用的国际规范和标准。国家的伦理、法律和规定的要求不应减少或排除本《宣言》制定的、对研究受试者的任何保护条款。

2. 所有医学研究适用的原则

① 参与医学研究的医生有责任保护研究受试者的生命、健康、尊严、公正、自我决定的权利、隐私和个人信息的保密。

② 涉及人类受试者的医学研究应符合普遍认可的科学原则，以对科学文献、其他适宜信息、足够实验信息和适宜动物试验信息的充分了解为基础。试验用动物的福利应给予尊重。

③ 开展有可能损害环境的试验时应适当谨慎。

④ 每个涉及人类受试者的研究项目的设计和操作，应在研究规程中有明确的描述。研究规程应包括一项关于伦理考虑的表达，应表明本《宣言》中原则是如何得到体现的。研究规程应包括有关资金来源、赞助者、组织隶属单位、其他潜在利益冲突、对研究受试者的激励措施，以及参与研究造成伤害的治疗和（或）补偿条款等。研究规程应描述研究项目结束后研究受试者可以得到有利于研究受试者的干预措施安排，或可以得到其他适宜医护或好处的安排。

⑤ 在研究开始前，研究规程必须提交给研究伦理委员会，供其考虑、评论、指导和同意。该委员会必须独立于研究人员、赞助者和任何不正当影响之外。该委员会必须考虑到研究项目开展国家或各国的法律和规定，以及适用的国际规范和标准，但是这些决不允许减少或消除本《宣言》为研究受试者制定的保护条款。该委员会必须有权监督研究的开展。研究人员必须向该委员会提供监督的信息，特别是关于严重负面事件的信息。未经该委员会的考虑和批准，不可对研究规程进行修改。

⑥ 涉及人类受试者的医学研究必须仅限受过适当科学培训和具备资格的人员来开展。对患者或健康志愿者的研究要求由一名可胜任的、符合资格的医生负责监督管理。保护研究受试者的责任必须总是属于这名医生或其他卫生保健专业人员，决不能属于研究受试者，即使他们同意。

⑦ 涉及弱势或脆弱人口或社区的医学研究，只有在研究是为了这类人口或社区的健康需要、是他们的优先项目时，以及有理由相信这类人口或社区可能从该研究结果中获得益处时，方可开展。

⑧ 每个涉及人类受试者的医学研究项目在开展前，必须对其可预见的、对参与研究的个人和社区造成的危险和负担作出谨慎的评估，与可预见的对他们或其他受研究影响的个人或社区的好处进行对比。

⑨ 每次临床试验在征用第一个研究对象前，必须在公众可及的数据库登记。

⑩ 医生不可参与涉及人类受试者的医学研究，除非他们有信心相信对可能造成的危险已做过足够的评估，并可以得到令人满意的管理。当医生发现一项研究的危险会大于潜在益处，或当已得到研究的正面和有益结论性证明后，必须立即停止该项研究。

⑪ 涉及人类受试者的医学研究仅可以在目的重要性高于对研究受试者的内在危险和负担的情况下才能开展。

⑫ 合格的个人作为受试者参与医学研究必须是自愿的。尽管可能与家人或社区负责人商议是适当的，但是即使是合格的个人也不可被招募用于研究项目，除非他/她自由表达同意。

⑬ 必须采取一切措施保护研究受试者的隐私和为个人信息保密，并使研究最低限度地对他们的身体、精神和社会地位造成影响。

⑭ 涉及合格的人类受试者的医学研究，每位潜在受试者必须得到足够的有关研究目的、方法、资金来源、任何可能的利益冲突、研究人员的组织隶属、研究期望的好处和潜在危险、研究可能造成的不适，以及任何其他相关方面的信息。潜在研究受试者必须被告知其可以拒绝参加研究的权利，或在研究过程中任何时间推翻同意意见而退出并不会被报复的权利。特别应注意为潜在研究受试者个人提供他们所需的具体信息，以及使其了解提供信息的方法。在确保潜在研究受试者理解了信息后，医生或其他一位适当的、有资格的人必须寻求潜在研究受试者自由表达的知情同意，最好为书面形式。如果同意的意见不能用书面表达，非书面同意意见应被正式记录并有证人目击。

⑮ 对于使用可确认的人体材料或数据的医学研究，医生通常必须寻求对收集、分析、存放和（或）再使用的同意意见。可能会有不可能，或不现实，为研究得到同意意见的情况，或会有为研究得到同意意见而对研究的有效性造成威胁的情况。在这些情况下，只有在一个研究伦理委员会的考虑和同意后，研究方可进行。

⑯ 在寻求参与研究项目的知情同意时，如果潜在受试者与医生有依赖关系，或可能会被迫表示同意，医生应特别谨慎。在这些情况下，应该由一个适当的、有资格且完全独立于这种关系之外的人来寻求知情同意。

⑰ 如果潜在研究受试者不具备能力，医生必须寻求法律上被授权的代表的知情同意。这些不具备能力的潜在研究受试者决不能被介入到对他们没有益处可能的研究中，除非研究项目的目的是促进该潜在受试者所代表的人口的健康，而且研究又缺少具备能力人员的参与，且研究只会使潜在受试者承受最低限度的危险和最小的负担。

⑱ 当一个被认为不具备能力的潜在研究受试者实际有能力做出同意参与研究的决定时，医生应除寻求法律上被授权的代表的同意外，还必须寻求研究受试者的同意。潜在受试者做出的不同意的意见应予尊重。

⑲ 研究涉及那些身体上或精神上不具备做出同意意见的患者时，比如无意识的患者，应只有在阻碍给予知情同意意见的身体或精神状况正是被研究人口的一个必要特点时才可以开展；在这种情况下，医生应寻求法律上被授权的代表的知情同意。如果缺少此类代表，而且研究不能延误，研究项目没有知情同意可以开展；如果参与研究的受试者处在无法给予知情同意的状况下，这些具体理由已在研究规程中陈述，该研究已得到研究伦理委员会的批准，同意继续参与研究的意见应尽早从研究受试者或法律上被授权的代表那里获得。

⑳ 作者、编辑和出版者对于出版研究成果都有伦理义务。作者有责任公开他们涉及人类受

试者的研究成果，并对其报告的完整和准确性负责。他们应遵守已被接受的伦理报告指导方针。负面和非结论性结果应同正面的结果一样被发表，或通过其他途径使公众可以得到。资金来源、机构隶属以及利益冲突等应在出版物上宣布。不遵守本《宣言》原则的研究报告不应被接受发表。

3. 有关与医护相结合的医学研究的其他原则

① 只有当研究潜在的预防、诊断或治疗的价值足以说明研究的必要性，而且医生有充分理由相信参与研究不会对作为研究受试者的患者的健康带来负面影响时，医生才可以把医学研究与医护相结合。

② 一种新干预措施的益处、危险、负担、有效性等，必须与当前被证明最佳干预措施进行对照试验，除非在下列情况下。

a. 在当前没有被证明有效的干预措施情况下，研究中使用安慰剂或无治疗处理，是可以接受的。

b. 在有紧迫和科学上得当方法方面的理由相信使用安慰剂是必要的，以便确定一种干预措施的功效或安全性，而且使用安慰剂或无治疗处理的患者不会受到任何严重或不可逆转伤害的危险情况。对这种选择必须极其谨慎以避免滥用。

③ 在研究项目结束时，参与研究的患者有权得知研究的结果并分享由此产生的任何益处，比如有权接受研究中确认有效的干预措施或其他适当的医护或益处。

④ 医生必须向患者全面通报医护的哪些方面与研究项目有关。患者拒绝参与研究或决定退出研究时，绝不能妨碍患者与医生关系。

⑤ 在治疗一名患者时，如果没有被证明有效的干预措施或有被证明无效的干预措施，医生在寻求专家意见后，并得到患者或法律上被授权代表的知情同意后，可以使用未被证明有效的干预措施。如果根据医生的判断，这个干预措施有希望挽救生命、重建健康或减少痛苦，在可能情况下，这个干预措施应作为研究的目的，设计成可评估它的安全性和有效性。在所有情况下，新信息应被记录，并在适当时予以发表。

思 考 题

1. 简述实施 GCP 的目的和意义。
2. 简述我国 GCP 的主要规定项目。
3. 论述 GCP 中规定研究者的类型和职责。
4. 哪些因素会对临床试验的质量产生影响？

第五章 药品生产质量管理规范

【学习目标】

1. 掌握 GMP 的宗旨和目标。
2. 掌握我国 2010 年版药品 GMP 的主要内容和结构特点。
3. 熟悉我国药品 GMP 的认证评定方法。
4. 了解药品 GMP 的产生与发展。

【学习方法】

1. 通过 GMP 的产生与发展来认识实施 GMP 认证的目的和意义。
2. 通过总论和分论学习 2010 年版 GMP 的内容和结构特点。
3. 通过 GMP 认证过程图掌握认证的步骤和要点。

链接

　　2006 年 11 月，立陶宛在波兰的一家药品生产企业出现了严重的生产事故。这家企业生产抗过敏药和哮喘药，由于工作失误，错误地将通常在急救时用于舒缓肌肉的氯化物混入其中，结果导致 11 人死亡。这种名为 Corhydron 的事故药是 Jelfa 公司在 2005 年推出的，事故发生时仍有 5000 盒在医院和市场上流通，波兰卫生部已下令全部收回。

　　其中一名受害者为居住罗兹附近的 30 岁男青年，因嗓子疼到医院就诊，医生认为是发炎，给他使用了 Corhydron，结果时间不长患者就开始胸闷，接着失去知觉，最后死亡。他的妻子无法接受，丈夫早上出去的时候还好好的，晚上却传来了噩耗。

　　此类药品生产事故在世界各国均有发生，药品这类特殊的商品直接关系到人的生命，只有做到对药品生产全过程进行质量管理，才能避免类似事件的发生。为此，世界各国均制定了针对药品生产的质量管理法规。

　　美国是世界上最早制定与实施《药品生产质量管理规范》（GMP）并最早实现 GMP 法制化的国家，其历史可以追溯到 20 世纪 60 年代。日本的 GMP 起步相对较晚，从 1973 年开始制定与实施，但日本却是世界上第二个实现 GMP 法制化的国家。我国于 1988 年由卫生部出台了第一部具有法律效应的 GMP，1992 年修订后重新发布。2010 年，随着我国药品监督管理体制的调整变化，国家药品监督管理局再次修订了 GMP，并于 2010 年 10 月 19 日经卫生部部务会议审议通过，自 2011 年 3 月 1 日起正式施行。

第一节　GMP 总论

　　《药品生产质量管理规范》（good manufacturing practice for drugs，GMP）是在药品生产全过程中，用科学、合理、规范化的条件和方法来保证生产优良药品的一整套系统的、科学的管理规范，是药品生产和质量管理的基本准则。

一、GMP 产生与发展

药品是特殊商品，其质量的优劣直接关系到人体的健康和生命的安危。因此，保证生产合格药品，防止污染、混淆、差错等事件的发生尤为重要。

为确保药品的生产质量，世界各国政府对药品的生产都进行了严格管理和法规约束，并先后制定药典作为本国药品基本的、必须达到的质量标准。这些管理方法与措施的采用，严格规范了药品生产的出厂质量检验关，使药品质量得到了基本保证。但这种管理方式仍然属于质量管理的质量检验阶段，未能摆脱"事后把关"的范畴。因药品质量而引发的人身事故仍时有发生。

20 世纪 50 年代，美国率先进行了有关药品生产过程控制方面的研究，重点研究了在药品生产过程中如何有效地控制和保证药品质量。并于 1963 年率先制定了 GMP，由美国国会作为法令正式颁布，要求本国所有药品生产企业按 GMP 的规定，规范化地对药品的生产过程进行控制。否则，就认为所生产的药品为劣药。GMP 的实施，使药品在生产过程中的质量有了切实的保证，效果显著。

GMP 的实施可为保证药品生产质量带来显著效果是因其将全面质量管理（TQM）思想融入药品生产管理中。美国通用电器公司的费根堡姆（A. V. Feigenbaum）第一次提出全面质量管理的概念，主张质量管理应进一步强调组织管理工作，对产品全过程进行质量管理，强调应使全体员工具有质量意识并承担质量责任，强调全面质量、全过程和全员参加的质量"管理"。

全面质量管理最突出的贡献就是将质量管理从过去的事后检验、以"把关"为主，转变为以预防、改进为主，从"管结果"转变为"管因素"，并且强调从系统和全局出发，以预防为主，用事实和数据说话，不断改进，以人为本贯彻群众路线，质量与经济统一，突出质量经营的理论观点。

GMP 的实施就是药品生产企业推行全面质量管理的结果。其主导思想是：任何药品的质量形成都是设计和生产出来的，而不是单纯检验出来的。药品生产要控制生产全过程中所有影响药品质量的因素，用科学的方法保证。保证所生产的药品在符合质量要求、不混杂、无污染、均匀一致的条件下进行生产，再经取样分析合格，这样的药品其质量才有真正、切实的保证。

由于 GMP 的实施，美国在一些重大的药害事件中避免了本国的人员伤亡，取得了重大的成就，因此，继美国颁布、实施 GMP 后，一些发达国家和地区纷纷仿照美国，先后制定和颁布了本国和本地区的 GMP。1969 年，世界卫生组织（WHO）在第 22 届世界卫生大会上，建议各成员国的药品生产管理采用 GMP 制度，以确保药品质量。1975 年 11 月，WHO 的 GMP 正式颁布。1977 年，WHO 在第 28 届世界卫生组织大会上再次向成员国推荐采用 GMP，并将其确定为 WHO 的法规收载于《世界卫生组织正式记录》中。此后，世界上越来越多的国家开始重视并起草本国的 GMP。早在 1980 年，世界上颁布了本国 GMP 的国家就已达 63 个。目前，已有 100 多个国家和地区制定、实施了 GMP。随着科技的不断发展与进步，各国在实施过程中对 GMP 也在不断补充、修改和完善，并制定了详细的实施细则和有关的指导原则。

我国在总结和吸取国外的经验教训和遵循国际管理惯例的基础上，于 1988 年 3 月由卫生部颁布了我国第一部《药品生产质量管理规范》，并纳入《药品管理法》。后来，经过

1992 年、1998 年和 2010 年的三次修订使我国制定的 GMP 更加严谨、符合我国国情，并更加便于在制药企业中推行 GMP 的认证工作。

随着 GMP 的不断发展和完善，GMP 对药品在生产过程中的质量保证作用日益增强，实施 GMP 的重要性随之得到了世界各国的普遍认同。因此，药品生产企业是否实现了 GMP 已成为判定药品质量有无保证的先决条件。早在 1972 年，美国就声明，不按 GMP 生产的药品不准进入美国市场。其后，WHO "国际贸易中药品质量签证体制" 中明确规定，进口药品的生产企业必须按 GMP 规定进行生产，并接受出口国药政管理部门的监督，参加这一签证体制的成员国早在 1983 年就已达到 103 个，目前绝大多数国家都已是该签证体制的成员国。GMP 是药品进入国际医药市场的 "通行证" 早已成为不争的事实。

二、GMP 实施的目的和意义

实施药品 GMP 认证，是国家依法对药品生产企业（车间）的 GMP 实施状况进行监督检查并对合格者予以认可的过程，是国家依法对药品生产和质量进行管理、确保药品质量科学且先进并符合国际惯例的管理方法，也是与国外认证机构开展双边、多边认证合作的基础。因此，在我国实施药品 GMP 认证制度不仅是非常必要的，而且是有着深远意义的。

对药品生产企业来说，实行 GMP 认证制度，有很多方面的重大意义。

1. 调动企业生产积极性

实施 GMP 认证，能够进一步调动药品生产企业的积极性，从而加速 GMP 在我国的规范化实施，加速摆脱我国药业低水平重复生产的现状。

2. 增强企业国际竞争力

实施 GMP 认证，是与国际惯例接轨的需要，能为药品生产企业参与国际市场竞争提供强有力的保证。

3. 优化企业结构

实施 GMP 认证，可逐步淘汰一批不符合技术、经济要求的药品生产企业，进而有效地调整药品生产企业的总体结构。

4. 保证企业的产品质量

实施 GMP 认证，能够确保药品质量，有利于国民的身体健康。

三、GMP 的适用范围

GMP 是制药行业特有的行业生产质量管理规范，是药品生产和质量管理的基本准则。适用于药品制剂生产的全过程、原料药生产中影响成品质量的关键工序，其中关键工序包括精制、烘干和包装。

四、GMP 的分类

可以从不同的角度对 GMP 进行分类，下面介绍 GMP 的两种分类方法。

1. 按 GMP 的适用范围分类

（1）具有国际性质的 GMP　如 WHO 的 GMP、欧洲自由贸易联盟的 GMP、东南亚国家联盟的 GMP 等。

（2）国家权力机构颁布的 GMP　如我国国家食品药品监督管理总局、美国 FDA、英国卫生和社会保险部、日本厚生省等政府机关代表国家制定的 GMP。

（3）工业组织制定的 GMP　如美国制药工业联合会制定的 GMP、原中国医药工业公司制定的 GMP 及其实施指南、瑞典工业协会制定的 GMP，甚至还包括药厂或制药公司自己制定的 GMP。

2. 按 GMP 的性质分类

（1）作为法典规定、具有法律效应的 GMP　如中国、美国、日本等国家的 GMP。

（2）作为建议性的规定、不具有法律效应的 GMP　如有些国家或组织制定的只对药品生产和质量管理起指导作用的 GMP。

五、2010 年版 GMP 的结构和内容说明

2010 年版 GMP（以下简称新版 GMP）共有 14 章、313 条，详细描述了药品生产质量管理的基本要求，条款所涉及的内容基本保留了 1998 年版 GMP 的大部分章节和主要内容，涵盖了欧盟 GMP 的基本要求和世界卫生组织 GMP 的主要原则中的内容，适用于所有药品的生产。

新版 GMP 是在认真研究了 GMP 的整体结构后设计出来的，最终采用了药品 GMP 基本要求加附录的形式。这既与欧盟 GMP 的整体结构相同，也符合我国公众的遵从习惯。这种形式的优点是基本要求相对固定并具有通用性，附录针对具体药品的类型和技术管理进行特殊要求且可分步增加，以应对监管所需的轻重缓急，或根据发展和监管的需求，随时补充或增订新的附录。本次修订的 GMP 涉及基本要求以及无菌药品、中药制剂、原料药、生物制品和血液制品 5 个附录。

新版 GMP 与 1998 年版 GMP 比较有如下特点。

1. 细化和新增了软件要求

本次修订的重点在于细化软件要求，使我国的 GMP 更为系统、科学和全面，并对 1998 年版 GMP 中的一些原则性要求予以细化，使其更具有可操作性，并尽可能避免歧义。

2. 规范了文件编写要求

新版 GMP 参照欧盟 GMP 基本要求和美国 GMP 中的相关要求，对主要文件（如质量标准、生产工艺规程、批生产和批包装记录等）分门别类而又具体地提出了编写的要求；对批生产和批包装记录的复制、发放提出了具体要求，大大增加了违规记录、不规范记录的操作难度。

3. 注重与国际 GMP 接轨

新版 GMP 基本要求和 5 个附录在修订过程中都参照了国际 GMP 标准，增加了诸如质量风险管理、供应商的审计和批准、变更控制、偏差处理等章节，以期强化国内企业对于相关环节的控制和管理。

4. 强调人员和质量体系建设

新版 GMP 修订引入或明确了如下概念。

① 产品放行责任人。

② 质量风险管理。

③ 设计确认。

④ 变更控制。

⑤ 偏差处理。

⑥ 纠正和预防措施（CAPA）。

⑦ 超标结果调查（OOS）。

⑧ 供应商审计和批准。

⑨ 产品质量回顾分析。

⑩ 持续稳定性考察计划。

第二节　GMP 分论

GMP 作为一套行之有效的管理制度，已经被世界各国普遍采用，我国目前也要求药品生产企业必须符合 GMP 的规定，通过 GMP 的认证，并取得 GMP 的认证证书才能进行生产。

药品生产是一个十分复杂的过程，从采购原料到生产出合格的药品经历了多个生产环节，需要确认多个工艺条件，涉及到多个员工的工作。

一、机构与人员

GMP 对制药企业中的机构和人员的总体要求就是："企业应当配备足够数量并具有适当资质（含学历、培训和实践经验）的管理和操作人员，应当明确规定每个部门和每个岗位的职责。岗位职责不得遗漏，交叉的职责应当有明确规定。每个人所承担的职责不应当过多。"

（一）机构

机构是药品生产和质量管理的组织保证。

我国的 GMP 中，并没有规定药品生产企业应当有什么样的组织机构，所以各个企业可以根据自己的实际情况自行设置（图 5-1）。

但是一定要注意，GMP 对药品生产企业的组织机构还有一个共性的规定，就是要求所有的药品生产企业必须建立一个独立且具有权威的质量管理部门，这个质量管理部门对产品质量具有独立的否决权。

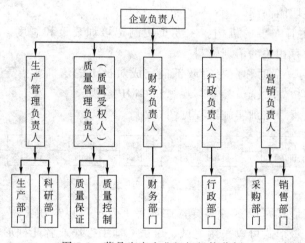

图 5-1　药品生产企业组织机构范例

（二）人员

人员是药品生产和质量管理的执行主体。GMP 中规定的药品生产企业的人员主要有：

企业主管药品生产管理和质量管理的负责人、药品生产部门负责人、质量管理部门负责人、从事药品生产操作的人员、质量检验人员等。对各级人员的要求主要有以下两个方面。

1. 人员的素质要求

（1）企业主管药品生产管理和质量管理的负责人　应具有医药或相关专业大专以上学历，有药品生产和质量管理经验，对本规范的实施和产品质量负责。

（2）生产管理负责人　生产管理负责人应当至少具有药学或相关专业本科学历（或中级专业技术职称或执业药师资格），具有至少三年从事药品生产和质量管理的实践经验，其中至少有一年的药品生产管理经验，接受过与所生产产品相关的专业知识培训。

（3）质量管理负责人　质量管理负责人应当至少具有药学或相关专业本科学历（或中级专业技术职称或执业药师资格），具有至少五年从事药品生产和质量管理的实践经验，其中至少有一年的药品质量管理经验，接受过与所生产产品相关的专业知识培训。

（4）质量受权人　质量受权人应当至少具有药学或相关专业本科学历（或中级专业技术职称或执业药师资格），具有至少五年从事药品生产和质量管理的实践经验，从事过药品生产过程控制和质量检验工作。

质量受权人应当具有必要的专业理论知识，并经过与产品放行有关的培训，方能独立履行其职责。

（5）从事药品生产操作及质量检验的人员　应经过专业技术培训，具有基础理论知识和实际操作技能。

从事高生物活性、高毒性、强污染性、高致敏性及有特殊要求的药品生产操作和质量检验的人员，应经过相应专业的技术培训。

2. 人员的培训要求

对人员的培训，GMP 的要求是全员培训。由于对各级人员的素质要求不同，所以要讲究因人施教，采取不同方式有计划、有步骤地对企业的各级人员进行培训，培训后进行必要的考核并存档。

（1）培训的主要职能部门

① 行政部门中主管人事的机构。主要负责制定培训政策和制度、编制年度培训计划、组织和安排培训、保存相关的培训资料。

② 质量保证部门。帮助和监督行政部门完成对员工的培训，指导员工贯彻 GMP 的规定，使全体员工能够树立"全员参与"观念和 GMP 意识。

（2）培训实施过程　培训实施过程见图 5-2。

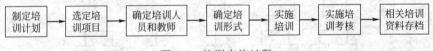

图 5-2　培训实施过程

培训方法和考核形式可以多种多样，比如培训方法可以采用上课、观看录像、现场讲解、现场操作等，考核形式可以采用笔试、口试、动手操作或者几种形式相结合，具体采用什么形式要根据企业员工情况和培训内容来选取。

另外，存档的培训资料主要有培训记录和个人培训档案。培训记录主要包括以下项目：培训时间、培训地点、培训形式、培训主体及主要内容、培训负责人、参加人员名单和培训考核情况。个人培训档案（表 5-1）记录着每个员工的培训情况。

表 5-1　个人培训档案表

姓名		性别		出生日期			年　　月
学历		职称		岗位/职务			
培训记录							
序　号	日期 年/月	名　称	内　容	课　时	培训形式	考核结果	培训部门

（3）培训内容

① 国家法律、法规的培训。如 GMP 培训、《药品管理法》培训、GSP 培训、新药审批办法培训、GLP 和 GCP 培训、进口药品管理办法培训等。

② 岗位操作培训。如工艺规程、岗位操作法、标准操作规程、标准管理规程等培训，产品及原料、中间体的质量检验规程培训，质量职能及各部门具体职责、实验动物管理条例等。

为了保证药品的生产质量，GMP 还规定了"药品生产管理部门和质量管理部门负责人不得互相兼任"。

二、厂房与设施

厂房与设施是 GMP 硬件中的关键部分和基础条件，GMP 对药品生产企业的厂房总体布置、工艺布局、内装修、各种相关设施、空气洁净室（区）等提出要求，从而使得药品生产企业能够从厂房和设施角度避免药品污染和混淆等现象的出现。

（一）厂房的选址与布局

1. 厂房选址

对于一个药品生产企业来说，成立之初面临的第一个问题就是厂房选址。一般厂方选址的原则应该是环境适于药品生产、职工生活方便、投资较少。

首先，厂址应选在自然环境好的区域，这些区域大气含尘、含菌浓度低，无有害气体。其次，厂址应远离污染区域（如铁路、码头、机场、交通要道，以及散发大量粉尘和有害气体的工厂、贮仓、堆场），若洁净厂房不得不处于交通主干道旁边，则应离交通主干道 50m 以上。再次，洁净厂房应尽量布置在多风向的上风侧。

2. 厂区布局

厂区布局的总体原则是：

① 厂区内环境洁净，避免污染；

② 各区域布局合理，不得相互妨碍；

③ 各区域设置的面积和空间要保证生产需要，避免差错和交叉污染，并为今后企业发展留有余地。

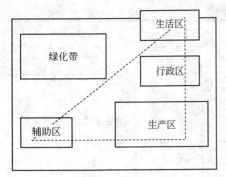

图 5-3　厂区布局图

在厂区布局总体原则的指导下，要求企业对生产、行政、生活和辅助区进行总体合理布局，如图5-3所示。

从图5-3中可以看出，一般企业厂区布局呈三角形分布，这样分布的好处是各区域之间可以直接到达，避免穿行其他区域造成交叉污染和混淆。

另外，对绿化带也有一定要求：

① 选择种植可降低大气含尘、含菌量的草和树木；

② 不宜种花，防止花粉的污染；

③ 经常检查绿化情况，尽量减少露土面积，绿化面积不小于50%；

④ 要注意防止昆虫侵袭，可设置隔离沟带和黑光灯等。

（二）工艺布局

根据企业生产工艺流程和所要求的空气洁净级别对厂房进行合理布局，能够有效地避免人为差错，保证药品的生产质量。厂方工艺布局的整体原则是：合理划分区域，做到人流、物流协调，工艺流程协调，洁净级别协调，特殊药品区域严格分开。

1. 人流、物流协调

洁净厂房应分别设置人员和物料的出入门，并分别设置人员和物料的净化用室和设备，独立完成净化程序，尽量减少迂回交叉。下面以进入无菌洁净室为例（图5-4、图5-5），比较一下人员和物料进入无菌洁净室（区）的净化程序。

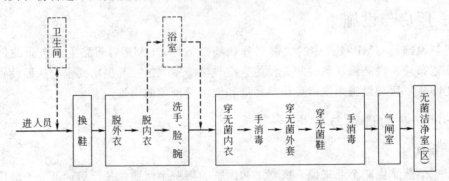

图 5-4　进入无菌洁净室（区）的人员净化程序

虚线内的设施可根据需要设置。另外，气闸室（缓冲间）可以设置空气吹淋设施和
防止出入门同时打开的设施，以保持无菌洁净室与外界形成相对负压。若出入
无菌洁净室的人员较多，可在气闸室的一侧设一个旁通门。

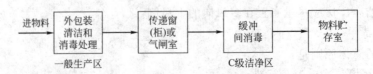

图 5-5　进入无菌洁净室（区）的物料净化程序

另外，人流和物流协调还有一些其他要求，如人员和物料使用的电梯宜分开；操作室内允许存放与操作相关的物料，并需要设置必要的存放设备；制造、贮存区域不得用作非区域

内工作人员的通道等。

2. 工艺流程协调

厂房工艺布局应按照工艺流程安排，要求做到"顺流不逆"，减少生产流程的迂回、往返，这样便于操作和识别工艺区，可有效避免人为差错和混淆。

（1）洁净级别协调　药品生产洁净室（区）的空气洁净度划分为四个级别（表5-2），不同级别的洁净室适用于不同的生产工序，在工艺布局上，就要考虑不同级别洁净室的分布，从而保证洁净级别协调。具体的要求有：空气洁净度相同的房间应尽量相对集中；使用频率较高或者比较重要的洁净室尽量放置在中心区域；空气洁净级别较高的洁净室（区）应尽量安置在人流最少的区域；不同空气洁净级别的洁净室之间要保持相对负压，防止交叉污染；仓储区可设原料取样室，取样环境的空气洁净度级别应与生产要求一致等。

表 5-2　洁净室（区）微生物监测的动态标准

洁净度级别	浮游菌 /(cfu/m³)	沉降菌(φ90mm) /(cfu/4h)	表面微生物	
			接触(φ55mm) /(cfu/碟)	五指手套 /(cfu/只)
A 级	<1	<1	<1	<1
B 级	10	5	5	5
C 级	100	50	25	—
D 级	200	100	50	—

注：1. 表中各数值均为平均值。

2. 单个沉降碟的暴露时间可以少于4h，同一位置可使用多个沉降碟连续进行监测并累积计数。

（2）特殊药品区域严格分开　GMP强调，以下几种药品其生产区域布置要严格分开。

① β-内酰胺结构类药品的生产区域应与其他药品生产区域严格分开。GMP规定生产青霉素类等高致敏性药品必须设立独立的厂房，并配备专用设备和独立的空气净化系统。

② 避孕药品的生产厂房应与其他药品生产厂房严格分开，并装有独立、专用的空气净化系统。

③ 中药的前处理、提取、浓缩，以及动物脏器、组织的洗涤或处理等生产操作，必须与其制剂生产严格分开。

④ 生物制品生产中的几种区域应严格分开，如人血液制品、预防制品等的加工或灌装不得同时在同一生产厂房内进行，与其贮存要严格分开等。

另外，质量管理部门根据需要设置的检验室、中药标本室、留样观察室以及其他各类实验室应与药品生产区分开。

生物检定、微生物限度检定和放射性同位素检定要分室进行。

实验动物房应与其他区域严格分开，其设计建造应符合国家有关规定。

（三）内装修

在设计和建设厂房时，应考虑使用时便于进行清洁工作的需要。

1. 装修材料要求

若使用涂料，要求选择材料的标准是：表面平整、耐磨、耐腐蚀、不产菌、不产尘、不产静电、不积尘、不积菌、耐清洗、耐冲击、无毒、无臭、热绝缘性好等。

地面材料还要求防滑、整体性好、不脱落、不开裂等。

2. 室内装修要求

① 墙壁和棚顶表面平整光洁、不产尘、不产菌、易于清洗。墙壁的色彩既要雅致和谐，又要便于识别污染物。

② 墙壁与地面的交界处宜做成弧形，一般做成半径不小于 50mm 的圆角。

③ 技术夹层的墙面及顶棚，宜抹灰。若技术夹层内有需要更换的高效过滤器，应刷涂料饰面。

④ 送风道、回风道、回风地沟的表面装修，应与整个送风、回风系统相适应，并易于除尘。

⑤ 门窗与内墙面平整，尽量不留窗台、不设门槛。若有窗台，则应做成斜面，这样能便于清洗并免于积尘。不同级别洁净室之间的门窗应做到密封，以免发生交叉污染。外墙的层数和门窗的结构应做到对空气和水汽的密封，污染粒子不易从外部渗入，防止由于室内、外温差而结露。

（四）设施要求

1. 防止交叉污染的设施

洁净室（区）内设置的称量室和备料室，为了使其空气洁净度级别与生产要求一致，应配备防止交叉污染的设施。

不同空气洁净度级别的洁净室（区）之间的人员及物料出入，应有防止交叉污染的设施。

中药及中药饮片的提取、浓缩等厂房应具有良好的排风及防止污染和交叉污染等设施。

2. 除尘、捕尘设施

中药的蒸、炒、炙、煅等炮制操作，应有良好的通风、除烟、除尘、降温等设施。筛选、切片、粉碎等操作，应有有效的除尘、排风等设施。

根据药品生产工艺要求，洁净室（区）内设置的称量室和备料室，空气洁净度级别应与生产要求一致，并有捕尘设施。

中药炮制中的蒸、炒、炙、煅等厂房，应有良好的通风、除尘、除烟等设施。

中药筛选、切制、粉碎等生产操作的厂房，应安装捕吸尘等设施。

3. 空气净化设施

GMP 规定所有进入洁净室（区）的空气都要经过净化，另外，与药品直接接触的干燥用空气、压缩空气和惰性气体也应进行净化处理。

空气净化的手段主要是使用空气过滤器。按照其过滤的效率，空气过滤器可以分为粗效、中效、亚高效、高效和超高效五种。

4. 其他设施

其他设施如照明设施，防止昆虫和其他动物进入的设施，防止静电、震动、潮湿或其他外界因素影响的设施，给、排水系统，动力系统等。

（五）洁净室要求

洁净室（区）就是对微生物和尘粒含量进行控制的房间或区域。其建筑结构、装备及其使用，均具有减少该区域内污染源介入、产生和滞留的功能。

GMP突出了对洁净室的要求，具体有以下几方面。

1. 公共设施要求

（1）照明要求 洁净室（区）应根据生产要求提供足够的照明。主要工作室的照度宜为300lx，对照度有特殊要求的生产部位可设置局部照明。厂房应有应急照明设施。

（2）温、湿度要求 洁净室（区）的温度和相对湿度应与药品生产工艺要求相适应。无特殊要求时，温度应控制在18～26℃，相对湿度控制在45％～65％。

（3）给排水要求 洁净室（区）内安装的水池、地漏不得对药品产生污染。

（4）空气净化要求 进入洁净室（区）的空气必须净化，并根据生产工艺要求划分空气洁净级别。洁净室（区）内空气的微生物数和尘粒数应定期监测，监测结果应记录存档。

（5）静压差要求 空气洁净级别不同的相邻房间之间的静压差应大于5Pa，洁净室（区）与室外大气的静压差应大于10Pa，并应有指示压差的装置。

2. 管理要求

① 洁净室（区）内人员数量应严格控制。其工作人员（包括维修、辅助人员）应定期进行卫生和微生物学基础知识、洁净作业等方面的培训与考核；对进入洁净室（区）的临时外来人员应进行指导和监督。

② 洁净室（区）与非洁净室（区）之间必须设置缓冲设施，人流、物流走向合理。

③ A级洁净室（区）内不得设置地漏，操作人员不应裸手操作，当不可避免时，手部应及时消毒。

④ C级洁净室（区）使用的传输设备不得穿越较低级别区域。

⑤ D级区域的洁净工作服应在洁净室（区）内洗涤、干燥、整理，必要时应按要求灭菌。

⑥ 洁净室（区）内设备保温层表面应平整、光洁，不得有颗粒性物质脱落。

⑦ 洁净室（区）内应使用无脱落物、易清洗、易消毒的卫生工具，卫生工具要存放于对产品不造成污染的指定地点，并应限制使用区域。

⑧ 洁净室（区）在静态条件下检测的尘埃粒子数、浮游菌数或沉降菌数必须符合规定，应定期监控动态条件下的洁净状况。

⑨ 洁净室（区）的净化空气如可循环使用，应采取有效措施避免污染和交叉污染。

⑩ 空气净化系统应按规定清洁、维修、保养并作记录。

三、设备

设备是将物料转化为产品的工具和载体，是生产的重要要素之一。一个制药企业设备的数量和技术性能直接决定这个制药企业的生产规模和所生产的药品质量。随着科学技术的不断发展，开发密闭生产、高效、多功能、连续化和自动化的设备，已经成为制药领域的重要课题。

制药企业的设备主要包括以下几种：生产设备（如反应釜、发酵罐、灭菌锅等）；辅助生产用设备（如动力设备、检测设备等）；科研设备（如旋转蒸发仪、高效液相色谱仪、气相色谱仪等）。

GMP主要从以下几个方面对设备进行规范，从而保证用符合要求的设备生产出合格药品。

（一）设备的设计、选型与安装

GMP规定："设备的设计、选型、安装、改造和维护必须符合预定用途，应当尽可能降低产生污染、交叉污染、混淆和差错的风险，便于操作、清洁、维护，以及必要时进行的消毒或灭菌。"

1. 设备的设计选型原则

（1）适用性　选择的设备要适合制药企业的生产规模和所要生产药品的要求。

（2）技术性　一般的设备要求有足够高的技术参数、可靠安全、节能耐用、环保，所用材料不得对药品造成污染，并易于维修和保养。具体要求如下。

① 与药品直接接触的表面要光洁、平整、易清洗或消毒、耐腐蚀，能够保证不与药品发生化学变化或吸附药品。

② 设备运转部件密封良好，保证润滑剂、冷却剂等不污染药品或容器。

③ 设备便于拆开彻底清洗、灭菌。

④ 对有噪声、震动和粉尘的设备，应备有消声、防震和捕尘等附件。

（3）经济性　选择的设备要价廉物美，且利用率高，最大程度地为企业赚取效益。

2. 设备的安装

设备安装的总体原则是：设备安装操作不影响产品的质量。根据这样的原则，设备安装应尽可能不做永久性固定，尽量安装成可移动的半固定式，以便于设备的彻底清洗、维修和特定条件下的搬迁或更新。

① 联动线和双扉式灭菌器等设备在安装时可能穿过多个洁净级别不同的区域，这时要注意做好密封工作，防止不同区域间的交叉污染。

② 传送带传递物料穿越不同洁净级别的区域时，应分段传送，不宜穿越隔墙。

③ 对有噪声、震动的设备，应配备消声、防震的附件，以保证员工的工作环境，要求室内噪声动态测试A级（噪声不超过70dB）。

④ 设备与顶棚、墙壁、地面的距离要适当，以便生产操作和维修保养。

⑤ 设备安装时，尽量使控制部分与设备有一定的距离，防止噪声对工作人员造成伤害。

（二）设备的管理

1. 状态标志

（1）生产设备应有明显的状态标志　生产设备的状态标志见表5-3。

表5-3　生产设备状态标志

标 志 状 态	标 明 内 容
正在运行的生产设备	标明正在加工何种物料
停运的设备	标明其性能状况、能用与否、待修或维修
损坏报废的设备	标明红色禁用标志，并写明已报废

GMP中规定用于生产和检验的仪器、仪表、量具、衡器等，其适用范围和精密度应符合生产和检验要求，有明显的合格标志。

（2）主要管道应有标志　与设备连接的主要固定管道应标明管内物料名称、流向。

2. 设备校准

应当按照操作规程和校准计划定期对生产和检验用衡器、量具、仪表、记录和控制设备以及仪器进行校准和检查，并保存相关记录。校准的量程范围应当涵盖实际生产和检验的使用范围。

3. 定期维修、保养

设备要求在不影响产品质量的情况下，定期维修、保养和验证。

4. 做好记录

生产、检验设备均应做好维修、保养、使用的记录，并由专人管理。

5. 建立设备档案

（三）工艺用水系统

药品的制备离不开水，因此要保证药品质量首先就要保证生产用水的质量。制药厂生产工艺中使用的水称作工艺用水，包括饮用水、纯化水、注射用水、无菌注射用水。

1. 饮用水

饮用水为天然水经净化处理所得的水。

2. 纯化水

纯化水为饮用水经蒸馏法、离子交换法、反渗透法或其他适宜方法制备的水。

3. 注射用水

注射用水为纯化水经蒸馏所得的水。

4. 无菌注射用水

无菌注射用水为注射用水经灭菌处理得到的水。

工艺用水的水质标准、应用范围和制备方法见表5-4。

表 5-4　工艺用水水质标准、应用范围和制备方法

类型	水质标准	应用范围	制备方法
饮用水	国家标准 GB 5749—2006	制药器具粗洗用水；中药和中药饮片的清洗、浸润、提取用水；作为纯化水的水源等 中药注射剂、滴眼剂等灭菌制剂所用药材的提取不得使用饮用水	自来水→预处理→电渗析→得到
纯化水	2015 年版《中华人民共和国药典》	配制普通药物制剂用的溶剂或试验用水；中药注射剂、滴眼剂等灭菌制剂所用饮片的提取溶剂；口服、外用制剂配制用溶剂或稀释剂；非灭菌制剂用器具的精洗用水，非灭菌制剂所用饮片的提取溶剂 不得用于注射剂的配制与稀释	①蒸馏法：饮用水→预处理→蒸馏→得到 ②离子交换法：饮用水→预处理→过阳离子交换柱→过阴离子交换柱→过阳离子、阴离子交换树脂混合柱→得到
注射用水	2015 年版《中华人民共和国药典》	配制注射剂、滴眼剂等的溶剂或稀释剂及容器的清洗	①蒸馏法：纯化水→超滤→多效（气压）式蒸馏→得到 ②超滤法：纯化水→预处理→反渗透→微孔过滤→得到
无菌注射用水	2015 年版《中华人民共和国药典》	注射用无菌粉末的溶剂或注射液的稀释剂	注射用水→灭菌→得到

为保证注射用水的质量，其储存可采用 80℃ 以上保温、65℃ 以上保温循环或 4℃ 以下存放。其储罐应定期清洗，并且通气口应安装不脱落纤维的疏水性除菌滤器。

四、物料

物料包括原料、辅料、包装材料等。原料和辅料是药品生产的基础物质，GMP 强调全过程的质量管理，这就涉及到了药品生产所用物料的购入、储存、发放、使用等多个环节的管理。下面分别从采购、仓储、使用三个重要环节来讲述如何对物料进行管理，以保证合格的、正确的、足够的物料投入生产，从而保证药品质量。

（一）物料采购管理

在物料的整个流转程序中，采购合格物料是保证物料质量的第一个重要过程。大致可以采取以下几方面的措施以保证所购买的物料是合格的。

1. 选择合格供货单位

选择合格的供货单位，需要采购部门和质量保证部门共同完成，做好质量的审核工作。主要审核以下几项。

第一项，供货单位的证书是否齐全。主要考察的证书有：供货单位提供的"生产（经营）许可证"、"营业执照"；销售员提供的身份证（若供货方没有派出业务员，这一项可取消）；供货单位法定代表人的授权委托书（适用于向授权委托者购买物料）；"进口药品注册证"（适用于进口原料药时使用）。

第二项，供货单位是否实施质量保证体系。主要考察供货单位的软件和硬件是否符合生产要求，是否有足够的技术人员和管理人员完成质量保证工作。考察方式有两种：一种是考察供货单位提供的资料，另一种是在必要时，进行实地考察。

第三项，供货单位的信誉是否良好。企业的信誉就是企业的影子，多方了解供货单位的信誉（产品质量、企业运转状况、售后服务等），对今后建立长期良好的合作关系是非常必要的。

第四项，供货单位的送检产品是否符合质量标准。对送检产品应该进行认真的检验，如果需要，可以到供货单位对产品进行实地检验。

GMP 规定"药品生产所用的原辅料、与药品直接接触的包装材料应当符合相应的质量标准。药品上直接印字所用油墨应当符合食用标准要求。进口原辅料应当符合国家相关的进口管理规定"。GMP 中还规定"药品生产所用的中药材，应按质量标准购入，其产地应保持相对稳定"。

2. 签订购货合同

在考察好供货单位，确认供货单位能够提供合格物料的情况下，就要和供货单位签订购货合同，确定购买物料的价格和数量、供货期等。在购货合同中一定要特别标明物料的质量标准和卫生要求。

3. 购进物料

在购进物料的过程中，比较重要的环节就是如何送货和提货，一定要选取最简便快捷的方法，并且在运送的整个过程中，保证物料对环境（如温、湿度等）的要求，确保在物料的运送过程中保证其质量。

购进物料的同时，做好购进记录。

4. 入库前进行质量验收

在物料入库之前要做好质量验收工作，并做好验收记录。

（1）外包装质量验收 主要检查货物的数量是否与合同相符、有无破损、是否干燥牢固、外包装注明项目是否齐备（包括产品名称、规格、生产批号等）等。

（2）内包装质量验收 主要检查有无破损、是否清洁、封口是否严密、包装字迹是否清晰等。

（3）包装标签和说明书验收 主要检查字迹是否清晰、项目是否齐全等。

（4）产品合格证验收 主要检查是否附有产品合格证、产品合格证格式是否符合要求。若购进的是中药，则应标明产地。

（二）物料仓储管理

1. 入库

入库前验收不合格应该拒收。若入库前验收合格，就可对物料办理入库手续，在填写收货单（表5-5）和入库单（表5-6）后，物料就可以入库了。在入库时，库管员一定要做到"货、单"统一，即收货单、入库单与货物相统一。

表5-5 物料收货单

名称		产品批号		供应商/生产单位	
订购单号		订购数量		订购时间	
收货日期		收货数量		收货时间	
包装件数		包装形式		单位包装量	

收货人签字：

表5-6 物料入库单

名称		代 号		内部批号	
订购单号		定购数量		供应商/生产单位	
收货日期		收货数量			
包装件数		包装形式		单位包装量	
货物接收人		产品批号		储存条件	
验收证书编号		有效期		在库位置	
产品名称	产品代号	产品批号	配料量	结存量	配料人/日期

入库负责人签字：

2. 在库

物料入库后，其质量就与库房能否实施科学的仓储管理密切相关了，科学的仓储管理的核心就是保证物料的质量不发生变化，不产生差错。总的说来，要做到科学的仓储管理就要做到以下几点。

（1）明显的状态标志 在库物料的状态标志见表5-7。

表 5-7　在库物料的状态标志

颜色	适用在库物料状态
绿色	合格物料
黄色	待检验物料
红色	不合格物料

（2）建立在库物料卡　在库物料卡主要体现物料的在库位置、进货时间、货品批号和存储量等，可直接使用物料入库单（表 5-6）作为在库物料卡。

（3）仓库的环境要求　仓库的环境要求主要包括温度、湿度和卫生状况等。GMP 中规定仓库应保持洁净和干燥，要按仓库的清洁规程进行定期清洁，并采取必要的防鼠、防虫、防霉等措施。

（4）特殊物料的储存要求

① 对温度、湿度或其他条件有特殊要求的物料、中间产品和成品，应按规定条件储存。

② 固体、液体原料应分开储存。

③ 挥发性物料应注意避免污染其他物料。

④ 炮制、整理加工后的净药材应使用清洁容器或包装，并与未加工、炮制的药材严格分开。

⑤ 麻醉药品、精神药品、毒性药品（包括药材）、放射性药品及易燃、易爆和其他危险品的验收、储存、保管要严格执行国家有关的规定。

⑥ 菌毒种的验收、储存、保管、使用、销毁应执行国家有关医学微生物菌种保管的规定。

⑦ 标签和使用说明书均应按品种、规格专柜或专库存放。

（5）物料的有效期或复验期　GMP 第一百一十三条规定："只有经质量管理部门批准放行并在有效期或复验期内的原辅料方可使用。"第一百一十四条规定："原辅料应当按照有效期或复验期贮存。贮存期内，如发现对质量有不良影响的特殊情况，应当进行复验。"

3. 出库

物料出库应符合"先产先出、先进先出、近期先出、易变先出"的十六字原则，尽量做到先生产出来的物料先出库，先购进的物料先出库，越是接近有效期的越先出库，质量容易发生变化的先出库。

除了这十六字原则之外，对出库物料还有如下要求。

① 出库的物料要与实际使用的物料数量上相当，多取容易造成浪费或混药，少取容易造成生产间断，所以在这个环节要做好物料平衡的计算。一般的，生产部门按照生产指令单和包装指令单向仓库限额领取物料。

② 严禁发放不合格物料。

③ 要实施出库复核制度，并做好出库记录。

④ 对标签使用说明书的特殊要求

a. 标签和使用说明书均应凭批包装指令发放，按实际需要量领取。

b. 标签要计数发放，领用人核对、签名，使用数、残损数及剩余数之和应与领用数相符，印有批号的残损或剩余标签应由专人负责计数销毁。

c. 标签发放、使用、销毁应有记录。

（三）物料使用管理

1. 使用前管理

物料在使用前，应核对品名、规格、数量、批号和供货单位，并填写原始记录。

2. 使用中管理

一般的，对药品质量有影响的原辅材料，在货源、批号、规格改变时，应该进行必要的生产前小样试制，检验合格后，再进行大批生产。

另外，开封使用的原辅材料，若没有用完应及时封存，并由操作人在容器上标明开封日期、剩余数量和使用人签名。再次启用时，应核对记录。

3. 使用后管理

对没有用完的物料应及时退回仓库，不应堆放在生产区，以免造成混药事件。

（四）标签和使用说明书的内容要求

1. 内包装标签

内包装标签指直接接触药品的包装上的标签。

内包装标签必须注明药品名称、规格和生产批号三项，其他项目可根据内包装尺寸大小标注。

2. 外包装标签

外包装标签指内包装以外的包装上的标签，可分为中包装标签和大包装标签。

（1）中包装标签　中包装标签应注明药品名称、主要成分、性状、适应证或者功能主治、用法用量、不良反应、禁忌证、规格、贮藏、生产日期、生产批号、有效期、批准文号、生产企业等。由于尺寸原因，不能全部注明不良反应、禁忌证、注意事项的，均应注明"详见说明书"字样。

（2）大包装标签　大包装标签应注明药品名称、规格、贮藏、生产日期、生产批号、有效期、批准文号、生产企业以及使用说明书规定以外的必要内容，包括包装数量、运输注意事项。特殊药品要有专有标志，如"危险品"等。

3. 药品说明书

药品说明书应包含有关药品的安全性、有效性等基本科学信息。

药品的说明书（图5-6、图5-7）应列有以下内容：药品名称（通用名、英文名、汉语拼音、化学名称）、分子式、分子量、结构式（复方制剂、生物制品应注明成分）、性状、药理毒理、药代动力学、适应证、用法用量、不良反应、禁忌证、注意事项（孕妇及哺乳期妇女用药、儿童用药、药物相互作用和其他类型的相互作用，如烟、酒等）、药物过量（包括症状、急救措施、解毒药）、有效期、贮藏、批准文号、生产企业（包括地址及联系电话）等内容。如某一项目尚不明确，应注明"尚不明确"字样；如明确无影响，应注明"无"。

五、卫生

药品生产需要有一个整洁的外部环境，也需要有一个清洁的内部环境，这对所生产的药品质量至关重要。GMP单独用一章的篇幅来规定药品生产企业的卫生，可见卫生在药品生产中所处的重要地位。

××××说明书

【药品名称】
通用名：
商品名：
英文名：
汉语拼音：
本品主要成分及其化学名称为：
其结构式为：
分子式：
分子量：
注：1. 复方制剂应写为"本品为复方制剂，其组分为：　　　　"。
　　 2. 生物制品本项内容为主要组成成分。

【性状】
【药理毒理】
【药代动力学】
【适应证】
【用法用量】
【不良反应】
【禁忌证】
【注意事项】
【孕妇及哺乳期妇女用药】
【儿童用药】
【老年患者用药】
【药物相互作用】
【药物过量】
【规格】
【有效期】
【贮藏】
【批准文号】
【生产企业】（地址、联系电话）

图 5-6　化学药品与生物制品说明书格式

××××说明书

【药品名称】
品名：
汉语拼音：
【性状】
【主要成分】
【药理作用】
【功能与主治】
【用法用量】
【不良反应】
【禁忌证】
【注意事项】
【规格】
【贮藏】
【包装】
【有效期】
【批准文号】
【生产企业】（地址、联系电话）

图 5-7　中药说明书格式

(一) 可能的污染源

1. 尘粒

尘粒是最常见的污染源之一，如果产品中混入了不应属于产品的尘粒，那么这些尘粒就成为了污染。尘粒大小不一，有些是肉眼看得见的，也有些是肉眼看不见的，主要在人的头发和衣服上，漂浮在空气中，或者由其他途径带入（如从清洁用的拖布上掉落、上一次生产的遗留物等）。

2. 微生物

微生物及其代谢产物也是常见的污染源，微生物包括真菌、细菌、藻类和病毒等微小的生物，它们的生长能力特别强，繁殖也非常旺盛，是造成药品污染的一个主要原因。

污染源自己是不会跑到所生产的药品中形成污染的，它必定通过传播媒介来传播，污染的主要传播媒介有以下几种。

① 空气；

② 水；

③ 表面（包括建筑物、设备等表面）；

④ 人体。

为了防止尘粒和微生物对药品造成污染，要求药品生产企业配备必要的设施，如防尘、捕尘设施，空气净化设施等。

(二) 卫生管理制度和清洁卫生规程

一个药品生产企业的卫生不合格也就可以理解为其所生产的药品质量肯定不合格。所以，卫生合格对于药品质量合格是一个必要条件。

如果把保持卫生放任为个人行为，势必造成有些角落被遗落或者清洁后发现某些方面还没有达标。GMP强调全面质量管理，就是要求全员参与和全过程的质量管理，要想在卫生清洁上做到全员参与和全过程的质量管理，就要求药品生产企业制定一套完整的卫生管理制度和标准的清洁卫生规程。

1. 卫生管理制度

药品生产企业应有防止污染的卫生措施，制定各项卫生管理制度，并由专人负责。

主要包括生产环境的卫生管理制度、生产工艺的卫生管理制度和人员的卫生管理制度三个方面。

2. 清洁卫生规程

药品生产企业根据自己的实际情况，对车间、工序、岗位按生产和空气洁净度级别的要求制定厂房、设备、容器等清洁规程。

其清洁规程的主要内容包括如下几点。

① 清洁工作范围和内容；

② 清洁方法和程序；

③ 清洁剂、消毒剂、杀虫剂及其配制，使用注意事项；

④ 所使用的清洁工具、设备；

⑤ 清洁工具、设备的清洗方法；

⑥ 清洁工具、设备的存放地点；

⑦ 清洁工作频次；

⑧ 清洁卫生检查及评价。

清洁卫生规程涵盖了清洁的各个方面，必须要求清洁人员严格遵守，才能达到药品生产企业对清洁卫生的要求。

（三）生产卫生

生产卫生主要涉及以下三方面的内容。

1. 生产环境卫生

生产环境包括厂房的外部环境和厂房的内部环境，厂房的外部环境又包括厂区的外部环境和厂区的内部环境。

（1）厂房的外部环境

① 厂区的外部环境。为保证厂区的外部环境，要选择大气含尘、含菌浓度低、无有害气体的区域，要远离交通污染区域以及散发大量粉尘和有害气体的工厂等。

② 厂区的内部环境。为保证生产的内部环境一般选择种植能降低大气含尘、含菌量的草和树木，不能种植产生花粉、花絮的植物，并使绿化面积不小于50％。

（2）厂房的内部环境 厂房的内部环境的卫生保持可以总结为以下几个方面的工作。

① 更衣室、办公室、参观走廊和其他公用场所由专门人员清洁。

② 生产操作区由生产操作区的操作人员做好清洁工作。

③ 进入洁净室（区）的人员和物料要经过各自独立的净化程序后才能进入。

④ 定期和不定期对洁净室的卫生状况进行检查，并做好记录。

2. 生产工艺卫生

生产工艺卫生主要涉及与生产工艺相关的元素的卫生，如物料卫生、设备卫生、生产工艺技术和工艺过程的卫生。

（1）物料卫生

① 物料在使用前应检查，确定其外包装完好，没有破损、受潮，标记清晰，在有效期内，是合格产品。

② 物料在进入生产区前，应在准备间进行处理，拆除外包装，并进行清洁，必要时还要进行消毒。

③ 物料在进入生产区后，应有明显的状态标志，生产区应清洁、干燥、不受污染。总之，要保证物料在生产区期间的质量。

④ 物料在使用完后，若没有用完，应做好封存等处理并时归还仓库，做好清场记录和退货记录。

（2）设备卫生

① 设备和管道应该便于拆卸、清洗和消毒。

② 设备和管道表面应保持清洁、光滑，不能脱落颗粒。

③ 设备使用后，应及时清洗、消毒。

④ 使用的消毒剂不得对设备、物料和成品产生污染。消毒剂品种应定期更换，防止产生耐药菌株。

（3）生产过程卫生

① 生产区内的物料、设备和容器等都应有卫生状态标志，并且洁净室（区）不得存放非生产物品和个人杂物。生产中的废弃物应及时处理。

② 一个生产工序结束后，要做好清场和各种设备的清洁工作，然后再开始下一个工序

的生产，保证一个工序只能加工生产一种规格的药品。

③ 洁净室（区）应定期消毒。

④ 生产区应有完整的清洁制度，并能得到严格执行，洁净工具应做好选择，避免使洁净工具成为新的污染传播媒介。

3. 人员卫生

（1）人员健康要求　药品生产人员应建立健康档案。通过健康档案可以追踪工作人员的健康状况，防止由于生产人员的疾病带来的药品污染。对患有传染病、皮肤病或体表有伤口的生产人员，要求其不得从事直接接触药品的生产。

要建立健康档案就要经常对工作人员进行体检，直接接触药品的生产人员每年至少体检一次。

（2）人员卫生意识的培养　人员的卫生意识和质量意识同样重要，培养人员的卫生意识是一个系统性和长期性的过程，需要对人员进行系统的培训来完成。

主要的培训内容有：

① 培养良好的个人卫生习惯，如工作区内不吸烟、不喝酒、不化妆、勤洗澡、勤换衣等；

② 了解工作服的样式差别、穿戴方法和清洗规程；

③ 了解清洁工具的使用和清洗；

④ 了解环境卫生标准等。

通过培训使员工形成良好的卫生意识，这是保证药品质量不可或缺的一步。

（3）人员卫生要求

① 严格遵守和认真执行药品生产企业制定的人员卫生的相关管理制度。

② 穿戴工作服符合要求，严格执行人员净化程序。

③ 进入洁净室（区）的人员不得化妆和佩带饰物，不得裸手直接接触药品。

④ 洁净室（区）内的工作人员不得带入食品、饮料等，不得在洁净室（区）内进食或饮水。

⑤ 洁净室（区）内的工作人员不得大声喧哗，动作尽量不要太快，以免带入不必要的污染。

⑥ 生产操作人员不准穿戴工作服、鞋、帽等离开规定生产区域。

⑦ 洁净室（区）仅限于该区域生产操作人员和经批准的人员进入。

（4）工作服的要求

① 工作服选材。工作服应选择质地应光滑、不产生静电、不脱落纤维和颗粒性物质、不黏附粒子，对洗涤和消毒处理有耐久性的材料制成。

② 工作服式样。工作服式样应与生产操作和空气洁净度级别要求相适应（表5-8），并不得混用。特别是无菌工作服必须包盖全部头发、胡须及脚部，并能阻留人体脱落物。

③ 工作服的穿戴方式。工作服穿戴方式应与生产操作和空气洁净度级别要求相适应，并不得混用。

④ 工作服的清洗。要求工作服应按照制定的清洗周期进行清洗，不同空气洁净度级别使用的工作服应分别清洗、整理，必要时消毒或灭菌，并且工作服洗涤、灭菌时不应带入附加的颗粒物质。

表 5-8　工作服式样表

项目	一般生产区	洁净工作室（区）	
		D 级和 C 级洁净室（区）	B 级和 A 级洁净室（区）
工作衣	无横褶、腰带、接缝，或接缝要求缝制光洁	①无口袋、横褶、腰带、接缝，或接缝要求缝制光洁 ②没有纽扣 ③遮盖颈部	①要求同 C 级 ②上下连体，高领 ③无菌室要求连帽、连袜
帽子	应罩住全部头发、阻止脱落的头发和头屑落出帽外		包盖全部头发和胡须
工作鞋	按工作需要确定，但不能使用拖鞋	能遮盖全脚	包盖脚部，裤脚可塞入鞋内，必须时刻将连接处封严，防止漏气

注：口罩尽量选用遮盖面大的，必要时可用防护面罩。手套根据工作需要制作，必要时应与工作服连接并要求不漏空气。

六、确认与验证

确认就是证明厂房、设施、设备能正确运行并可达到预期结果的一系列活动。

验证就是证明任何程序、生产过程、设备、物料、活动或系统确实能达到预期效果的有文件证明的一系列活动。

（一）确认与验证（以下简称验证）类型

1. 前验证

前验证是正式投产前的质量活动，是指对一个新产品、新处方、新工艺、新设备在正式投产前按照设定的验证方案进行的验证活动。

除了新产品、新处方、新工艺、新设备这四种情况需要前验证以外，还有以下的情况需要进行前验证：有特殊质量要求的产品；重现性不强的工艺或过程；重要生产工艺或过程；历史资料不足，无法进行回顾性验证的工艺或过程。

2. 同步验证

同步验证是某项生产工艺正在进行的或同时进行的验证活动。这种验证主要用于比较检验措施和监控措施都比较成熟的稳定的生产工艺。

3. 回顾性验证

回顾性验证是一种产品的生产已经完成，对历史数据进行统计分析，来证实当时的生产工艺符合要求的验证活动。这种验证主要用于非无菌产品的生产工艺。

4. 再验证

再验证是产品的生产已经完成了一段时间之后，对生产工艺、设备、物料和设施等重新进行验证。

这种验证主要用于影响产品质量的主要因素，如工艺、质量控制方法、主要原辅料、主要生产设备等发生改变时，以及生产一定周期后进行再验证。

除了上述验证的分类方式外，还可以根据验证对象来对验证进行分类，如厂房验证、设施验证、工艺用水系统验证、设备验证（包括安装确认、运行确认和性能确认）、产品验证等。

（二）验证工作程序

验证工作程序见图 5-8。

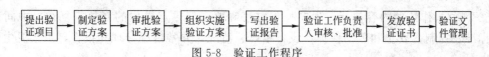

图 5-8 验证工作程序

（三）验证文件

① 验证总计划。GMP 第一百四十五条规定："企业应当制定验证总计划，以文件形式说明确认与验证工作的关键信息。"

② 验证过程中的数据和分析内容应以文件形式归档保存。验证文件应包括验证方案、验证报告、评价和建议、批准人等。

七、文件

文件化是 GMP 的特点之一，也是 ISO 9000 系列质量管理体系的基本原则，文件是生产走过的"痕迹"，人们就是通过这些"痕迹"来判定一种药品的生产质量的。

（一）文件和文件管理定义

1. 文件

文件是指一切涉及药品生产和管理的书面标准和实施的记录。

2. 文件管理

文件管理是指对文件的设计、制定、审核、批准、分发、执行、变更和销毁等一系列流转过程进行的管理活动。

（二）GMP 规定的文件类型

文件分为两大类：标准和记录。

（三）文件管理制度

药品生产企业应建立文件的起草、修订、审查、批准、撤销、印制及保管的管理制度。分发、使用的文件应为批准的现行文本。已撤销和过时的文件除留档备查外，不得在工作现场出现。

（四）重要文件

1. 生产管理文件

（1）产品生产管理文件 主要有生产工艺规程、岗位操作法或标准操作规程，不得任意更改，如需更改时，应按制定时的程序办理修订、审批手续。

① 生产工艺规程。规定生产一定数量成品所需起始原料和包装材料的数量，以及工艺、加工说明、注意事项，包括生产过程中控制的一份或一套文件。

生产工艺规程的内容包括：品名，剂型，处方，生产工艺的操作要求，物料、中间产品、成品的质量标准和技术参数及储存注意事项，物料平衡的计算方法，成品容器、包装材料的要求等。

② 标准操作规程。经批准用以指示操作的通用性文件或管理办法。

标准操作规程的内容包括：题目、编号、制定人及制定日期、审核人及审核日期、批准人及批准日期、颁发部门、生效日期、分发部门，标题及正文。

③ 岗位操作法的内容包括：生产操作方法和要点，重点操作的复核、复查，中间产品质量标准及控制，安全和劳动保护，设备维修、清洗，异常情况处理和报告，工艺卫生和环境卫生等。

（2）批生产记录　批生产记录内容包括：产品名称，生产批号，生产日期，操作者、复核者的签名，有关操作与设备，相关生产阶段的产品数量，物料平衡的计算，生产过程的控制记录及特殊问题记录。

批生产记录应字迹清晰、内容真实、数据完整，并由操作人及复核人签名。记录应保持整洁，不得撕毁和任意涂改；更改时，在更改处签名，并使原数据仍可辨认，如图5-9所示。

```
14.15
14.10  张华生 2004 年 5 月 3 日（笔误）
```

图 5-9　记录更正事例

批生产记录应按批号归档，保存至药品有效期后1年。未规定有效期的药品，其批生产记录至少保存3年。

（3）批包装记录　产品应有批包装记录。批包装记录的内容应包括如下几点。

① 待包装产品的名称、批号、规格；

② 印有批号的标签和使用说明书以及产品合格证；

③ 待包装产品和包装材料的领取数量及发放人、领用人、核对人签名；

④ 已包装产品的数量；

⑤ 前次包装操作的清场记录（副本）及本次包装清场记录（正本）；

⑥ 本次包装操作完成后的检验核对结果、核对人签名；

⑦ 生产操作负责人签名。

2. 质量管理文件

产品质量管理文件主要有：

① 药品的申请和审批文件；

② 物料、中间产品和成品质量标准及其检验操作规程；

③ 产品质量稳定性考察；

④ 批检验记录。

3. 药品生产企业应有生产管理、质量管理的各项制度和记录

① 厂房、设施和设备的使用、维护、保养、检修等制度和记录。

② 物料验收、生产操作、检验、发放、成品销售和用户投诉等制度和记录。

③ 不合格品管理、物料退库和报废、紧急情况处理等制度和记录。

④ 环境、厂房、设备、人员等卫生管理制度和记录。

⑤ 本规范和专业技术培训等制度和记录。

4. 制定生产管理文件和质量管理文件的要求

① 文件的标题应能清楚地说明文件的性质。

② 各类文件应有便于识别其文本、类别的系统编码和日期。

③ 文件使用的语言应确切、易懂。

④ 填写数据时应有足够的空格。

⑤ 文件制定、审查和批准的责任应明确，并有责任人签名。

八、生产管理

生产管理是 GMP 中最重要的部分之一，体现了 GMP 的全过程质量管理的理念。那么需要从哪些方面入手对药品生产进行管理呢？

1. 建立完整的生产管理文件体系

GMP 强调管理的文件化，文件是生产的记忆，对生产起着重要的监督作用。所以，要管理好生产，首先要建立一套完整的生产管理文件体系，包括：

① 生产工艺规程、岗位操作法和标准操作规程；

② 批生产记录。

2. 对生产进行管理

（1）计算物料平衡　每批产品都要按产量和数量的物料平衡进行检查。如有显著差异，必须查明原因，在得出合理解释，确认无潜在质量事故后，方可按正常产品处理。

（2）生产操作应采取必要措施

① 按照批次进行生产。一般的，在规定限度内具有同一性质和质量，并在同一连续生产周期中生产出来的一定数量的药品为一批。每批药品均应编制生产批号。

② 采取防止药品被污染和混淆的生产操作。生产前应确认无上次生产遗留物；应防止尘埃的产生和扩散；不同产品品种、规格的生产操作不得在同一生产操作间同时进行；有数条包装线同时进行包装时，应采取隔离或其他有效防止污染或混淆的设施；生产过程中应防止物料及产品所产生的气体、蒸汽、喷雾或生物体等引起的交叉污染；每一生产操作间或生产用设备、容器应有所生产的产品或物料名称、批号、数量等状态标志；拣选后药材的洗涤应使用流动水，用过的水不得用于洗涤其他药材；不同药性的药材不得一起洗涤；洗涤后的药材及切制和炮制品不宜露天干燥等。

（3）清场管理　为了防止生产中出现污染和混淆，采取按批次生产药品的方法，一批药品生产前必须确认上一次生产没有遗留物，下一批药品才能进行生产。GMP 规定通过清场管理来完成。

① 清场管理。清场管理就是通过一系列活动，确认上一批次药品生产没有遗留物。每批药品的每一生产阶段完成后必须由生产操作人员清场。

② 清场记录。每批药品的每一生产阶段完成后都必须进行清场，同时还要求填写清场记录。清场记录（表 5-9）的内容包括：工序、品名、生产批号、清场日期、检查项目及结果、清场负责人及复查人签名。

清场记录应纳入批生产记录。

③ 清场合格证。一批药品生产后必须经过清场并取得清场合格证（图 5-10）后，才能开始下一批药品的生产。所以，清场合格证是上一批药品生产的结束标志，也是下一批药品进行生产的凭证。

（4）工艺用水的管理　应根据产品工艺规程选用工艺用水。工艺用水应符合《中国药典》相应的质量标准。

九、质量控制与质量保证

质量控制（quality control）指为达到质量要求所采取的作业技术和活动。对于药品生产企业，质量控制就是通过质量检验等一系列活动，监视药品生产，消除质量环上所有阶段引起不合格，保证生产的药品是合格品。

表 5-9　清场记录

工　序	品　名	生产批号	清场日期	检查项目	清除情况 已　清	清除情况 未　清	检查结果
				1. 上次生产用的原辅材料是否清理干净			
				2. 上次生产用的包装材料是否清理干净			
				3. 上次生产用的设备和管道是否清洁干净			
				4. 上次用的工具、器具、容器等是否清洁干净			合格□ 不合格□
				5. 车间门窗、墙壁和地面是否清理干净			
				6. 其他补充条款			

清场负责人签名：　　　　　　　　　　　　　复查人签名：

原生产品名：＿＿＿＿＿＿＿＿＿＿　　　批号：＿＿＿＿＿＿＿＿

替换生产品名：＿＿＿＿＿＿＿＿＿　　　批号：＿＿＿＿＿＿＿＿

清场合格证

清场班组：＿＿＿＿＿＿＿＿　　　清场负责人签名：＿＿＿＿＿＿

其他参与清场人员签名：＿＿＿＿＿＿＿＿＿＿＿＿＿＿＿＿＿

复查人签名：＿＿＿＿＿＿＿＿＿＿＿＿＿＿＿＿＿＿＿＿

清场日期：　　　年　　月　　日

图 5-10　清场合格证

质量保证（quality assurance）指为使人们确信某一产品、过程或服务的质量，所必需的、全部有计划和有组织的活动。对于药品生产企业，质量保证就是为保证药品质量而建立的质量管理体系，并系统地实施。

1. 建立完整的质量管理文件体系

前文中有介绍，不再重复。

2. 进行质量管理

（1）设置独立的质量管理部门　药品生产企业的质量管理部门应负责药品生产全过程的质量管理和检验，受企业负责人直接领导。质量管理部门应配备一定数量的质量管理和检验人员，并有与药品生产规模、品种、检验要求相适应的场所、仪器、设备。

质量管理部门的主要职责如下。

① 制定和修订物料、中间产品和成品的内控标准和检验操作规程，制定取样和留样制度。

② 制定检验用设备、仪器、试剂、试液、标准品（或对照品）、滴定液、培养基、实验

动物等管理办法。

③ 决定物料和中间产品的使用。

④ 审核成品发放前批生产记录，决定成品发放。

⑤ 审核不合格品处理程序。

⑥ 对物料、中间产品和成品进行取样、检验、留样，并出具检验报告。

⑦ 监测洁净室（区）的尘粒数和微生物数。

⑧ 评价原料、中间产品及成品的质量稳定性，为确定物料贮存期、药品有效期提供数据。

⑨ 建立变更控制系统，对所有影响产品质量的变更进行评估和管理。

⑩ 建立偏差处理的操作规程，规定偏差的报告、记录、调查、处理以及所采取的纠正措施，并有相应的记录。

⑪ 建立纠正措施和预防措施系统，对投诉、召回、偏差、自检或外部检查结果和工艺性能以及质量监测趋势等进行调查并采取纠正和预防措施。调查的深度和形式应当与风险的级别相适应。纠正措施和预防措施系统应当能够增进对产品和工艺的理解，改进产品和工艺。

⑫ 按照操作规程，每年对所有生产的药品按品种进行产品质量回顾分析，以确认工艺稳定可靠，以及原辅料、成品现行质量标准的适用性，及时发现不良趋势，确定产品及工艺改进的方向。应当考虑以往回顾分析的历史数据，还应当对产品质量回顾分析的有效性进行自检。当有合理的科学依据时，可按照产品的剂型分类进行质量回顾，如固体制剂、液体制剂和无菌制剂等。回顾分析应当有报告。

⑬ 质量管理部门应会同有关部门对主要物料供应商质量体系进行评估。

（2）生产中的检验　生产中的检验主要包括理化检验和微生物检验两个方面，如直接入药的药材粉末，配料前应做微生物检查。

① 质量检验标准。前文中有讲解，不再重复。

② 质量检验环节。

物料采购（供应商检查和收货时检查）→物料入库（入库前检验，需留样）→出库前（检验是否合格）→生产（卫生检查、投料检查、半成品检查、各种计算）→包装（清场检查、物料检查、设备检查、包装检查、卫生消毒控制等）→成品入库（检验、质量评定，需留样）→成品在库（抽样检查）→成品出库销售（上市后检验、用户投诉和退货检验，需留样）。

③ 取样规则

a. 取样方法要根据具体情况来确定，对原辅料、半成品（中间产品）、成品、副产品及包装材料、工艺用水应分别采用不同方法，取样的环境洁净级别要求、取样工具、取样部位、取样时间、取样量等都有不同规定。

b. 取样数量大至遵循以下原则。一般原辅料总件数 $n \leqslant 3$ 时，逐件取样；当 $3 < n \leqslant 300$ 时，取样数为 $\sqrt{n} + 1$；若 $n > 300$ 时，取样数为 $\sqrt{n}/2 + 1$。中药总件数 $n \leqslant 5$ 或为贵细药材时，逐件取样；$5 < n \leqslant 99$ 时，取样数为 5；$100 \leqslant n \leqslant 1000$ 时，取样数为 n 的 5%；$n > 1000$ 时，超出部分按 n 的 1%取样。

一般取样量为检验所需数量的 1～3 倍。

④ 检验操作规程。检验操作规程是药品检验的依据，主要项目有药品名称、代号或编号、结构式、分子式、分子量、性状、鉴别、检验项目与限度、检验操作方法等。

⑤ 检验记录和检验报告单。检验记录可以作为检验后计算时使用的原始数据，记录项目主要包括名称、来源、数量、批号、代号或编号、取样日期、测试日期、各项目测试的数据和计量单位、换算系数、当量系数、演算过程、仪器分析的图谱、化验结论等，并有检验人、复核人、部门负责人签字。

检验报告单上有检验依据、检验结论和检验人员和各级负责人签字。

检验记录和检验报告单应至少保存至有效期后 1 年，若没有有效期则应保存至少 3 年。

十、委托生产与委托检验

药品生产企业可以委托其他有资质的合法企业开展生产和检验，为了保证委托生产过程质量和委托检验过程质量，GMP 对此行为做了相应规定。

1. 签订书面合同

为确保委托生产产品的质量和委托检验的准确性和可靠性，委托方和受托方必须签订书面合同，明确规定各方责任、委托生产或委托检验的内容及相关的技术事项。

2. 符合生产许可和注册要求

委托生产或委托检验的所有活动，包括在技术或其他方面拟采取的任何变更，均应符合药品生产许可和注册的有关要求。

十一、药品发运与召回

（一）药品发运

1. 发运要求

GMP 第二百九十五条"每批产品均应当有发运记录。根据发运记录，应当能够追查每批产品的销售情况，必要时应当能够及时全部追回，发运记录内容应当包括：产品名称、规格、批号、数量、收货单位和地址、联系方式、发货日期、运输方式等。"

2. 发运记录

（1）发运记录内容（图 5-11）。

编号：

药品名称：		剂型：		规格：		数量：		批号：
包装规格：			检验报告单号：			合同单号：		
运输方式：				运输注意事项：				
收货单位：				收货地址：				
发货人（签名）：				发货日期：				

图 5-11 发运记录

（2）发运记录保存 发运记录应保存至药品有效期后 1 年。未规定有效期的药品，其发运记录应至少保存 3 年。

（3）发运记录销毁 每年都由发运记录保存人对存档的发运记录进行总结，列出超保存期的发运记录明细表，经销售部门负责人和质量管理部门负责人批准后，进行销毁。

发运记录的销毁应在质量管理部门人员的监督下进行。

（二）药品召回

药品召回是指企业一经发现或有证据表明市场销售的药品有质量问题，就应迅速收回已售出的药品，并且，在得到客户同意的情况下可做退货和换货的处理。

1. 药品召回类型

药品召回一般有两种类型：①药品存在的质量问题可能危及或伤害患者身体健康的药品，这时候召回药品，称为一般情况产品召回。②药品存在的质量问题可能严重危及或伤害患者身体健康的药品，这时候召回药品，称为紧急情况产品召回

2. 药品召回后的处理程序

药品生产企业应建立药品退货和召回的书面程序，并有记录。

（1）入库：将召回的药品放入退货库，退货库应有黄色标志。

（2）接收前检查：主要检查召回药品是否符合退货条件，如药品包装是否完好，是否有退货凭证（发票等），"退货通知单"或者"召回产品通知单"，各种单据上是否有符合要求的签名等。

（3）核查召回药品　对预留小样进行检测，确定产品的质量情况。

（4）进行召回药品处理

① 收回药品的质量合格，应经过协调取得客户的理解，做退货或换货处理，若召回药品外包装没有破损和污染，可再销售。若药品的外包装已经有损坏或污染，则可以重新更换包装，再行销售，这种情况下一定要注意包装上要注明原批号，并有明显标志证明其为召回后再销售药品。

② 因质量原因退货和召回的药品制剂，应在质量管理部门监督下销毁，涉及其他批号时，应同时处理。

3. 药品召回记录

药品退货和召回记录内容应包括：品名、批号、规格、数量、退货和召回单位及地址、退货和召回原因及日期、处理意见。

十二、投诉与不良反应报告

药品是把"双刃剑"，一方面，药品是防病治病的重要武器，另一方面，药品也能引起与用药目的无关的不良反应，甚至严重的能导致人伤残、畸形、癌症甚至致人死亡。

另外，在药品生产过程中也有可能出现重大的质量问题，这种状况严重威胁了药品使用者的健康甚至生命。

所以，药品生产企业应该建立一套完整的投诉和不良反应报告制度，以保证用药者的安全。GMP规定"药品生产出现重大质量问题时，应及时向当地药品监督管理部门报告"。

（一）投诉

针对用户对药品质量的投诉，药品生产企业应详细记录和调查处理，认真查找原因，并给用户一个满意的答复。通过用户的投诉，药品生产企业也能够查找出自身的问题和不足，并加以改进。

为处理好用户投诉，药品生产企业应该建立完整的用户投诉管理制度，并做好记录和用

户投诉档案的建立工作。

（二）药品不良反应

药品不良反应是指合格药品在正常的用法用量下出现的与用药目的无关的或意外的有害反应。

1. 可疑不良反应

可疑不良反应是指怀疑而未确定的不良反应。

2. 新的药品不良反应

新的药品不良反应是指药品使用说明书或有关文献资料上未收载的不良反应。

（三）药品不良反应报告制度

为了加强对上市药品的安全监管，确保人体用药安全有效，我国实行不良反应报告制度，并制定了《药品不良反应监测管理办法》，对药品不良反应监测工作进行管理。

1. 药品不良反应报告单位

药品生产企业、药品经营企业和医疗预防保健机构都应该按照规定报告所发现的药品不良反应。

2. 药品不良反应监测工作的主管单位

全国药品不良反应监测工作的主管单位是国家食品药品监督管理局，而省、自治区、直辖市（食品）药品监督管理局主管本辖区内的药品不良反应监测工作，各级卫生行政部门负责医疗预防保健机构中的药品不良反应监测工作。

3. 药品不良反应报告

（1）药品不良反应报告的范围　上市5年以内的药品和列为国家重点监测的药品，应报告该药品引起的所有可疑的不良反应；上市5年以上的药品，主要报告该药品引起的严重、罕见或新的不良反应。

（2）药品不良反应报告时限　药品生产企业应该收集本企业上市5年以内的药品所有的可疑不良反应病例，并且每个季度要向所在地省、自治区、直辖市药品不良反应监测专业机构集中报告。

对新的不良反应或者严重、罕见的不良反应病例，应在15个工作日内进行汇报。对于死亡病例，应该即时报告。

（3）药品不良反应报告表　对于发现的药品不良反应还应认真填写药品不良反应报告表（图5-12）。

十三、自检

1. 自检

自检就是药品生产企业按预定的程序，对人员、厂房、设备、文件、生产、质量控制、药品销售、用户投诉和产品收回的处理等项目定期进行检查，以证实符合 GMP 要求的一系列活动。

自检是药品生产企业持续改进理论的一种实践手段。通过自检发现企业中存在的问题，并加以改进，从而提高企业的管理水平，规范企业的质量管理，保证药品质量的安全有效和均一稳定。

企业名称：		电话：			报告日期： 年 月 日	
患者姓名：	性别： 男□女□	出生日期:年 月 日	民族	体重(kg)	家族药品不良反应,有□无□ 不详□	
病历号/门诊号	工作单位或住址：			电话：	既往药品不良反应情况,有□ 无□不详□	
原患疾病：		不良反应名称：			不良反应发生时间： 年 月 日	
不良反应的表现：(包括临床检验)						
不良反应处理情况：						
不良反应结果:治愈□ 好转□ 有后遗症□						
表现:死亡□ 直接死因□ 死亡时间： 年 月 日						
对原患疾病的影响:不明显□ 病程延长□ 病情加重□ 导致后遗症□ 导致死亡□						
关联性评价	省级 ADR 监测机构:肯定□很可能□可能□不大可能□未评价□无法评价□签名: 国家 ADR 监测中心:肯定□很可能□可能□不大可能□未评价□无法评价□签名:					
商品名		国家非专利名	生产企业	批号	剂型	进货渠道	生产日期
怀疑引起不良反应 的药品						
并用药品						
曾在国内、外发生的不良反应情况(包括报纸杂志报道情况)						
国内：						
国外：						
其他：						

报告人单位： 职务： 报告人签名：

图 5-12 药品不良反应报告表

2. 自检频次要求

一般药品生产企业的自检每年至少完成 1 次，若遇到特殊情况如发生重大质量事故时，也可随时组织自检。

3. 自检文件要求

首先，自检应有记录。其次，在自检完成后应形成自检报告。自检报告的内容包括自检的结果、评价的结论以及改进措施和建议。

4. 自检后工作

自检工作完成后，生产和质量负责人应组织随访和抽查，监督和促进改进措施、预防措施的落实，并检查改进结果。

第三节 GMP 认证

我国药品生产企业必须实行 GMP 认证制度，即药品生产企业必须通过 GMP 认证并取得 GMP 认证证书才能进行药品生产。认证机构是省级以上（食品）药品监督管理局。

实施 GMP 认证制度，既是保证药品生产企业采用科学的管理方法，生产出合格药品，又是国家药品监督管理部门对药品生产企业实施监督检查的一种手段。能否通过 GMP 认证已经成为衡量药品生产企业信誉和产品质量好坏的一种标准。

一、与 GMP 认证相关的检查

1. 首次检查

新开办（包括老厂改建和扩建）的药品生产企业（车间、生产线）首次申报 GMP 认证，改变设备和生产工艺后申报 GMP 认证等，这些都属于首次检查。

2. 重新申请检查

已取得"药品 GMP 证书"的药品生产企业，在证书有效期届满前 6 个月，需申请重新认证。药品生产企业改建、扩建车间或生产线，也需申请重新认证。

3. 跟踪检查

药品监督管理部门应对持有"药品 GMP 证书"的药品生产企业组织进行跟踪检查。"药品 GMP 证书"有效期内至少进行一次跟踪检查。

4. 其他特殊情况下的检查

已取得"药品 GMP 证书"的药品生产企业，如果遇到客户投诉、有质量问题或者其他特殊情况，药品认证管理中心或者省级（食品）药品监督管理局就会对企业进行检查。

二、GMP 认证机构

1. 国家食品药品监督管理总局

《药品生产质量管理规范认证管理办法》第一章总则中规定："国家食品药品监督管理总局主管全国药品 GMP 认证管理工作。负责注射剂、放射性药品、生物制品等药品 GMP 认证和跟踪检查工作；负责进口药品 GMP 境外检查和国家或地区间药品 GMP 检查的协调工作。国家食品药品监督管理总局负责对药品认证检查机构质量管理体系进行评估。"

2. 省级药品监督管理部门

《药品生产质量管理规范认证管理办法》第一章总则中规定："省级药品监督管理部门负责本辖区内除注射剂、放射性药品、生物制品以外其他药品 GMP 认证和跟踪检查工作以及国家食品药品监督管理总局委托开展的药品 GMP 检查工作。省级以上药品监督管理部门设立的药品认证检查机构承担药品 GMP 认证申请的技术审查、现场检查、结果评定等工作。"

三、GMP 认证过程

GMP 的认证过程如图 5-13 所示。

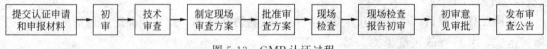

图 5-13　GMP 认证过程

1. 申报 GMP 认证

申请药品 GMP 认证的企业，应如实地向所在地省级食品药品监督管理局或者国家食品药品监督管理总局报送申请资料。如果向国家食品药品监督管理总局报送资料的，同时需要向所在地省级食品药品监督管理局报送一份资料，已备省级食品药品监督管理局对审查提出意见，报送资料。

2. 形式审查

由药品监督管理局（表 5-10）在 5 个工作日内给出形式审查结果，若审查合格则将申报资料转交局认证中心。形式审查合格则进行下一步——技术审查。

3. 技术审查

由局认证中心（表 5-10）对资料进行技术审查，工作时限为 10 个工作日。技术审查后认为需要补充资料的，应一次性书面通知申请企业，企业必须在 2 个月内报送，逾期未报则中止认证工作。若技术审查合格，则进行下一步——现场审查。

表 5-10　不同药品申请 GMP 认证审查单位对比表

项目	第一类药品	第二类药品
初审单位	省级药品监督管理局	省级药品监督管理局
形式审查	国家食品药品监督管理总局	省级药品监督管理局
技术审查	国家食品药品监督管理总局认证中心	省级药品监督管理局

注：第一类药品包括注射剂、放射性药品、国家食品药品监督管理总局规定的生物制品。
第二类药品包括除第一类药品外的其他药品。

4. 现场审查

（1）责任单位　实施现场审查的单位仍然根据药品种类有所不同。第一类药品（注射剂、放射性药品、国家食品药品监督管理总局规定的生物制品）由国家食品药品监督管理总局认证中心制定 GMP 现场检查方案，选派药品 GMP 认证检查组，组织实施现场检查。第二类药品（除第一类药品外的其他药品）由省、自治区、直辖市药品监督管理局负责组织制定本行政区域内 GMP 现场检查方案，选派药品 GMP 认证检查组，组织实施现场检查。

（2）现场审查人员　现场检查实行组长负责制，检查组一般由 3 名药品 GMP 认证检查员组成，对放射性药品、生物制品生产企业认证检查时，应至少选派 1 名熟悉相应专业的药品 GMP 认证检查员。局认证中心应从国家药品 GMP 认证检查员库中随机选派药品 GMP 认证检查员，但须回避被检查企业所在省、自治区、直辖市的药品 GMP 认证检查员。省、自治区、直辖市药品监督管理局应从国家药品 GMP 认证检查员库中随机选派本行政区域内的药品 GMP 认证检查员，但须回避被检查企业所在设区市级行政区域内的药品 GMP 认证检查员。如需要选派外省、自治区、直辖市药品 GMP 认证检查员时，应报局认证中心统一选派。

（3）审查时间　组织实施现场检查的工作时限为 10 个工作日。现场检查时间一般为2～4 天，根据企业具体情况可适当延长。

（4）GMP 认证现场审查过程　与 GLP 的认证过程相同。

5. 给出审查意见并发放证书

（1）现场审查符合 GMP 认证标准　局认证中心对检查组提交的现场检查报告进行审核，符合认证标准的，报国家食品药品监督管理总局。国家食品药品监督管理总局对局认证中心提交的审核资料进行审核，符合认证标准的，颁发"药品 GMP 证书"（图 5-14），并予以公告。省、自治区、直辖市药品监督管理局对检查组提交的现场检查报告进行审核和审批，符合认证标准的，颁发"药品 GMP 证书"，并予以公告，同时报国家食品药品监督管理总局。审核、审批发证的工作时限均为 20 个工作日。"药品 GMP 证书"由国家食品药品监督管理总局统一印制，并按国家食品药品监督管理总局的规定填写。

（2）现场审查不符合 GMP 认证标准　经现场检查，对不符合药品 GMP 认证标准、责令企业限期改正的，由局认证中心或省、自治区、直辖市药品监督管理局向被检查企业发限期改正通知书，限期改正的时限为 6 个月。企业在期限内改正完毕，提交改正报告，符合要

中华人民共和国

药品 GMP 证书

CERTIFICATE OF GOOD MANUFACTURING PRACTICES FOR PHARMACEUTICAL
PRODUCTS PEOPLE'S REPUBLIC OF CHINA

证书编号：
Certificate No：

企业名称：
Manufacturer ：_____

地 址：
Address ：_____

认证范围：
Scope of Inspection _____

经审查，符合中华人民共和国《药品生产质量管理规范》要求。

特发此证。

This is to certify that the above mentioned manufacturer Complies with the requirements of Chinese Good Manufacturing Practices for pharmaceutical products.

有效期至 年 月 日
This certificate remains valid until

发证机关：
Issued By：
年 月 日

Date for Issuing：

国家食品药品监督管理总局制
CHINA FOOD AND DRUG ADMINISTRATION

图 5-14 "药品 GMP 证书"图例

求的，由原认证部门选派检查组再次进行现场检查。经再次现场检查，不符合药品 GMP 认证标准的，不予通过药品 GMP 认证，由局认证中心或省、自治区、直辖市药品监督管理局向被检查企业发认证不合格通知书。

四、GMP 认证结果评定

1. 检查评定方法

《药品 GMP 认证检查评定标准（2010）》中规定，药品 GMP 认证检查项目共 266 项，其中关键项目（条款号前加"＊"）101 项，一般项目 165 项。

药品 GMP 认证检查时，应根据申请认证的范围确定相应的检查项目，并进行全面检查和评定。检查中发现不符合要求的项目统称"缺陷项目"，其中关键项目不符合要求者称为"严重缺陷"，一般项目不符合要求者称为"一般缺陷"。发现的缺陷，如果在申请认证的各剂型或产品中均存在，应按剂型或产品分别计算。在检查过程中，发现企业隐瞒有关情况或提供虚假材料的，按严重缺陷处理。检查组应调查取证，详细记录。

2. 结果评定

GMP 认证结果评定表见表 5-11。

表 5-11　GMP 认证结果评定表

项目		结果	
严重缺陷	一般缺陷		
0	≤10 项	立即改正	通过 GMP 认证
		不能立即改正,须提供缺陷整改报告及整改计划	
0	≥11 项	不通过 GMP 认证	
≥1 项	不限		

注：此表为修订后的检查结果评定方法。

3. 综合评定、整改和公示

药品认证检查机构可结合企业整改情况对现场检查报告进行综合评定。必要时，可对企业整改情况进行现场核查。综合评定应在收到整改报告后 40 个工作日内完成，如进行现场核查，评定时限顺延。综合评定应采用风险评估的原则，综合考虑缺陷的性质、严重程度以及所评估产品的类别对检查结果进行评定。

现场检查综合评定时，低一级缺陷累计可以上升一级或两级缺陷，已经整改完成的缺陷可以降级，严重缺陷整改的完成情况应进行现场核查。只有一般缺陷，或者所有主要和一般缺陷的整改情况证明企业能够采取有效措施进行改正的，评定结果为"符合"；有严重缺陷或有多项主要缺陷，表明企业未能对产品生产全过程进行有效控制的，或者主要和一般缺陷的整改情况或计划不能证明企业能够采取有效措施进行改正的，评定结果为"不符合"。

药品认证检查机构完成综合评定后，应将评定结果予以公示，公示期为 10 个工作日。对公示内容有异议的，药品认证检查机构或报同级药品监督管理部门及时组织调查核实。调查期间，认证工作暂停。对公示内容无异议或对异议已有调查结果的，药品认证检查机构应将检查结果报同级药品监督管理部门，由药品监督管理部门进行审批。药品监督管理部门应将审批结果予以公告。省级药品监督管理部门应将公告上传国家食品药品监督管理总局网站。

五、GMP 证书的有效期

"药品 GMP 证书"有效期为 5 年。药品生产企业应在"药品 GMP 证书"有效期届满前

6个月，重新申请药品GMP认证，（食品）药品监督管理部门应在"药品GMP证书"届满前作出审批决定。

第四节　实践——GMP认证实例

一、申请GMP的资料

假如你是药品生产企业质量管理部门的一名工作人员，该企业准备申请GMP认证。企业将GMP认证申请工作交由你部办理，你将全程参与此项工作。应如何准备申报资料呢？

通过之前的学习和培训，知道应按照省级食品药品监督管理局GMP认证中心的要求，到省局受理大厅提交认证申请和申报材料清单。具体申报材料如下。

① 药品GMP认证申请书（一式四份）。

② "药品生产企业许可证"和"营业执照"复印件。

③ 药品生产管理和质量管理自查情况。

④ 药品生产企业组织机构图。

⑤ 相关人员情况。

⑥ 药品生产企业生产范围剂型和品种表。

⑦ 药品生产企业周围环境图、总平面布置图、仓储平面布置图、质量检验场所平面布置图（含动物室）。

⑧ 药品生产车间概况及工艺布局平面图。

⑨ 申请认证剂型或品种的工艺流程图，并注明主要过程控制点及控制项目。

⑩ 药品生产企业（车间）的关键工序、主要设备、制水系统及空气净化系统的验证情况。

⑪ 检验仪器、仪表、量具、衡器校验情况。

⑫ 药品生产企业（车间）生产管理、质量管理文件目录。

⑬ 企业符合消防和环保要求的证明文件。

二、撰写企业实施《药品生产质量管理规范》情况的综述

以学习小组为单位，撰写企业实施《药品生产质量管理规范》情况的综述，内容至少包括以下几点。

① 企业的基本情况及药品生产质量管理体系的总体描述；重新换证的企业还应提交上次认证以来"药品生产许可证"许可事项变更情况，以及上一年度企业药品生产质量回顾分析。

② 企业的组织机构及岗位人员配备情况。

③ 各岗位人员培训与健康管理情况。

④ 质量管理体系文件概况。

⑤ 设施与设备配备情况。

⑥ 相关设施设备的验证情况。

⑦ 物料的管理情况。

⑧ 委托生产和委托检验情况。

⑨ 企业药品生产活动各环节工作运转及其质量控制情况。

⑩ 产品的发运与召回情况。

⑪ 企业自检情况及其整改措施与整改情况。

⑫ 企业其他需要说明的情况。

三、实施现场检查

假如你是省级食品药品监督管理局审核查验中心的检查员，你将如何进行现场检查？（可参考下面的资料——GMP 认证检查实施方案）

现场检查首先要听取企业汇报，然后根据企业申请认证的剂型，对生产现场进行动态检查，再依据检查评定标准进行判定，决定企业认证剂型是否通过现场检查。因此，在检查过程中，掌握检查方法是帮助客观、准确判断检查结果的重要手段，正确的工作方法就是技巧。

（1）首次会议时间不宜过长，要求企业将基本情况和 GMP 实施情况简明扼要汇报即可，如发现企业汇报时间偏长或有意拖延时，检查组长应进行控制，因为主要工作重点是在现场。在听取企业汇报后，检查员应对存在的疑问进行询问，与企业进行沟通。

（2）检查顺序应根据认证企业厂区厂房的总体布局，以方便、不重复为原则，先检查公用设施、仓储管理、质量控制实验室。在检查生产车间时，按照工艺路线顺序进行，以保证检查的全面覆盖性并按照方案规定的时限完成。

（3）运用多种检查方法

① 聆听。在检查每一个场所或岗位时，要先直接听取该岗位操作人员的讲述，在其自由表达的同时，要求其说明岗位职责、生产操作过程和要点、执行的指令要求等。在聆听中获得信息，记住他讲述的内容，必要时要求岗位人员进行现场操作。

② 查阅

a. 查阅现场文件。看生产现场是否有与岗位操作相关的文件，文件是否经过批准，是否是有效版本，有无作废文件在现场出现，看文件规定和程序是怎么要求的，看岗位操作人员是否按照文件的规定和程序执行操作。了解该岗位文件与其他文件的相关性，以便在其他岗位检查时注意相符性和互动关联性。

b. 查阅记录。看是否有生产运行记录和检验记录，是否有清洁、保养、维修等相关记录；记录的填写是否及时、更改是否规范正确；记录的填写人签字是否真实，字迹是否清楚，有无代签、漏签现象；记录表格式和填写的内容是否与文件要求一致等。

c. 观察。进入一个场所时，先环顾四周后，再注意观察细节。如生产环境，工艺布局的合理性，产品生产、检验、储存、流转等活动各个过程的实施是否符合要求，状态标识是否符合规定，人员操作的符合性等。在观察中可借助手部的感觉，以触摸的方式帮助判断，如触摸墙体、工作台、设备、容器等的表面和接缝处，感觉是否平整、光滑，是否积尘，有无裂隙和脱落物；触摸制水系统的管路、储水罐，感觉温度；触摸空调净化系统的空调箱体、洁净区与非洁净区之间的门窗，感觉是否密闭、有无漏风现象；观察压差计，看空气流向是否正确等。在任何一个环节发现疑问时，都要停下来细致检查，确认事实。

d. 询问（面谈）。以查阅企业申报资料中发现的、听和看中产生的疑问或不清楚的地方作为重点，有针对性地设计问话，直接向岗位操作者或责任者询问，也可指定人员回答，不能由企业陪同的负责人员全部包答一切问题，要通过交谈交流，对其表述的内容进行判断，以尽快解开疑问点，确定是或否。

e. 记录。及时详细记录检查中发现的问题和具体信息，如发生问题的场所地点、岗位工序或房间号码、设备型号及安放位置、文件名称编号、产品批号、检验报告书号、记录表格名称、责任人姓名及岗位等，必要时向有关人员复述或指看产生错误的内容进行确认。

f. 采集证据。对不符合规范的有关资料、证明文件、记录、实物等应及时取证（纸质资料复印后应加盖企业印章，实物物品可取样，如必须使用照相、录像设备时，要符合法律规定），保留客观事实证据，以在评定判断时，支持检查结论。证据采集时，可与企业人员一起到相关地点查找，不能给其私下改正的时间，指出错误时看其是否按照规定的程序改正，有的当场随意就改，是不符合要求的。

g. 追溯。对已经认为或已有事实证据的错误，要不断地追问、追查下去，对方回答不满意得不到答案时，再进行下一个问题，在不断地补充询问、查阅中，最终找到问题的症结。以上检查方法不是孤立的，要结合进行，这样才能保证获得综合的、全面的信息，取得好的检查效果。

另外要强调的是，检查员对现行法律、法规政策和检查标准的熟练掌握是非常重要的。国家一些政策的调整、改变都将对企业的品种调整、设施设备投资产生很大的影响，企业对此是非常敏感和关注的，有时比检查员掌握得还多。而检查员如果不掌握政策标准的变化和新的要求，依照过时的要求去判断现场情况，可能会提出错误的问题。检查员还应熟练掌握认证检查项目和评定标准，GMP 认证检查项目共 266 项，对其中的关键条款应该掌握，尤其严重缺陷项目及相关内容应做到心中有数，不清楚时应对照查阅《药品生产质量管理规范（2010 年修订）》原文，以正确地进行判断。

要点解读

➢ GMP 是在药品生产全过程中，用科学、合理、规范化的条件和方法来保证生产优良药品的一整套系统的、科学的管理规范，是药品生产和质量管理的基本准则。

➢ GMP 制度是随着质量管理的发展而产生的。实施 GMP 是药品生产企业推行全面质量管理的具体体现。

➢ 2010 年修订的新版 GMP 共分 14 章，共计 313 条。同时含有无菌药品、中药制剂、原料药、生物制品和血液制品 5 个附录。

➢ 规范中一些重要术语的解释

① 批。经一个或若干个加工过程生产的、具有预期均一质量和特性的、一定数量的原辅料、包装材料或成品。为完成某些生产操作步骤，可能有必要将一批产品分成若干亚批，最终合并成为一个均一的批。在连续生产情况下，批必须与生产中具有预期均一特性的、确定数量的产品相对应。批量可以是固定数量或固定时间段内生产的产品量。

例如口服或外用的固体、半固体制剂在成型或分装前使用同一台混合设备一次混合所生产的均质产品为一批；口服或外用的液体制剂以灌装（封）前经最后混合的药液所生产的均质产品为一批。

② 批号。用于识别一个特定批的具有惟一性的数字和（或）字母的组合。用以追溯和审查该批药品的生产历史。

③ 批记录。用于记述每批药品生产、质量检验和放行审核的所有文件和记录，可追溯所有与成品质量有关的历史信息。

④ 待验。指原辅料、包装材料、中间产品、待包装产品或成品，采用物理手段或其他有效方式将其隔离或区分，在允许用于投料生产或上市销售之前贮存、等待作出放行决定的状态。

⑤ 物料。指原料、辅料和包装材料等。

例如化学药品制剂的原料是指原料药；生物制品的原料是指原材料；中药制剂的原料是指中药、中药饮片和外购中药提取物；原料药的原料是指用于原料药生产的除包装材料以外的其他物料。

⑥ 物料平衡。产品或物料实际产量或实际用量及收集到的损耗之和与理论产量或理论用量之间的比较，并考虑可允许的偏差范围。

⑦ 包装。待包装产品变成成品所需的所有操作步骤，包括分装、贴签等。但无菌生产工艺中产品的无菌灌装，以及最终灭菌产品的灌装等不视为包装。

⑧ 包装材料。药品包装所用的材料，包括与药品直接接触的包装材料和容器、印刷包装材料，但不包括发运用的外包装材料。

⑨ 操作规程。指经批准用来指导设备操作、维护与清洁、验证、环境控制、取样和检验等药品生产活动的通用性文件，也称标准操作规程。

⑩ 产品。包括药品的中间产品、待包装产品和成品。

⑪ 中间产品。指完成部分加工步骤的产品，尚需进一步加工方可成为待包装产品。

⑫ 成品。已完成所有生产操作步骤和最终包装的产品。

⑬ 重新加工。将某一生产工序生产的、不符合质量标准的一批中间产品或待包装产品的一部分或全部，采用不同的生产工艺进行再加工，以符合预定的质量标准。

⑭ 待包装产品。尚未进行包装但已完成所有其他加工工序的产品。

⑮ 发放。指生产过程中物料、中间产品、待包装产品、文件、生产用模具等在企业内部流转的一系列操作。

⑯ 发运。指企业将产品发送到经销商或用户的一系列操作，包括配货、运输等。

⑰ 返工。将某一生产工序生产的不符合质量标准的一批中间产品或待包装产品、成品的一部分或全部返回到之前的工序，采用相同的生产工艺进行再加工，以符合预定的质量标准。

⑱ 放行。对一批物料或产品进行质量评价，作出批准使用或投放市场或其他决定的操作。

⑲ 工艺规程。指为生产特定数量的成品而制定的一个或一套文件，包括生产处方、生产操作要求和包装操作要求，规定原辅料和包装材料的数量、工艺参数和条件、加工说明（包括中间控制）、注意事项等内容。

⑳ 供应商。指物料、设备、仪器、试剂、服务等的提供方，如生产商、经销商等。

㉑ 计算机化系统。用于报告或自动控制的集成系统，包括数据输入、电子处理和信息输出。

㉒ 交叉污染。不同原料、辅料及产品之间发生的相互污染。

㉓ 校准。在规定条件下，确定测量、记录、控制仪器或系统的示值（尤指称量）或实物量具所代表的量值，与对应的参照标准量值之间关系的一系列活动。

㉔ 洁净区。指需要对环境中尘粒及微生物数量进行控制的房间（区域），其建筑结构、装备及其使用应当能够减少该区域内污染物的引入、产生和滞留。

㉕ 检验结果超标。检验结果超出法定标准及企业制定标准的所有情形。

㉖ 气锁间。设置于两个或数个房间之间（如不同洁净度级别的房间之间）的具有两扇或多扇门的隔离空间。设置气锁间的目的是在人员或物料出入时，对气流进行控制。气锁间有人员气锁间和物料气锁间。

㉗ 确认。证明厂房、设施、设备能正确运行并可达到预期结果的一系列活动。

㉘ 文件。本规范所指的文件包括质量标准、工艺规程、操作规程、记录、报告等。

㉙ 污染。在生产、取样、包装或重新包装、贮存或运输等操作过程中，原辅料、中间产品、待包装产品、成品受到具有化学或微生物特性的杂质或异物的不利影响。

㉚ 验证。证明任何操作规程（或方法）、生产工艺或系统能够达到预期结果的一系列活动。

㉛ 原辅料。除包装材料之外，药品生产中使用的任何物料。

㉜ 中间控制。也称过程控制，指为确保产品符合有关标准，生产中对工艺过程加以监控，以便在必要时进行调节而做的各项检查。可将对环境或设备控制视作中间控制的一部分。

【知识拓展】

国家食品药品监督管理总局介绍

一、从"SFDA"到"CFDA"

2013 年 3 月 22 日，国家食品药品监督管理局（SFDA）的官网进行了更名，改成国家食品药品监督管理总局（China Food and Drug Administration，CFDA），英文简称由"SFDA"变成"CFDA"，原先的官方微博"中国药监"也改成了"中国食药监"。

二、CFDA 主要职责

中国机构编制网公布了有关国家食品药品监督管理总局的主要职责、内设机构和人员编制规定。国家食品药品监督管理总局设 17 个内设机构，总局机关行政编制为 345 名，其中局长 1 名、副局长 4 名。

（一）职能转变

1. 取消的职责

（1）将药品生产行政许可与药品生产质量管理规范认证两项行政许可逐步整合为一项行政许可。

（2）将药品经营行政许可与药品经营质量管理规范认证两项行政许可逐步整合为一项行政许可。

（3）将化妆品生产行政许可与化妆品卫生行政许可两项行政许可整合为一项行政许可。

（4）取消执业药师的继续教育管理职责，工作由中国执业药师协会承担。

（5）根据《国务院机构改革和职能转变方案》需要取消的其他职责。

2．下放的职责

（1）将药品、医疗器械质量管理规范认证职责下放省级食品药品监督管理部门。

（2）将药品再注册以及不改变药品内在质量的补充申请行政许可职责下放省级食品药品监督管理部门。

（3）将国产第三类医疗器械不改变产品内在质量的变更申请行政许可职责下放省级食品药品监督管理部门。

（4）将药品委托生产行政许可职责下放省级食品药品监督管理部门。

（5）将进口非特殊用途化妆品行政许可职责下放省级食品药品监督管理部门。

（6）根据《国务院机构改革和职能转变方案》需要下放的其他职责。

3．整合的职责

（1）将原卫生部组织制定药品法典的职责，划入国家食品药品监督管理总局。

（2）将原卫生部确定食品安全检验机构资质认定条件和制定检验规范的职责，划入国家食品药品监督管理总局。

（3）将国家质量监督检验检疫总局化妆品生产行政许可、强制检验的职责，划入国家食品药品监督管理总局。

（4）将国家质量监督检验检疫总局医疗器械强制性认证的职责，划入国家食品药品监督管理总局并纳入医疗器械注册管理。

（5）整合国家质量监督检验检疫总局、原国家食品药品监督管理局所属食品安全检验检测机构，推进管办分离，实现资源共享，建立法人治理结构，形成统一的食品安全检验检测技术支撑体系。

4．加强的职责

（1）转变管理理念，创新管理方式，充分发挥市场机制、社会监督和行业自律作用，建立让生产经营者成为食品药品安全第一责任人的有效机制。

（2）加强食品安全制度建设和综合协调，完善药品标准体系、质量管理规范，优化药品注册和有关行政许可管理流程，健全食品药品风险预警机制和对地方的监督检查机制，构建防范区域性、系统性食品药品安全风险的机制。

（3）推进食品药品检验检测机构整合，公平对待社会力量提供检验检测服务，加大政府购买服务力度，完善技术支撑保障体系，提高食品药品监督管理的科学化水平。

（4）规范食品药品行政执法行为，完善行政执法与刑事司法有效衔接的机制，推动加大对食品药品安全违法犯罪行为的依法惩处力度。

（二）主要职责

1．负责起草食品（含食品添加剂、保健食品，下同）安全、药品（含中药、民族药，下同）、医疗器械、化妆品监督管理的法律法规草案，拟订政策规划，制定部门规章，推动建立落实食品安全企业主体责任、地方人民政府负总责的机制，建立食品药品重大信息直报制度，并组织实施和监督检查，着力防范区域性、系统性食品药品安全风险。

2．负责制定食品行政许可的实施办法并监督实施。建立食品安全隐患排查治理机制，制定全国食品安全检查年度计划、重大整顿治理方案并组织落实。负责建立食品安全信息统一公布制度，公布重大食品安全信息。参与制定食品安全风险监测计划、食品安全标准，根据食品安全风险监测计划开展食品安全风险监测工作。

3．负责组织制定、公布国家药典等药品和医疗器械标准、分类管理制度并监督实施。负责制定药品和医疗器械研制、生产、经营、使用质量管理规范并监督实施。负责药品、医疗器械注册并监督检查。建立药品不良反应、医疗器械不良事件监测体系，并开展监测和处置工作。拟订并完善执业药师资格准入制度，指导监督执业药师注册工作。参与制定国家基本药物目录，配合实施国家基本药物制度。制定化妆品监督管理办法并监督实施。

4. 负责制定食品、药品、医疗器械、化妆品监督管理的稽查制度并组织实施，组织查处重大违法行为。建立问题产品召回和处置制度并监督实施。

5. 负责食品药品安全事故应急体系建设，组织和指导食品药品安全事故应急处置和调查处理工作，监督事故查处落实情况。

6. 负责制定食品药品安全科技发展规划并组织实施，推动食品药品检验检测体系、电子监管追溯体系和信息化建设。

7. 负责开展食品药品安全宣传、教育培训、国际交流与合作。推进诚信体系建设。

8. 指导地方食品药品监督管理工作，规范行政执法行为，完善行政执法与刑事司法衔接机制。

9. 承担国务院食品安全委员会日常工作。负责食品安全监督管理综合协调，推动健全协调联动机制。督促检查省级人民政府履行食品安全监督管理职责并负责考核评价。

10. 承办国务院以及国务院食品安全委员会交办的其他事项。

（三）内设机构

根据上述职责，国家食品药品监督管理总局设17个内设机构。

1. 办公厅

办公厅负责文电、会务、机要、档案、督查等机关的日常运转工作，承担政务公开、安全保密和信访等工作。

2. 综合司（政策研究室）

综合司（政策研究室）承担国务院食品安全委员会办公室日常工作，以及有关部门和省级人民政府履行食品安全监督管理职责的考核评价工作。研究食品、药品、医疗器械、化妆品监督管理的重大政策，起草重要文稿。

3. 法制司

法制司组织起草法律法规草案和规章，承担规范性文件的合法性审核工作，承担行政执法监督、行政复议、行政应诉等工作。

4. 食品安全监管一司

食品安全监管一司掌握分析生产环节食品安全形势、存在问题并提出完善制度机制和改进工作的建议，督促下级行政机关严格依法实施行政许可、履行监督管理责任，及时发现、纠正违法和不当行为。

5. 食品安全监管二司

食品安全监管二司掌握分析流通、消费环节食品安全形势、存在问题并提出完善制度机制和改进工作的建议，督促下级行政机关严格依法实施行政许可、履行监督管理责任，及时发现、纠正违法和不当行为。

6. 食品安全监管三司

食品安全监管三司承担食品安全统计工作，分析预测食品安全总体状况，组织开展食品安全风险预警和风险交流。参与制定食品安全风险监测计划，并根据该计划开展食品安全风险监测。

7. 药品化妆品注册管理司（中药民族药监管司）

该司负责严格依照法律法规规定的条件和程序办理药品注册和部分化妆品行政许可并承担相应责任，优化注册和行政许可管理流程，监督实施药物非临床研究、药物临床试验质量管理规范、中药饮片炮制规范，实施中药品种保护制度。

8. 医疗器械注册管理司

该司负责严格依照法律法规规定的条件和程序办理第三类、进口医疗器械产品注册并承担相应责任，优化注册管理流程，组织实施分类管理，监督实施医疗器械质量管理规范。

9. 药品化妆品监管司

该司负责掌握分析药品、化妆品安全形势、存在问题并提出完善制度机制和改进工作的建议，督促下级行政机关严格依法实施行政许可、履行监督管理责任，及时发现、纠正违法和不当行为。承担放射性药品、麻醉药品、毒性药品及精神药品、药品类易制毒化学品的监督管理。组织开展药品不良反应监测、再评价。

10. 医疗器械监管司

该司负责掌握分析医疗器械安全形势、存在问题并提出完善制度机制和改进工作的建议，督促下级行政机关严格依法实施行政许可、履行监督管理责任，及时发现、纠正违法和不当行为。组织开展医疗器械不良事件监测、再评价。

11. 稽查局

稽查局负责组织查处重大食品药品安全违法案件，指导和监督地方稽查工作，规范行政执法行为，推动完善行政执法与刑事司法衔接机制。监督问题产品召回和处置。指导地方药品、医疗器械、保健食品广告审查工作。

12. 应急管理司

该司负责推动食品药品安全应急体系建设，组织编制应急预案并开展演练，承担重大食品药品安全事故应急处置和调查处理工作，指导协调地方食品安全事件应急处置工作。

13. 科技和标准司

该司负责组织实施食品药品监督管理重大科技项目，推动食品药品检验检测体系、电子监管追溯体系和信息化建设。拟订食品药品检验检测机构资质认定条件和检验规范并监督实施。组织拟订药品、医疗器械、化妆品标准以及直接接触药品的包装材料和容器产品目录、药用要求、标准，参与拟订食品安全标准。

14. 新闻宣传司

该司负责拟订食品安全信息统一公布制度，承担食品药品安全科普宣传、新闻和信息发布。

15. 人事司

该司负责承担机关和直属单位的人事管理、机构编制、队伍建设、培训工作。拟订并完善执业药师资格准入制度，监督和指导执业药师注册工作。

16. 规划财务司

该司负责拟订食品药品安全规划并组织实施。承担机关和直属单位预决算、财务、国有资产管理及内部审计。

17. 国际合作司（港澳台办公室）

该司负责组织开展食品药品监督管理的国际交流与合作，以及与港澳台地区的交流与合作。

18. 机关党委

机关党委负责机关和在京直属单位的党群工作。

19. 离退休干部局

离退休干部局负责机关离退休干部工作，指导直属单位离退休干部工作。

（四）人员编制

国家食品药品监督管理总局机关行政编制为345名（含两委人员编制2名、援派机动编制2名、离退休干部工作人员编制20名），其中局长1名、副局长4名。为建立国家食品药品监督管理总局与国家卫生和计划生育委员会，加强药品与医疗卫生统筹衔接、密切配合的机制，增设 1 名副局长兼任国家卫生和计划生育委员会副主任；司局领导职数 60 名（含食品安全总监 1 名、药品安全总监 1 名、机关党委专职副书记 1 名、离退休干部局领导 2 名），国家食品药品稽查专员 10 名。

（五）其他事项

1. 国家食品药品监督管理总局加挂国务院食品安全委员会办公室牌子

2. 与农业部的有关职责分工

农业部门负责食用农产品从种植养殖环节到进入批发、零售市场或生产加工企业前的质量安全监督管理，负责兽药、饲料、饲料添加剂和职责范围内的农药、肥料等其他农业投入品质量及使用的监督管理。食用农产品进入批发、零售市场或生产加工企业后，按食品由食品药品监督管理部门监督管理。农业部门负责畜禽屠宰环节和生鲜乳收购环节的质量安全监督管理。两部门建立食品安全追溯机制，加强协调配合和工作衔接，形成监管合力。

3. 与国家卫生和计划生育委员会的有关职责分工

（1）国家卫生和计划生育委员会负责食品安全风险评估和食品安全标准制定。国家卫生和计划生育委员会会同国家食品药品监督管理总局等部门制定、实施食品安全风险监测计划。国家食品药品监督管理总局应当及时向国家卫生和计划生育委员会提出食品安全风险评估的建议。国家卫生和计划生育委员会对通过食品安全风险监测或者接到举报发现食品可能存在安全隐患的，立即组织进行检验和食品安全风险评估，并及时向国家食品药品监督管理总局通报食品安全风险评估结果。对于得出不安全结论的食品，国家食品药品监督管理总局应当立即采取措施。需要制定、修订相关食品安全标准的，国家卫生和计划生育委员会应当尽快制定、修订。完善国家食品安全风险评估中心法人治理结构，健全理事会制度。

（2）国家食品药品监督管理总局会同国家卫生和计划生育委员会组织国家药典委员会，制定国家药典。

（3）国家食品药品监督管理总局会同国家卫生和计划生育委员会建立重大药品不良反应事件相互通报机制和联合处置机制。

4. 与国家质量监督检验检疫总局的有关职责分工

（1）国家质量监督检验检疫总局负责食品包装材料、容器、食品生产经营工具等食品相关产品生产加工的监督管理。质量监督部门发现食品相关产品可能影响食品安全的，应及时通报食品药品监督管理部门。食品药品监督管理部门应当立即在食品生产、流通消费环节采取措施加以处理。食品药品监督管理部门发现食品安全问题可能是由食品相关产品造成的，应及时通报质量监督部门，质量监督部门应当立即在食品相关产品生产加工环节采取措施加以处理。

（2）国家质量监督检验检疫总局负责进出口食品安全、质量监督检验和监督管理。进口的食品以及食品相关产品应当符合我国食品安全国家标准。国家质量监督检验检疫总局应当收集、汇总进出口食品安全信息，并及时通报国家食品药品监督管理总局。境外发生的食品安全事件可能对我国境内造成影响，或者在进口食品中发现严重食品安全问题的，国家质量监督检验检疫总局应当及时采取风险预警或者控制措施，并向国家食品药品监督管理总局通报，国家食品药品监督管理总局应当及时采取相应措施。

5. 与国家工商行政管理总局的有关职责分工

食品药品监督管理部门负责药品、医疗器械、保健食品广告内容审查，工商行政管理部门负责药品、医疗器械、保健食品广告活动的监督检查。食品药品监督管理部门应当对其批准的药品、医疗器械、保健食品广告进行检查，对于违法广告，应当向工商行政管理部门通报并提出处理建议，工商行政管理部门应当依法作出处理，两部门建立健全协调配合机制。

6. 与商务部的有关职责分工

（1）商务部负责拟订药品流通发展规划和政策，国家食品药品监督管理总局负责药品流通的监督管理，配合执行药品流通发展规划和政策。

（2）商务部负责拟订促进餐饮服务和酒类流通发展规划和政策，国家食品药品监督管理总局负责餐饮服务食品安全和酒类食品安全的监督管理。

（3）商务部发放药品类易制毒化学品进口许可前，应当征得国家食品药品监督管理总局同意。

7. 与公安部的有关职责分工

公安部负责组织指导食品药品犯罪案件侦查工作。国家食品药品监督管理总局与公安部建立行政执法和刑事司法工作衔接机制。食品药品监督管理部门发现食品药品违法行为涉嫌犯罪的，应当按照有关规定及时移送公安机关，公安机关应当迅速进行审查，并依法作出立案或者不予立案的决定。公安机关依法提请食品药品监督管理部门作出检验、鉴定、认定等协助的，食品药品监督管理部门应当予以协助。

思 考 题

1. 简述药品 GMP 的主导思想。
2. 我国 GMP 的适用范围是什么？
3. 简述我国 GMP 规定机构和人员的整体要求。
4. 简述我国 GMP 验证的规定。
5. 2010 年版 GMP 有哪些新内容？
6. 简述 2010 年版 GMP 的结构。
7. 什么是物料？
8. 药品生产空气洁净室级别应如何划分？
9. 生产工艺用水有哪几种？如何制得？
10. 药品生产管理文件包括哪些？
11. 药品质量管理文件包括哪些？
12. 与 GMP 认证相关的检查有哪些？
13. GMP 认证需经历怎样的过程？

第六章 药品经营质量管理规范

【学习目标】

1. 掌握我国 GSP 的概念、指导思想、主要内容。
2. 熟悉我国 GSP 对硬件和软件的要求和 GSP 的认证过程。
3. 了解 GSP 的产生与发展和 GSP 认证中发现的问题。

【学习方法】

1. 通过案例认识实施 GSP 认证的目的和意义。
2. 通过总论和分论学习 GSP 的内容。
3. 通过模拟 GSP 认证过程掌握认证内容和要点。

链接

事件 1 米非司酮作为一种抗早孕的药物，需要确诊为宫内妊娠才能使用，宫外孕、带环受孕、服用避孕药避孕失败、年龄在 40 岁以上者均不宜采用米非司酮终止妊娠，否则可能会造成不良后果甚至危及使用者的生命。因此，该药品需要在专业医生的指导下使用，国家食品药品监督管理总局等有关部委严格禁止零售药店销售该药品。

2014 年内蒙古自治区乌海市食品药品监督管理部门检查药品批发零售企业 158 户次，医疗机构及个体诊所 84 户次，有 3 家药品零售企业因违规经营米非司酮药品被依法处理。

事件 2 2010 年 7 月 7 日傍晚，海口食品药品监督管理局在海口市一栋民房内查获近年来海口地区最大的一起涉嫌非法经营药品、保健品、医疗器械的案件。在这间三室两厅的房间内存放了药品、保健品、医疗器械等上万件产品，甚至连厕所内都放置了不少药品。有不少药品和保健品已经过了保质期。现场并未发现工商营业执照、药品经营许可证和 GSP 认证（即《药品经营质量管理规范》认证），涉嫌无证照非法经营。海口市药监部门对这些涉嫌非法经营的物品进行了查扣。

这些事件使我们注意到，药品流通过程中由于内外各种因素的作用，有可能导致药品在流通过程中质量发生变化，因此，必须在相应环节上采取严格的管理控制措施，才能从根本上确保药品质量安全、有效，《药品经营质量管理规范》也就应运而生了。

药品经营企业即经营药品的专营或兼营企业，是联系药品生产、经营与使用之间的纽带。药品经营包括采购、验收、储存、养护、销售、运输、售后服务等环节。为避免药品流通过程中的药品污染或者违规销售，必须加强管理，《药品经营质量管理规范》即是规范药品经营质量管理的基本准则。

第一节　GSP 总论

《药品经营质量管理规范》（good supplying practice，GSP）是指在药品流通全过程中，为了保证药品质量而制定的针对药品计划采购、购进验收、储存养护、销售及售后服务等环节的一整套管理规范。其核心是通过建立严格的管理制度来约束企业的行为，对药品经营的全过程进行有效的质量控制，从而防止质量事故发生，确保向用户提供安全、有效的合格药品。

药品全过程的质量管理是从药物的研究开发、临床实验，到生产、流通、使用环节中全过程的质量保证体系，以确保药品质量。GSP 是药品全过程的质量管理中重要的一环，主要是保证药品在流通环节上的质量，它强调全员、全过程、全面的质量管理。

一、GSP 的产生与发展

1. 国外 GSP 的发展

由于各国药品管理体制和管理模式的差异，流通领域中的 GSP 在国际上尚未形成如 GMP 那样较为系统和通行的方法。1980 年国际药品联合会在西班牙马德里召开大会，大会通过决议呼吁各成员国实施《药品供应管理规范》，这对全世界推行 GSP 起到了积极作用。

日本是推广 GSP 最积极，也是实施 GSP 最早的国家之一。欧盟大力推行《药品分销管理规范》（GDP），要求成员国的药品商业企业必须遵循。英国于 1984 年就开始推行 GDP，并取得了良好的效果。美国没有统一的 GDP，但各州立法会大力推行。

2. 我国实施 GSP 的历史及现状

1982 年，中国医药公司在考察、分析研究日本等国药品经营质量管理工作经验的基础上，对我国建国 30 多年来医药商业质量管理的工作实践进行总结，将我国医药商业质量管理工作的有益经验与日本先进的 GSP 观念有机融合后，制定了我国第一部 GSP。1984 年，我国第一部 GSP 由原国家医药监督管理局发布，在全国医药商业系统内予以试行。我国第一部 GSP 的颁布实施，引起医药经营企业的广泛重视，许多企业逐步将实施 GSP 工作纳入企业发展的轨道，使之成为企业经营管理的重要组成部分。我国 GSP 自 1984 年问世以来经历了企业自愿试行、行业主管部门推行、国家行政主管部门监督实施和依法强制实施的不同阶段。

2000 年，国家药品监督管理局在 1992 年版 GSP 的基础上再次对其进行修订，将 GSP 命名为《药品经营质量管理规范》，并于 2000 年 7 月 1 日起颁布实施。2000 年 11 月又发布了《药品经营质量管理规范实施细则》，对《药品经营质量管理规范》进行了补充和详细说明，并增加了有关药品零售连锁企业的质量管理内容。

2001 年 12 月 1 日起施行的《中华人民共和国药品管理法》第十六条明确规定："药品经营企业必须按照国务院药品监督管理部门依据本法制定的《药品经营质量管理规范》经营药品。药品监督管理部门按照规定对药品经营企业是否符合《药品经营质量管理规范》的要求进行认证，对认证合格的，发给认证证书"。《中华人民共和国药品管理法》对 GSP 的明确规定，标志着我国实施 GSP 及其认证工作进入到了依法强制实施阶段。我国政府以此为契机，大力推动我国药品经营企业向规模化、集约化方向发展，逐步淘汰"小、散、乱、差"的企业，从而达到优化医药产业结构，提高药品经营企业整体竞争实力，确保药品经营质量的监管目的。

2000 年版 GSP 颁布实施十多年来，对提高药品经营企业素质、规范药品经营行为，保障药品质量安全起到了十分重要的作用。但随着我国经济与社会的快速发展，2000 年版 GSP 已不能适应我国药品流通发展和药品监管的工作要求，主要表现在以下几个方面：一是与《药品管理法》等法律法规以及有关监管政策存在不一致的地方；二是一些规定已不能适应药品流通发展，如购销模式的改变、企业管理技术和现代物流业的发展等；三是不能适应药品市场监管新发展的需要，如对购销渠道的规范管理、储存温湿度的控制、高风险品种的市场监管、电子监管的要求等；四是 2000 年版 GSP 标准总体上已不适应药品许可管理的要求，落后于推进产业发展的目标，降低了市场准入的标准，不利于保证药品安全。《国家药品安全"十二五"规划》、《"十二五"期间深化医药卫生体制改革规划暨实施方案》等一系列重要文件的发布，对药品流通改革提出了更明确的要求，2000 年版 GSP 已不能适应医改工作的发展和药品监管工作的需要，修订显得十分必要。为此，国家食品药品监督管理总局征求了商务部、工信部、卫生部、国家税务总局、国家中医药管理局等部门和相关行业协会的意见，开始了新的修订工作，修订后的版本即 2013 年版。

2013 年版 GSP 于 2013 年 6 月 1 日起施行，集规范及实施细则为一体，虽然篇幅没有大的变化，但增加了许多新的管理内容。如借鉴了国外药品流通管理的先进经验，引入供应链管理理念，又结合我国国情，增加了计算机信息化管理、仓储温湿度自动检测、药品冷链管理等新的管理要求，同时引入质量风险管理、体系内审、验证等理念和管理方法，从药品经营企业人员、机构、设施设备、文件体系等质量管理要素的各个方面，对药品的采购、验收、储存、养护、销售、运输、售后管理等环节做出了许多新的规定，从而全面提升软件和硬件要求。

为积极、稳妥地推进药品 GSP 的贯彻实施，国家食品药品监督管理总局明确要求各地、各企业按照时限要求，分步实施：①自 2013 年 7 月 1 日起，新开办的药品经营企业以及药品经营企业申请新建（改、扩建）的营业场所和仓库，应当符合修订药品 GSP 的要求，符合条件的发放"药品经营许可证"和"药品经营质量管理规范认证证书"。②2014 年 12 月 31 日前，经营疫苗、麻醉药品和精神药品以及蛋白同化制剂和肽类激素的批发企业、经批准可以接受药品委托储存配送的批发企业，应当符合修订药品 GSP 的要求，符合条件的换发"药品经营许可证"和"药品经营质量管理规范认证证书"；不符合条件的，核减其相应经营范围或取消其被委托资格。③2015 年 12 月 31 日前，所有药品经营企业无论其"药品经营许可证"和"药品经营质量管理规范认证证书"是否到期，必须达到修订药品 GSP 的要求。自 2016 年 1 月 1 日起，未达到修订药品 GSP 要求的，不得继续从事药品经营活动。

2015 年 7 月 1 日，国家食品药品监督管理总局发布新版《药品经营质量管理规范》，自公布之日起施行。此次修订是发布后即时执行，新版 GSP 与 2013 版相比，内容编排及章节条款保持一致，均为四章，共 187 条。主要变化有两点：第一，发布单位。2013 年国务院机构改革和职能转变方案决定组建国家食品药品监督管理总局，不再隶属卫生部管理，重新划为国务院直属机构。新版 GSP 由国家食品药品监督管理总局发布。第二，对首营企业的审核。2014 年 3 月 1 日，国家工商总局的营业执照年检工作改为年度报告公示制度，而 2013 年版 GSP 要求企业提供营业执照及其年检证明复印件，新版 GSP 则改为提供营业执照复印件及其上一年度企业年度报告公示情况。

2016 年 6 月 30 日，国家食品药品监督管理总局发布了《关于修改〈药品经营质量管理规范〉的决定》，并自公布之日起施行。此次共修改内容 16 项，包括删除 4 条、增加 1 条、修改 11 条。对药品流通环节中，药品经营企业如何执行药品追溯提出了操作性要求；将疫苗经营企业的相关规定修改为疫苗配送企业的要求；首营企业需要查验营业执照、税务登记、组织机构代码等证件。这使得《药品经营质量管理规范》更加严密而具有可操作性。

二、我国现行 GSP 的基本内容

1. 现行版本

我国现行 GSP 是于 2016 年 6 月 30 日经国家食品药品监督管理总局局务会议审议通过，

自公布之日起施行的。

2. 基本内容

GSP（2016 年版）共有 4 章 184 条。

第一章总则，共 4 条。阐明 GSP 制定的依据和目的、基本精神、适用范围和诚信要求。

第二章药品批发的质量管理，共 115 条。主要有质量管理体系、组织机构与质量管理职责、人员与培训、质量管理体系文件、设施与设备、校准与验证、计算机系统、采购、收货与验收、储存与养护、销售、出库、运输与配送、售后管理等 14 节内容。新修订的 GSP 全面推进"一项管理手段、强化两个重点环节、突破三个难点问题、实现药品可追溯"的目标。"一项管理手段"就是实施企业计算机管理信息系统，"两个重点环节"就是药品购销渠道和仓储温湿度控制，"三个难点"就是票据管理、冷链管理和药品运输，同时强调药品可追溯系统的建立，实现药品可追溯。

第三章药品零售的质量管理，共 58 条。主要有质量管理与职责、人员管理、文件、设施与设备、采购与验收、陈列与储存、销售管理、售后管理 8 节内容。

第四章附则，共 7 条。主要是规范了术语，并说明实施时间。另外，还对药品零售连锁企业总部的管理、门店的管理、企业信息化管理、药品储运温湿度自动监测、药品验收管理、药品冷链物流管理、零售连锁管理、特殊管理药品追溯、医疗机构药房和计划生育服务机构药品管理、互联网销售药品管理等方面提出了具体要求，由国家食品药品监督管理总局另行制定。

三、GSP 的适用范围

GSP 适用于中华人民共和国境内的药品经营企业，以及销售药品、药品流通过程中其他涉及储存与运输药品的药品生产企业。

四、实施 GSP 的重要意义

1. 消除质量隐患，确保药品安全有效

GSP 是国家为规范我国药品经营企业行为而制定的专业性质量管理要求，具有很强的专属性。根据药品流通过程表现出的诸多特点，在药品的流通环节应采用严格和具有针对性的措施，建立企业质量保证体系，提高企业人员素质，改善经营条件，严格管理制度和规范药品经营行为等，以控制可能影响药品质量的各种因素，减少发生质量问题的隐患，保证药品的安全性、有效性和稳定性，这是 GSP 的基本作用和实施的根本目的。

2. 提高药品经营企业综合素质

随着社会主义市场经济的发展，市场环境发生了深刻的变化，企业间的竞争已经由原来的价格竞争逐步向产品质量和服务质量等高层次的竞争转变，这就对企业自身素质提出了更高要求，要求企业在管理水平、制度建设、人员素质、设施设备等方面不断改进、发展和提高。对此，一方面企业需要形成自我完善、自我发展、自我约束的机制，从企业长远发展的角度自觉地提高综合素质；另一方面政府部门也应从维护国家和人民利益的角度，正确制定和实施有关法律、法规和规章，对企业既要严格监督管理，更要促进其健康发展。所以，监督实施 GSP 的另一目的，就是在监督、规范企业经营行为、确保药品安全有效的基础上，推动企业建立和完善科学合理的运行机制，促进企业整体管理水平的提高。

3. 促进药品供应网络建设，满足市场需求

药品安全关系到人民群众的身体健康和生命安全，关系到社会稳定和经济发展。2003 年以来，国务院陆续出台整顿和规范市场经济秩序、开展药品专项整治工作的有关政策和要求，明确提出食品药品专项整治是 2003 年整顿和规范市场经济秩序工作的重中之重，并确

定要在全国范围内实施食品药品放心工程和加强农村药品供应网络的建设工作。

目前全国农村药品供应网络覆盖面还不广，一些地区，特别是边远地区的广大农民用上安全、方便、经济药品的愿望还没有得到满足。加强农村药品"两网"建设，即农村药品监管网络和农村药品销售网络的建设，具有现实意义和深远意义。各级药品监督管理部门应积极引导和支持药品经营企业发展农村供药网点，结合地区特点制定促进和规范农村用药网络建设的具体政策和要求，紧密结合监督实施 GSP 整体工作进程，加强农村药品监督，落实食品药品放心工程的各项任务，保证农民用药安全、有效、经济、方便。

4. 积极参与国际竞争的需要

在信息技术迅猛发展和全球经济日趋一体化的今天，国内外市场竞争愈发激烈。我国成功加入世界贸易组织（WTO），使国内市场进一步开放，同时也加剧了国内市场的竞争。我国政府在《药品管理法》中规定药品经营企业必须实施 GSP，为企业进入药品流通领域设定了严格的市场准入标准，以此有效促进企业提高了药品经营质量管理水平，引导和推动药品经营企业间的兼并、联合、重组，使其向规模化、集约化方向发展，从而有效改变了我国目前药品经营领域存在的数量多、规模小、分散经营、缺乏竞争能力和经济效益低下的状况。作为世界贸易组织成员，我国政府承诺有限度地逐步开放药品分销服务，这必将进一步加剧国内药品经营市场的竞争，从而对药品监督管理工作和企业经营管理工作提出了更高的要求。所以，依法强制实施 GSP，对于迎接 WTO 以及应对外资进入药品分销服务带来的挑战，具有非常重要的意义。

五、GSP 认证管理

GSP 认证是国家对药品经营企业的药品经营质量管理进行监督管理的一种手段，是对经营企业实施 GSP 情况的检查认可和监督管理过程。省级（食品）药品监督管理局负责 GSP 认证的组织、审批和监督管理。若企业认证合格，则颁发"GSP 认证证书"。

第二节　GSP 分论

药品经营过程的质量管理是药品经营质量管理的核心内容。药品经营过程包括药品的采购、验收、储存、养护、销售、运输、售后管理，以及所涉及的质量管理体系、组织机构与质量管理职责、人员与培训、质量管理体系文件、设施与设备、校准与验证、计算机系统等内容，是药品经营质量管理的关键所在。本节主要就 GSP 对药品经营过程涉及到的具体规定进行介绍。

在学习 GSP 的具体内容前，首先要了解一下 GSP 中的药品经营企业分类。一般主要按照经营规模和经营方式对药品经营企业进行分类（表 6-1）。

表 6-1　药品经营企业分类

经 营 方 式		经营规模（年药品销售额/人民币）		
		大	中	小
药品批发企业		20000 万元以上	（5000～20000）万元	5000 万元以下
药品零售企业	零售连锁企业	20000 万元以上	（5000～20000）万元	5000 万元以下
	独立零售企业	1000 万元以上	（500～1000）万元	500 万元以下

按照经营方式，将药品经营企业分为批发企业和零售企业，零售企业又分为独立零售企业和零售连锁企业。另外，按照各企业前一年的年药品销售额可将批发企业、独立零售企业和零售连锁企业分别分为大、中、小三个经营规模。

药品批发企业是只将购进的药品销售给具备合法资质的药品生产企业、药品经营企业和医疗机构，而不能直接销售给患者或其他消费者的经营企业。一般药品批发企业都从事大宗的药品买卖，在药品的流通中承担着传递和分销的职能。

药品独立零售企业是将药品直接销售给患者或其他消费者的经营企业。由于药品独立零售企业直接销售药品到消费者手中，所以，在保证药品质量和指导大众合理用药方面承担着重要的任务。

药品零售连锁企业是指经营同类药品、使用统一商号的若干个门店，在同一总部的管理下，采取统一采购配送、统一质量标准、采购同销售分离、实行规模化管理经营的组织形式。由总部、配送中心和若干个门店三部分构成。总部是连锁企业经营管理的核心，配送中心是连锁企业的物流机构，门店是连锁企业的基础，承担日常零售业务。零售连锁企业的经营规模和批发企业相当，跨地域开办时可设立分部。

一、质量管理体系

GSP 规定，企业应依据《药品管理法》等法律法规及本规范的要求建立质量管理体系，确定质量方针，制定质量管理体系文件，开展质量策划、质量控制、质量保证、质量改进和质量风险管理等活动。

企业制定的质量方针文件应当明确企业总的质量目标和要求，并贯彻到药品经营活动的全过程。企业质量管理体系应当具有与其经营范围和规模相适应的组织机构、人员、设施设备、质量管理体系文件及相应的计算机系统等，并定期或在质量管理体系关键要素发生重大变化时组织开展内审，分析内审情况，依据分析结论制定相应的质量管理体系改进措施，不断提高质量控制水平，保证质量管理体系持续、有效地运行。

除定期内审外，经营企业还要对药品供货单位、购货单位的质量管理体系进行评价，确认其质量保证能力和质量信誉，必要时进行实地考察。

二、对各类人员的要求

人员是企业的第一要素，没有人的活动，企业就没有存在的价值。同时，也正是由于人的活动中有很多不规范的内容，才使企业的产品质量不能得到信任。药品是特殊的商品，它的质量关系到人的健康甚至生命。所以 GSP 对药品经营企业中各类人员的素质进行了明确的规定。

1. 批发企业和零售连锁企业中各类人员素质要求

详见表 6-2。

表 6-2　批发企业和零售连锁企业中各类人员素质要求一览表

人员类别	素质要求
企业主要负责人	具有大学专科以上学历或中级以上专业技术职称，经过基本的药学专业知识培训，熟悉有关药品管理的法律法规及本规范
质量管理工作负责人	具有大学本科以上学历、执业药师资格和 3 年以上药品经营质量管理工作经历，在质量管理工作中具备正确判断和保障实施的能力

续表

人员类别		素质要求
质量管理机构负责人		具有执业药师资格和 3 年以上药品经营质量管理工作经历，能独立解决经营过程中的质量问题
从事质量管理的工作人员		具有药学中专或医学、生物、化学等相关专业大学专科以上学历或具有药学初级以上专业技术职称
从事验收、养护、计量、保管等工作的人员		具有药学或医学、生物、化学等相关专业中专以上学历或具有药学初级以上专业技术职称
从事中药验收工作的人员	从事中药、中药饮片验收工作的	具有中药专业中专以上学历或具有中药学中级以上专业技术职称
	从事中药、中药饮片养护工作的	具有中药专业中专以上学历或具有中药学初级以上专业技术职称
	直接收购地产中药的验收人员	具有中药学中级以上专业技术职称
从事疫苗质量管理工作的人员		具有预防医学、药学、微生物或医学等专业本科以上学历及中级以上专业技术职称，并有 3 年以上从事疫苗管理或技术工作经历
其他要求		从事质量管理、验收工作的人员应当在职在岗，不得兼职其他业务工作 质量管理、验收、养护、储存等直接接触药品岗位的人员应当进行岗前及年度健康检查，并建立健康档案。患有传染病或其他可能污染药品的疾病的，不得从事直接接触药品的工作。身体条件不符合相应岗位特定要求的，不得从事相关工作

2. 零售企业（独立零售企业和零售连锁门店）中各类人员素质要求

详见表 6-3。

表 6-3　零售企业中各类人员素质要求一览表

人员类别	素质要求
企业法定代表人或企业负责人	具有执业药师资格
质量管理、验收、采购人员	具有药学或医学、生物、化学等相关专业学历或具有药学专业技术职称
营业员	具有高中以上文化程度或符合省级药品监督管理部门规定的条件
中药饮片调剂人员	具有中药学中专以上学历或具备中药调剂员资格

3. 人员的培训

前文介绍了药品生产企业人员的培训程序、员工的培训档案、员工的健康档案等内容。在药品经营企业中的人员培训与药品生产企业基本是相同的，惟一的差别在于药品生产企业和药品经营企业在药品流转程序中承担的质量保证环节不同，使得培训内容和培训的侧重点有些不同。药品经营企业的培训重点有：《中华人民共和国药品管理法》；GSP；处方药与非处方药分类管理办法；非处方药专有标识管理规定；中华人民共和国广告法；中华人民共和国价格法。零售药店还需要对处方审核人员进行药物之间的相互作用，特殊人群用药，中药的"十八反"、"十九畏"等药学专业技术知识培训；从事特殊管理的药品和冷藏冷冻药品的储存、运输等工作的人员，应当接受相关法律法规和专业知识培训，并经考核合格后方可上岗。

另外，应每年组织直接接触药品的人员进行健康检查，若发现患有精神病、传染病或者其他可能污染药品的疾病的患者，应调离直接接触药品的岗位。

三、组织机构与质量管理职责

（一）组织机构设置

合理的组织机构设置是药品经营企业能够正常运转，保证药品质量的保障。药品经营企业应当设立与其经营活动和质量管理相适应的组织机构或岗位，明确规定其职责、权限及相互关系。

在组织机构的设置中最重要的是设置质量管理部门，其职能是裁决企业内部的药品质量，该部门的职责不得由其他部门及人员履行。GSP中要求批发企业（包括零售连锁企业）质量管理部门下设质量管理组和质量验收组，具体人员数目可以根据批发企业的自身规模来定。零售企业规模小可以设立质量管理员。图6-1为某药品批发企业的组织机构图。

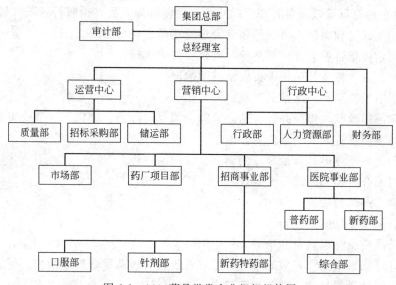

图 6-1　××药品批发企业组织机构图

（二）质量管理部门

1. 药品批发企业

药品批发企业的质量管理部门负责与药品质量有关的所有事宜，须履行的职责如下。

① 督促相关部门和岗位人员执行药品管理的法律法规及 GSP。

② 组织制定质量管理体系文件，并指导、监督文件的执行。

③ 负责对供货单位和购货单位的合法性、购进药品的合法性以及供货单位销售人员、购货单位采购人员的合法资格进行审核，并根据审核内容的变化进行动态管理。

④ 负责质量信息的收集和管理，并建立药品质量档案。

⑤ 负责药品的验收，指导并监督药品采购、储存、养护、销售、退货、运输等环节的质量管理工作。

⑥ 负责不合格药品的确认，对不合格药品的处理过程实施监督。

⑦ 负责药品质量投诉和质量事故的调查、处理及报告。

⑧ 负责假劣药品的报告。

⑨ 负责药品质量查询。

⑩ 负责指导设定计算机系统质量控制功能。

⑪ 负责计算机系统操作权限的审核和质量管理基础数据的建立及更新。

⑫ 组织验证、校准相关设施设备。

⑬ 负责药品召回的管理。

⑭ 负责药品不良反应的报告。

⑮ 组织质量管理体系的内审和风险评估。

⑯ 组织对药品供货单位及购货单位质量管理体系和服务质量的考察和评价。

⑰ 组织对被委托运输的承运方运输条件和质量保障能力的审查。

⑱ 协助开展质量管理教育和培训。

⑲ 其他应当由质量管理部门履行的职责。

2. 药品零售企业

药品零售企业应当设置质量管理部门或配备质量管理人员,须履行的职责如下。

① 督促相关部门和岗位人员执行药品管理的法律法规及 GSP。

② 组织制定质量管理文件,并指导、监督文件的执行。

③ 负责对供货单位及其销售人员资格证明的审核。

④ 负责对所采购药品合法性的审核。

⑤ 负责药品的验收,指导并监督药品采购、储存、陈列、销售等环节的质量管理工作。

⑥ 负责药品质量查询及质量信息管理。

⑦ 负责药品质量投诉和质量事故的调查、处理及报告。

⑧ 负责对不合格药品的确认及处理。

⑨ 负责假劣药品的报告。

⑩ 负责药品不良反应的报告。

⑪ 开展药品质量管理教育和培训。

⑫ 负责计算机系统操作权限的审核、控制及质量管理基础数据的维护。

⑬ 负责组织计量器具的校准及检定工作。

⑭ 指导并监督药学服务工作。

⑮ 其他应当由质量管理部门或质量管理人员履行的职责。

(三) 质量管理负责人

药品经营企业负责人是药品质量的主要责任人,全面负责企业日常管理,为质量管理部门和质量管理人员提供必要条件,以确保实现企业质量目标,合法经营药品。

企业质量负责人则由高层管理人员担任,全面负责药品质量管理工作,独立履行职责,在企业内部对药品质量管理具有裁决权。

四、质量管理体系文件

新版 GSP 特别强调质量管理体系文件,要求企业制定质量管理体系文件应当符合企业实际。系列质量管理文件包括质量管理制度、部门及岗位职责、操作规程、档案、报告、记录和凭证等。

1. 文件管理

（1）文件的起草、修订、审核、批准、分发、保管，以及修改、撤销、替换、销毁等应当按照文件管理操作规程进行。

（2）保存相关记录，并按要求分类存放，便于查阅。

2. 文件内容

（1）文件需标明题目、种类、目的以及文件编号和版本号。

（2）文字内容应当准确、清晰、易懂。

3. 文件种类

企业应当按照各岗位情况制定与其工作内容相对应的必要文件，并要求严格按照规定开展工作。主要文件如下。

（1）质量管理制度　质量管理制度应当包括以下内容：质量管理体系内审的规定；质量否决权的规定；质量管理文件的管理；质量信息的管理；供货单位、购货单位、供货单位销售人员及购货单位采购人员等资格审核的规定；药品采购、收货、验收、储存、养护、销售、出库、运输的管理；特殊管理的药品的规定；药品有效期的管理；不合格药品、药品销毁的管理；药品退货的管理；药品召回的管理；质量查询的管理；质量事故、质量投诉的管理；药品不良反应报告的规定；环境卫生、人员健康的规定；质量方面的教育、培训及考核的规定；设施设备的保管、维护管理；设施设备验证和校准的管理；记录和凭证的管理；计算机系统的管理；药品追溯的规定。也可根据企业实际需要，制定其他规定。

（2）部门及岗位职责

① 部门职责。需要制定部门职责的部门有：质量管理、采购、储存、销售、运输、财务和信息管理等部门。

② 岗位职责。需要制定岗位职责的岗位有：部门负责人岗位，如企业负责人、质量负责人及质量管理、采购、储存、销售、运输、财务和信息管理等部门负责人的岗位；普通人员岗位，如质量管理、采购、收货、验收、储存、养护、销售、出库复核、运输、财务、信息管理等岗位；其他人员岗位，与药品经营相关的其他岗位。

（3）操作规程　应当制定操作规程的工作环节有：药品采购、收货、验收、储存、养护、销售、出库复核、运输等环节，以及计算机系统。

（4）记录　应当记录的工作环节有：药品采购、验收、养护、销售、出库复核、销后退回和购进退出、运输、储运温湿度监测、不合格药品处理等。记录应做到真实、完整、准确、有效和可追溯。

通过计算机系统记录数据时，有关人员应当按照操作规程，通过授权及密码登录后方可进行数据的录入或复核。若需要更改数据，则需经质量管理部门审核并在其监督下进行，更改过程要留有记录。

如果是书面记录及凭证，要做到字迹清晰，不得随意涂改，不得撕毁。更改记录时，应当注明理由、日期并签名，保持原有信息清晰可辨。记录及凭证应当至少保存 5 年。疫苗、特殊管理的药品的记录及凭证按相关规定保存。

五、必要的设施与设备

药品经营企业应有与其经营规模、经营范围相适应的仓库。库区地面应平整、清洁，无积水和杂草，无污染源，库区应有符合规定的消防、安全设施，应有符合药品储存要求和适宜药品分类保管的各类库房和设备，库房内应有良好的整洁的环境。

1. **批发企业内部区域划分**

药品批发企业内部应分为药品储存作业区、辅助作业区、办公生活区。

药品储存作业区为核心部分，包括库房、装卸药品的货场和保管员工作室。

辅助作业区包括验收养护室、中药标本室。

办公生活区包括办公室、宿舍、汽车库、食堂、厕所、浴室等。

辅助作业区和办公生活区不得对药品储存作业区和辅助作业区造成污染，应保持一定距离或采取必要的隔离措施，装卸作业场所应有顶棚，确保药品的安全。

2. **营业场所**

药品经营企业特别是药品零售企业，应有与其经营规模相适应的营业场所，营业场所应明亮、整洁。营业场所是药品经营企业的"脸"，对企业具有非常好的广告效应，所以，成功的药品经营企业都非常重视营业场所的布置和清洁。

表 6-4 是 GSP 对药品零售企业营业场所面积的要求。

表 6-4 药品零售企业营业场所面积对比

企业规模	大型	中型	小型	零售连锁门店
营业面积/m²	≥100	≥50	≥40	≥40

3. **仓库**

对于药品经营企业，最重要的工作区域就是仓库，下面我们就对仓库选址要求、建筑要求、面积要求、仓库类型、库区的色标管理和必要的设施设备等进行讨论。

（1）选址要求 库房选址应符合药品储存要求，防止药品的污染、交叉污染、混淆和差错。

（2）建筑要求 库房应采取易于清扫的结构。库房主体应采用不易黏附尘粒、吸湿性小的材料。墙壁、顶棚和地面应光洁、平整、无缝隙，结构严密。库房内、外环境整洁，无污染源，库区地面硬化或绿化。在遇到异常天气的时候，应有措施地防止室外装卸、搬运、接收、发运等作业受到影响。

（3）面积要求 仓库面积要求见表 6-5。

表 6-5 药品经营企业仓库面积对比

企业类别	仓库面积/m²		
	大型	中型	小型
药品批发企业	≥1500	≥1000	≥500
药品零售企业	≥30	≥20	≥20
零售连锁企业	≥1500	≥1000	≥500
零售连锁门店	统一配送，不需要仓库		

（4）仓库分类 仓库的分类方式有很多种，表 6-6 介绍了几种主要的分类方式，企业可根据自己的实际情况建设相应类型的仓库。

表 6-6 仓库的分类

分类方式	仓库具体类型	主 要 应 用 情 况
按使用职能分类	大型储存库	主要用于集中储存整批商品,一般都是整批进整批出,但储存期较长
	中转转发库	主要属于"前店后仓型",一般都是整批进零星出,药品储存时间短,周转较快
	专用仓库	主要用于有特殊要求的药品的储存,如特殊药品、易燃易爆危险品等
按储存条件分类	冷库	用于储存温度条件为 2~8℃ 的药品
	阴凉库	用于储存温度条件为不高于 20℃ 的药品
	常温库	用于储存温度条件为 2~30℃ 的药品
按建筑结构和操作设施分类	平面简易仓库	一般用于性能比较稳定的药品的储存,此类仓库应用情况不多,但成本非常低
	多层常规仓库	用于一般性药品的储存,但机械化不强
	高层立体仓库	用于一般性药品的储存,机械化强,是仓库发展的趋势

注:仓库要求的湿度条件是相对湿度要求保持在 35%~75%。

(5) 库区色标管理 GSP 中规定仓库一般划分为五个库区:待验库(区)、合格品库(区)、发货库(区)、不合格品库(区)、退货库(区),若经营中药饮片还应划分零货称取库(区)。以上库(区)都应有明显、醒目的标志,对库(区)采取色标管理的方法如表6-7所示。

表 6-7 库(区)的色标管理

颜色标志	库(区)类型
红色	不合格品库(区)
绿色	合格品库(区)、发货库(区)、零货称取库(区)
黄色	待验库(区)、退货库(区)

(6) 仓库必要的设施和设备 药品经营企业仓库应有的主要设施和设备有:

① 自动监测、记录库房温湿度的设备;

② 避光、通风、防潮、防虫、防鼠等设备;

③ 适当材料做成的底垫,保持药品与地面之间有一定距离的设备;

④ 货架;

⑤ 符合储存作业要求的照明设备;

⑥ 有效调控温湿度及室内外空气交换的设备;

⑦ 用于零货拣选、拼箱发货操作及复核的作业区域和设备;

⑧ 包装物料的存放场所;

⑨ 验收、发货、退货的专用场所;

⑩ 不合格药品专用存放场所。

药品经营企业仓库除需要配备以上常规设施和设备外,若经营药品符合以下情况,还需符合相应如下规定:经营特殊管理药品,应有符合国家规定的储存设施;经营中药、中药饮片,应有专用的库房和养护工作场所,直接收购地产中药的应当设置中药样品室(柜);储存或运输冷藏、冷冻药品的,应有与经营规模和品种相适应的冷库;储存疫苗的,应有两个以上独立冷库,且冷库需配备温度自动监测、显示、记录、调控、报警、备用发电机组或双回路供电系统；在运输时，应注意冷藏车应配备车载冷藏箱或保温箱等；遇到有特殊低温要求的药品，应配备相应符合要求的设施、设备。

六、校准与验证

（一）校准

校准就是校对机器、仪器等，使之准确的过程。一般包括以下步骤：检验、校正、报告或者通过调整来消除测量装置在准确度方面的任何偏差。通过校准，药品经营企业可实现各种测量仪器的准确测量。

需要定期校准的设备主要有：计量器具、温湿度监测设备。

（二）验证

验证是以文件证明某程序或过程能够实际达到预期结果的过程，可分为前验证、同步性验证、回顾性验证等。对于药品经营企业而言，验证即是为确保流通过程药品的质量而开展的一系列以文件为支撑的检查活动。

药品经营企业开展验证的一般流程为：提交验证方案→确定和批准验证方案→验证→撰写验证报告→审核和批准验证报告→验证文件存档。其中存档的验证文件包括：验证方案、报告、评价、偏差处理和预防措施等。

特别强调，药品经营企业冷库、储运温湿度监测系统、冷藏运输的设施设备，需要进行使用前验证、定期验证及停用时间超过规定时限的验证。

七、计算机系统

（一）计算机系统

为实现药品质量可追溯，药品经营企业应当建立能够符合经营全过程管理及质量控制要求的计算机系统。

该计算机系统应包括：有支持系统正常运行的服务器和终端机；有安全、稳定的网络环境，有固定接入互联网的方式和安全可靠的信息平台；有实现部门之间、岗位之间信息传输和数据共享的局域网；有药品经营业务票据生成、打印和管理功能；有符合本规范要求及企业管理实际需要的应用软件和相关数据库。

（二）计算机系统使用

1. 数据录入和修改

各类数据的录入和修改等操作应当符合授权范围、操作规程和管理制度的要求，保证数据原始、真实、准确、安全和可追溯。

2. 数据保存

计算机系统运行中涉及企业经营和管理的数据应当采用安全、可靠的方式储存并按日备份，备份数据应当存放在安全场所，记录及凭证应当至少保存 5 年。

八、药品采购质量管理

药品采购质量管理是确保合法合格的药品进入流通领域的第一关卡，是药品进入流通领域经营过程把好"质量五关"（进货质量审核关、验收入库关、在库养护关、出库复核关、销售与售后服务关）中最重要的一关，所以，药品采购质量管理是药品经营企业加强药品经营质量管理工作的首要环节。

（一）采购质量管理程序

药品经营企业应制定能够确保购进的药品符合质量要求的采购程序。一般采购质量管理程序为：确定供货单位的合法资格→确定所购入药品的合法性→核实供货单位销售人员的合法资格→与供货单位签订质量保证协议。要对供货单位及其销售人员进行合法资格、履行合同能力、质量信誉及所供产品质量稳定性进行审核。认真选择供货单位及品种，依法签订合同，合同中应明确质量条款及质量条款的执行，划清质量责任。企业每年应对进货情况进行质量审评。

1. 供货单位合法资格的审核与评价

① 购进药品时应选择具备合法资格的供货单位。购进药品前应对供货单位的合法性进行审核确认，并将证明其合法性的"一证一照"的复印件（加盖企业公章）及相关证明文件存档备查。

② 认真审核供货单位的经营行为、经营范围与"一证一照"核定的内容是否一致。

③ 认真审核供货单位的质量信誉。应对供货单位通过 GMP、GSP 认证情况进行备案，必要时，企业进货部门应会同质量管理机构，对供货单位的质量管理体系和质量保证能力进行调查、评价，并签订质量保证协议。

对符合以上三点要求的供货方，判定为合格供货方，要建立合格供货方档案（图 6-2）。对从未建立合格供货方档案的供货单位应按首营企业审核程序进行审核。对已经建立过合格供货方档案的供货单位应按一般审核程序，正常开展业务。

编号：　　　　　　　　　　　　　　　　建档时间：

企 业 名 称				地址		
法定代表人		联系电话			邮政编码	
许可证编号				营业执照编号		
生产(经营范围)				经营方式		
企业概况	年产值(销售额)			质量认证情况		
主要产品						
质量管理机构		负责人姓名		人数	联系方式	
综合评价						

质管部负责人：　年　月　日

图 6-2　合格供货方档案表

2. 购进药品的合法性和质量可靠性的审核与评价

企业购进药品前应对所要购进药品的合法性、质量可靠性进行认真审核、评价。选择药品应以"质量优先"为原则，择优就近选购。企业购进的药品应符合下列基本条件。

① 必须是合法企业所生产或经营的药品。

② 除国家未规定的以外，必须是具有法定的批准文号并标明有效期和生产批号的药品。

③ 必须是具有法定质量标准并符合其要求的药品。

④ 购进的进口药品必须是具有法定的进口注册证号及有关进口批准文号的药品。

⑤ 必须是包装、标签和标识符合国家有关规定及储运要求的药品。

⑥ 中药应标明产地。

3. 供货单位销售人员合法资格的审核

药品经营企业应对与本企业进行业务联系的供货单位销售人员，进行合法资格的验证。并为其建档备查。

① 审验加盖企业公章和企业法定代表人印章或签字的企业法定代表人的委托授权书原件并留存备查，还应注意查验供货单位销售人员的销售行为是否在委托授权的范围内。

② 审验销售人员的身份证原件，其复印件留存备查。

4. 认真履行首次经营品种的申请与审批

5. 签订有明确质量条款的购货合同

（二）首营企业的审核与首营品种的审批程序

药品经营企业应对首营企业和首营品种，进行合法性、质量保证能力和质量基本情况审核，制定首营审核审批程序，建立首营管理制度。

1. 首营企业的审批

首营企业是指购进药品时，与本企业首次发生供需关系的药品生产或经营企业。

（1）审核方式　资料审核与实地考察相结合。除审核首营企业的有关资料外，必要时应对企业的质量管理体系及 GMP、GSP 认证情况进行实地考察。

（2）审核内容　合法资格的审核，质量保证能力的审核。

（3）审核部门　质量管理机构应会同有关业务部门共同进行。

（4）审批程序

① 企业的采购部门填写"首营企业质量审核表"（图 6-3），与其他供货单位证明资料一并报送质量管理部门。特别强调的新增证明材料：营业执照、税务登记、组织机构代码的证件复印件。

② 质量管理机构内主管此项工作的人员对供货单位进行审核，并给出审核结果。

③ 企业主管质量负责人审批后，签署意见为同意方可进货。

经审核批准后，进货部门方可从首营企业进货，建立供需关系。

2. 首营品种的审批

首营品种是指本企业向某一药品生产企业首次购进的药品。包括已经营的品种增加新规格、新剂型及更换新包装等。药品经营企业对首营品种，应履行审批程序。

对首营品种，企业进货部门的采购人员应详细填写"首次经营药品审批表"（图 6-4），提出申请经营的理由并说明首营品种的质量情况。

（1）审核方式　以资料审核为主，必要时可去现场实地考察。从其他药品经营企业购进首次经营品种时，也应加强对供货单位质量管理体系及质量信誉的考察。审核资料均需留存备查。

（2）审核内容

① 首营品种的合法性。药品批准生产的批件（药品"批准文号"的批件）复印件，所在地物价管理部门的物价批准文件。

填报部门：_____ 　　　　填表日期：　年　月　日

供货单位名称（全称）		法定代表人		企业类型	☐生产企业 ☐经营企业
企业地址				邮政编码	
许可证号		发证机关			
经营或生产范围					
发证日期		有效期至		年　　月　　日	
营业执照登记机关		营业期限至		年　　月　　日	
注册号		注册资金			
税务登记号					
供销单位销售人员	姓名	身份证号		联系电话	
供货单位质量信誉		供货单位 供货能力审核			
供货单位质量保证体系 情况					
采购部门意见		签字：	日期：　年　　月　　日		
质量管理部门审核意见		签字：	日期：　年　　月　　日		
主管质量负责人审批 意见		签字：	日期：　年　　月　　日		

图 6-3　首营企业质量审核表

② 产品质量的基本情况。药品质量标准，药品商品名批件的复印件，药品说明书和药品小包装，标签，供检验用的样品。本企业对首营品种无内在质量检验能力的，应向生产企业索取该批号药品的质量检验报告书或县以上药品检验所出具的药品检验报告书。

③ 核实药品批准文号和药品质量标准的合法性。

④ 审核首营品种的包装、标签、说明书是否符合国家有关规定。

⑤ 了解药品的性能、用途、检验方法、储存条件以及质量信誉等内容。

（3）审核部门　首营品种必须经企业质量管理机构审核合格后，报企业主管领导审批。

（4）审批程序

① 采购员或采购部门填写好"首次经营药品审批表"，与其他证明所采购产品质量的资料一并交物价部门。

② 物价部门审核同意后，确定采购价格，然后将资料转交质量管理机构审核。

③ 质量管理机构相关人员审核同意后，报送企业主管质量的领导审批。

④ 企业主管领导审核批准后，方可购进、经营首营品种。

填报部门：_____   填表日期：   年   月   日

药品编号	通用名称	商品名称	剂型	规格	包装单位	生产厂家

是否 GMP 认证车间生产品种		GMP 证书编号	生产厂家销售人员	电话
□ 是 □ 否				

药品的适应证或功能主治、成分、质量、疗效、副作用等情况说明：

批准文号		质量标准	
有效期		储存条件	
包装规格	批发价格	零售价格	采购价格

采购员申请原因
签字：   日期：   年   月   日

采购部门意见
签字：   日期：   年   月   日

物价部门意见
签字：   日期：   年   月   日

质量管理部门审核意见
签字：   日期：   年   月   日

主管质量负责人审批意见
签字：   日期：   年   月   日

图 6-4   首次经营药品审批表

（三）购货计划制定和购货合同签订的质量管理

1. 购货计划制定的质量管理

（1）重要依据   企业编制购货计划时应以药品质量作为重要依据。

（2）制定原则   以市场需求为导向，按需进货，以销定进，择优采购。药品经营企业应注重购进药品的时效性、合理性，控制药品库存结构，减少积压和损失。

（3）制定程序   由进货部门的计划人员定期（每月或每季）根据药品销售和库存实际消耗的情况制定采购计划（图 6-5）；提交企业经营主管部门讨论修改审定，并应有质量管理机构的人员参加；最后经企业进货主管经理审批签字后，交采购人员具体执行。计划人员除定期做采购计划外，还应根据市场的变化按库存实际消耗随时追加或削减计划，保证药品供应及时，既不脱销，又不积压。此外，药品经营企业的进货部门和销售部门应定期联合召开会议，沟通药品在购进、销售和使用中的信息和存在的问题，以利及时调整购进计划。

编号：　　　　　　　　　　　　　　　　　　　　　编制日期：　　年　第　　季（月）

序号	通用名称	商品名称	剂型	规格	计划数量	现存数量	供货单位	购买价	备注

制表人签字：　　　　　　采购部门负责人签字：　　　　　　质量管理机构负责人签字：

图 6-5　×××企业药品采购计划表

2. 药品购货合同签订的质量管理

药品经营企业采购药品必须按照《合同法》签订购货合同。合同中除一般条款外，还必须注明质量条款，以确保药品质量。

（1）工商间购销合同中应明确的质量条款

① 药品质量符合质量标准和有关质量要求。

② 药品附产品合格证。

③ 药品包装符合有关规定和货物运输的要求。

（2）商商间购销合同中应明确的质量条款

① 药品质量符合质量标准和有关质量要求。

② 药品附产品合格证。

③ 购入进口药品，供货方应提供符合规定的证书和文件。

④ 药品包装符合有关规定和货物运输的要求。

（四）购进药品的管理要求

① 购进特殊管理的药品，应严格按照国家有关规定进行。

② 购进进口药品，进口预防性生物制品、血液制品，进口药材时，应向供货单位索取加盖供货单位质量管理机构原印章的符合规定的"进口药品注册证"复印件，"生物制品进口批件"复印件，"进口药材批件"复印件。购进香港、澳门、台湾地区生产的药品，应向供货单位索取加盖供货单位质量管理机构原印章的符合规定的"医药产品注册证"复印件。如果是属于新修订的《药品管理法》规定的在进口时必须检验的药品，还应向供货单位索取加盖供货单位质量管理机构原印章的符合规定的"进口药品检验报告书"复印件。

购进的进口药品，必须有中文说明书，其包装的标签，必须用中文注明药品的名称、主要成分以及注册证号，否则不能购进。

③ 购进药品应有合法的票据。药品经营企业购进药品时，应要求供货单位开具合法的发票，并对其开具的销售发票合法性进行审核，还要对发票填写的单位名称、药品名称、剂型、规格、数量、价格等项目的准确性进行复核，并要做到票、账、货相符。购进药品的票据应按规定妥善保存备查。

④ 购进药品应按国家有关规定建立完整的药品购进记录。药品经营企业必须有真实、完整的购进记录。购进记录（图 6-6）必须注明：药品的通用名称、剂型、规格、批号、有效期、生产厂商、供货单位、购进数量、购进价格、购货日期等项内容。购进记录应保存至超过药品有效期 1 年，但不得少于 3 年。

编号：　　　　　　　　　　　　　　　　　　购货日期：　　年　　月　　日

通用名称	商品名称	剂型	规格	批准文号	有效期	生产厂商	供货单位	购进数量	购进价格	进价合计	统一售价	业务人员	备注

图 6-6　药品购进记录表

九、药品验收入库的质量管理

企业应当按照国家有关法律法规及 GSP 制定药品收货与验收标准。按照规定的程序和要求对到货药品逐批进行收货、验收，防止不合格药品入库。

（一）检查运输工具和运输状况

药品到货时，收货人员应当对运输工具和运输状况进行检查。

① 检查运输工具是否密闭，如发现运输工具内有雨淋、腐蚀、污染等可能影响药品质量的现象，及时通知采购部门并报质量管理部门处理。

② 根据运输单据所载明的启运日期，检查是否符合协议约定的在途时限，对不符合约定时限的，报质量管理部门处理。供货方委托运输药品的，企业采购部门要提前向供货单位索要委托的承运方式、承运单位、启运时间等信息，并将上述情况提前通知收货人员；收货人员在药品到货后，要逐一核对上述内容，内容不一致的，通知采购部门并报质量管理部门处理。

③ 冷藏、冷冻药品到货时，查验冷藏车、车载冷藏箱或保温箱的温度状况，核查并留存运输过程和到货时的温度记录；对未采用规定的冷藏设备运输或温度不符合要求的，应当拒收，同时对药品进行控制管理，做好记录并报质量管理部门处理。

（二）检查随货通行单和采购记录

药品到货时，收货人员应当对照随货同行单（票）和采购记录核对药品实物，做到票、账、货相符。随货同行单（票）应当包括供货单位、生产厂商、药品的通用名称、剂型、规格、批号、数量、收货单位、收货地址、发货日期等内容，并加盖供货单位药品出库专用章原印章。对药品收货与验收过程中出现的不符合质量标准或疑似假、劣药的情况，应当交由质量管理部门按照有关规定进行处理，必要时上报药品监督管理部门。随货同行单（票）中记载的内容，与药品实物不符的，应当拒收，并通知采购部门进行处理。

① 对于随货同行单（票）内容中，除数量以外的其他内容与采购记录、药品实物不符的，经供货单位确认并提供正确的随货同行单（票）后，方可收货。

② 对于随货同行单（票）与采购记录、药品实物数量不符的，经供货单位确认后，应当由采购部门确定并调整采购数量后，方可收货。

③ 供货单位对随货同行单（票）与采购记录、药品实物不相符的内容，不予确认的，应当拒收，存在异常情况的，报质量管理部门处理。

（三）待验检查

收货人员对符合收货要求的药品，应当按品种特性要求放于相应待验区域，或设置状态标志，通知验收。冷藏、冷冻药品应当在冷库内待验。

收货人员应当拆除药品的运输防护包装，检查药品外包装是否完好，对出现破损、污染、标识不清等情况的药品，应当拒收。收货人员应当将核对无误的药品放置于相应的待验（对到货、销后退回的药品采用有效的方式进行隔离或区分，在入库前等待质量验收的状态）区域内，并在随货同行单（票）上签字后，移交验收人员。企业应当根据不同类别和特性的药品，明确待验药品的验收时限，待验药品要在规定时限内验收，验收合格的药品，应当及时入库。验收中发现的问题应当尽快处理，防止对药品质量造成影响。

（四）验收

1. 药品合格证明文件验收

验收药品应当按照批号逐批查验药品的合格证明文件，对于相关证明文件不全或内容与到货药品不符的，不得入库，并交质量管理部门处理。

（1）按照药品批号查验同批号的检验报告书，药品检验报告书需加盖供货单位药品检验专用章或质量管理专用章原印章；从批发企业采购药品的，检验报告书的传递和保存，可以采用电子数据的形式，但要保证其合法性和有效性。

（2）验收实施批签发管理的生物制品时，有加盖供货单位药品检验专用章或质量管理专用章原印章的"生物制品批签发合格证"复印件。

（3）验收进口药品时，有加盖供货单位质量管理专用章原印章的相关证明文件。

① "进口药品注册证"或"医药产品注册证"。

② 进口麻醉药品、精神药品以及蛋白同化制剂、肽类激素需有"进口准许证"。

③ 进口药材需有"进口药材批件"。

④ "进口药品检验报告书"或注明"已抽样"字样的"进口药品通关单"。

⑤ 进口国家规定的实行批签发管理的生物制品，有批签发证明文件和"进口药品检验报告书"。

（4）验收特殊管理的药品须符合国家相关规定。

2. 药品验收

应当对每次到货的药品进行逐批抽样验收，抽取的样品应当具有代表性，对于不符合验收标准的，不得入库，并报质量管理部门处理。

抽取的样品应当具有代表性。

（1）对到货的同一批号的整件药品按照堆码情况随机抽样检查。整件数量在2件及以下的，要全部抽样检查；整件数量在2件以上、50件以下的，至少抽样检查3件；整件数量在50件以上的，每增加50件，至少增加抽样检查1件，不足50件的，按50件计。

（2）对抽取的整件药品需开箱抽样检查。从每整件的上、中、下不同位置随机抽取3个最小包装进行检查，对存在封口不牢、标签污损、有明显重量差异或外观异常等情况的，至少再增加一倍抽样数量，进行再检查。

（3）对整件药品存在破损、污染、渗液、封条损坏等包装异常的，要开箱检查至最小包装、最小销售单元。

（4）到货的非整件药品要逐箱检查，对同一批号的药品，至少随机抽取一个最小包装进行检查。

（5）生产企业有特殊质量控制要求或打开最小包装可能影响药品质量的，可不打开最小包装；外包装及封签完整的原料药、实施批签发管理的生物制品，可不开箱检查。

（6）特殊管理药品的验收

① 验收特殊管理的药品，应严格按照国家有关管理规定，在最短的时间内验收完毕，做到货到即验、数量准确、入库及时。

② 麻醉药品、一类精神药品、医疗用毒性药品必须坚持双人开箱验收至最小销售单元，整件药品应仔细查验原封条、原箱是否有破损短少，零货应逐支、逐瓶、逐盒查验。如有异常情况，应及时报告有关部门，不得延误。

③ 特殊管理的药品验收合格入库单、验收记录均应做到双人签字。

3. 检查要点

验收人员应当对抽样药品的外观、包装、标签、说明书等逐一进行检查、核对，出现问题的，报质量管理部门处理。

（1）检查运输储存包装的封条有无损坏，包装上是否清晰注明药品通用名称、规格、生产厂商、生产批号、生产日期、有效期、批准文号、贮藏、包装规格及储运图示标志，以及特殊管理的药品、外用药品、非处方药的标识等标记。

（2）检查最小包装的封口是否严密、牢固，有无破损、污染或渗液，包装及标签印字是否清晰，标签粘贴是否牢固。

（3）检查每一最小包装的标签、说明书是否符合以下规定。

① 标签有药品通用名称、成分、性状、适应证或者功能主治、规格、用法用量、不良反应、禁忌、注意事项、贮藏、生产日期、产品批号、有效期、批准文号、生产企业等内容；对注射剂瓶、滴眼剂瓶等因标签尺寸限制无法全部注明上述内容的，至少标明药品通用名称、规格、产品批号、有效期等内容；中药蜜丸蜡壳至少注明药品通用名称。

② 化学药品与生物制品说明书列有以下内容：药品名称（通用名称、商品名称、英文名称、汉语拼音）、成分［活性成分的化学名称、分子式、分子量、化学结构式（复方制剂可列出其组分名称）］、性状、适应证、规格、用法用量、不良反应、禁忌、注意事项、孕妇及哺乳期妇女用药、儿童用药、老年用药、药物相互作用、药物过量、临床试验、药理毒理、药代动力学、贮藏、包装、有效期、执行标准、批准文号、生产企业（企业名称、生产地址、邮政编码、电话和传真）。

③ 中药说明书列有以下内容：药品名称（通用名称、汉语拼音）、成分、性状、功能主治、规格、用法用量、不良反应、禁忌、注意事项、药物相互作用、贮藏、包装、有效期、执行标准、批准文号、说明书修订日期、生产企业（企业名称、生产地址、邮政编码、电话和传真）。

④ 特殊管理的药品、外用药品的包装、标签及说明书上均有规定的标识和警示说明；处方药和非处方药的标签和说明书上有相应的警示语或忠告语（图 6-7），非处方药的包装有国家规定的专有标识（图 6-8）；蛋白同化制剂和肽类激素及含兴奋剂类成分的药品有"运动员慎用"警示标识。

⑤ 进口药品的包装、标签以中文注明药品通用名称、主要成分以及注册证号，并有中文说明书。

⑥ 中药饮片的包装或容器与药品性质相适应及符合药品质量要求。中药饮片的标签需注明品名、包装规格、产地、生产企业、产品批号、生产日期；整件包装上有品名、产地、

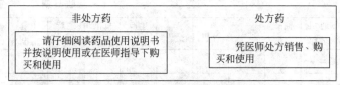

图 6-7　处方药和非处方药警示语

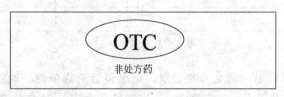

图 6-8　非处方药专有标识

生产日期、生产企业等，并附有质量合格的标志。实施批准文号管理的中药饮片，还需注明批准文号。

⑦ 中药有包装，并标明品名、规格、产地、供货单位、收购日期、发货日期等；实施批准文号管理的中药，还需注明批准文号。

⑧ 验收人员应当对抽样药品的外观、包装、标签、说明书以及相关的证明文件等逐一进行检查、核对；验收结束后，应当将抽取的完好样品放回原包装箱，加封并标示。特殊管理的药品应当按照相关规定在专库或专区内验收。

4. 退货药品收货和验收

企业应当加强对退货药品的收货、验收管理，保证退货环节药品的质量和安全，防止混入假冒药品。

（1）收货人员要依据销售部门确认的退货凭证或通知对销后退回药品进行核对，确认为本企业销售的药品后，方可收货并放置于符合药品储存条件的专用待验场所。

（2）对销后退回的冷藏、冷冻药品，根据退货方提供的温度控制说明文件和售出期间温度控制的相关数据，确认符合规定条件的，方可收货；对于不能提供文件、数据，或温度控制不符合规定的，给予拒收，做好记录并报质量管理部门处理。

（3）验收人员对销后退回的药品进行逐批检查验收，并开箱抽样检查。整件包装完好的，按照规定的抽样原则加倍抽样检查；无完好外包装的，每件须抽样检查至最小包装，必要时送药品检验机构检验。

（4）销后退回药品经验收合格后，方可入库销售，不合格药品按《规范》有关规定处理。

5. 验收记录

验收药品应当做好验收记录（图 6-9）。

（1）验收记录包括药品的通用名称、剂型、规格、批准文号、批号、生产日期、有效期、生产厂商、供货单位、到货数量、到货日期、验收合格数量、验收结果、验收人员姓名和验收日期等内容。

（2）中药验收记录包括品名、产地、供货单位、到货数量、验收合格数量等内容，实施批准文号管理的中药，还要记录批准文号。中药饮片验收记录包括品名、规格、批号、产地、生产日期、生产厂商、供货单位、到货数量、验收合格数量等内容，实施批准文号管理的中药饮片还要记录批准文号。

编号：　　　　　　　　　　　　　　　　　　　　　　验收日期：　　年　　月　　日

序号	到货日期	供货单位	通用名称	商品名称	剂型	规格	数量	生产企业	批准文号	生产批号	质量情况	验收结论	验收人	备注

图 6-9　药品质量验收记录表

（3）建立专门的销后退回药品验收记录，记录包括退货单位、退货日期、通用名称、规格、批准文号、批号、生产厂商（或产地）、有效期、数量、验收日期、退货原因、验收结果和验收人员等内容。

（4）验收不合格的药品，需注明不合格事项及处置措施。对验收合格的药品，应当由验收人员填写药品验收入库通知单（图 6-10），与仓储部门办理入库手续，由库房建立验收库存记录。

×××药品仓储管理组，以下购进/退回药品经质量检查验收合格，请予以办理入库手续。

编号：　　　　　　　　　　　　　　　　　　　　　　填单日期：　　年　　月　　日

序号	通用名称	商品名称	剂型	规格	生产批号	有效期	数量	生产厂家	供货单位	到货日期	验收日期	验收人	备注

图 6-10　药品验收入库通知单

（5）退货药品验收记录　退货药品质量验收也应按照规范要求逐批验收并做好验收记录（图 6-11）。

编号：　　　　　　　　　　　　　　　　　　　　　　验收日期：　　年　　月　　日

序号	通用名称	商品名称	剂型	规格	生产企业	批准文号	生产批号	退回单位	退回原因	退回数量	质量情况	验收结论	验收人	备注

图 6-11　退货药品验收记录表

（6）记录要求　药品质量验收记录应逐项认真填写，做到字迹清晰、内容真实、完整，不得空项。生产批号及数量应逐批填写。不得撕毁或任意涂改验收记录，确实需要更改时，

④ 对库存药品应根据其流转情况定期进行养护和检查。一般对库存药品每月检查，每季度轮流一次（即月查季轮），并做好记录（图 6-13）。对储存条件有特殊要求的或有效期较短的品种应当进行重点养护。近效期药品、易变品种酌情增加检查次数。

编号：　　　　　　　　　　　　　　　　　　　　　　　　　　养护月份：　　　年　　　月

日期	货品位置	通用名称	商品名称	剂型	规格	数量	生产厂家	生产批号	有效期	质量状况	养护措施	养护结果	备注

图 6-13　库存药品养护记录表

⑤ 对中药和中药饮片按其特性，采取干燥、降氧、熏蒸等方法养护并记录，所采取的养护方法不得对药品造成污染。

⑥ 对在库存养护中发现有质量可疑的药品，应当及时在计算机系统中锁定和记录，悬挂明显标志（黄牌），存放于专用场所进行有效隔离，待检并暂停发货，同时填写药品质量复检通知单，报告质量管理机构，及时处理。

若遇到库存药品出现破损而导致液体、气体、粉末泄漏的，应当迅速采取安全处理措施，防止对储存环境和其他药品造成污染。

⑦ 对库存药品有计划地抽样送验。

⑧ 定期汇总、分析养护信息。企业应当采用计算机系统对库存药品的有效期进行自动跟踪和控制，采取近效期预警及超过有效期自动锁定等措施，防止过期药品销售。

⑨ 负责养护用仪器设备的管理工作，并定期进行检查、维护、保养并建立档案。

⑩ 建立药品养护档案。药品养护档案内容包括：药品养护档案表、养护记录、检验报告查询函件、质量报表、台账等。

3. 库房温、湿度管理

按照 GSP 的要求，储存药品的仓库内运输冷藏、冷冻药品的设备中应配备温、湿度自动监测系统（以下简称系统）。系统应当对药品储存过程的温湿度状况和冷藏、冷冻药品运输过程的温度状况进行实时自动监测和记录，以有效防范储存运输过程中可能发生的影响药品质量安全的风险，确保药品质量安全。

（1）系统组成　系统由测点终端、管理主机、不间断电源以及相关软件等组成。

① 各测点终端能够对周边环境温湿度进行数据的实时采集、传送和报警。

② 管理主机能够对各测点终端监测的数据进行收集、处理和记录，并具备发生异常情况时的报警管理功能。

（2）系统自动生成记录内容　系统自动生成温、湿度监测记录，内容包括温度、湿度、日期、时间、测点位置、库区或运输工具类别等。

（3）系统精密度要求　系统温、湿度测量设备的最大允许误差应当符合以下要求。

① 测量范围在 0～40℃时，温度的最大允许误差为 ±0.5℃。

② 测量范围在 −25～0℃时，温度的最大允许误差为 ±1.0℃。

③ 相对湿度的最大允许误差为±5％RH。

（4）系统检测频率　系统应自动对药品储存运输过程中的温、湿度环境进行不间断监测和记录，至少每隔1min更新一次测点温、湿度数据；在药品储存过程中，至少每隔30min自动记录一次实时温、湿度数据；在运输过程中，至少每隔5min自动记录一次实时温度数据；当监测的温、湿度超出规定范围时，系统应当至少每隔2min记录一次实时温、湿度数据。

（5）系统监测报警　当监测的温、湿度达到设定的临界值或者超出规定范围时，系统应当能够实现就地和在指定地点进行声光报警，同时采用短信通讯的方式，向至少3名指定人员发出报警信息。当发生供电中断的情况时，系统应当采用短信通讯的方式，向至少3名指定人员发出报警信息。

（6）系统监测数据　系统各测点终端采集的监测数据应当真实、完整、准确、有效。

① 测点终端采集的数据通过网络自动传送到管理主机进行处理和记录，并采用可靠的方式进行数据保存，确保不丢失和不被改动。

② 系统具有对记录数据不可更改、删除的功能，不得有反向导入数据的功能。

③ 系统不得对用户开放温湿度传感器监测值修正、调整功能，防止用户随意调整，造成监测数据失真。

④ 系统监测数据采用安全、可靠的方式按日备份，备份数据应当存放在安全场所，数据保存时限符合GSP第四十二条的要求。

⑤ 系统应当与企业计算机终端进行数据对接，自动在计算机终端中存储数据，可以通过计算机终端进行实时数据查询和历史数据查询。

⑥ 系统应当独立地不间断运行，防止因供电中断、计算机关闭或故障等因素，影响系统正常运行或造成数据丢失。

（7）系统测点终端　测点终端布点方案应经过充分讨论后确认，保证测点终端数量和位置能准确反映环境温、湿度的实际状况，具体如下。

① 每一独立的药品库房或仓间至少安装2个测点终端，并均匀分布。

② 平面仓库面积在300m² 以下的，至少安装2个测点终端；300m² 以上的，每增加300m² 至少增加1个测点终端，不足300m² 的按300m² 计算。

平面仓库测点终端安装的位置，不得低于药品货架或药品堆码垛高度的2/3位置。

③ 高架仓库或全自动立体仓库的货架层高在4.5～8m的，每300m² 面积至少安装4个测点终端，每增加300m² 至少增加2个测点终端，并均匀分布在货架上、下位置；货架层高在8m以上的，每300m² 面积至少安装6个测点终端，每增加300m² 至少增加3个测点终端，并均匀分布在货架的上、中、下位置，不足300m² 的按300m² 计算。

高架仓库或全自动立体仓库上层测点终端安装的位置，不得低于最上层货架存放药品的最高位置。

④ 储存冷藏、冷冻药品仓库测点终端的安装数量，须符合本条上述的各项要求，其安装数量按每100m² 面积计算。

⑤ 每台独立的冷藏、冷冻药品运输车辆或车厢，安装的测点终端数量不得少于2个。车厢容积超过20m³ 的，每增加20m³ 至少增加1个测点终端，不足20m³ 的按20m³ 计算。每台冷藏箱或保温箱应当至少配置1个测点终端。

为保证测点终端的科学性和准确性，每年至少要校准一次，对系统设备应当进行定期检查、维修、保养，并建立档案。

（三）药品的效期管理

1. 概念

药品的有效期是指药品在规定的储存条件下，能保持其质量的期限。药品的有效期是根据药品稳定性的不同，通过稳定性试验研究和留样观察合理制定的。

2. 药品有效期的相关规定

国家药品监督管理部门依据新修订的《药品管理法》规定，凡 2001 年 12 月 1 日后生产和上市销售的药品必须标明有效期，未标明有效期的药品不得生产、销售。药品的每一最小包装单位和标签标明该药品的有效期后方可出厂销售。药品有效期最长时间期限一般不得超过 5 年。

药品经营企业应严格执行效期药品催销制度，当药品距效期仅有 1 年时，应列入效期药品月报表内进行催销。库房的保管员应按月填报"近效期药品催销表"（图 6-14），催促业务部门加快销售，或与供货单位联系退货、换货，以免在库过期损失。

编号：　　　　　　　　　　　　　　　　　　　填表日期：　年　　月　　日

序号	通用名称	商品名称	剂型	规格	数量	生产厂家	生产批号	有效期	进价	进价合计	货区

图 6-14　近效期药品催销表

3. 表达方法

（1）国产药品的有效期表达方法　按我国国家有关规定，药品的包装标签上必须标明有效期，其表达方法按年月顺序。有效期的年份要用四位数字表示，1～9 月份数字前须加"0"以两位数表示月份。一般表达，可用有效期至某年某月或只用数字表示。如有效期至 2001 年 10 月或表达为有效期至"2001.10"、"2001/10"、"2001-10"等形式。

（2）进口药品的有效期表达方法　进口药品常以"expiry date"（截止日期）表示失效期。或以"use before"（在…之前使用）表示有效期。常见的还有下列几种。

① validity duration（有效期）。

② validity（有效期）。

③ storage life（贮存期）。

④ stability（稳定期）。

⑤ expiration date（失效期）。

⑥ expiry date（失效期）。

⑦ expiring（失效期）。

⑧ exp date（失效期）。

（3）有效期和失效期的区别　药品的有效期和药品的失效期是有区别的。药品的有效期是指药品有效的终止日期，如有效期至 2001.10 的药品，其有效的终止日期是 2001 年 10 月 31 日。药品的失效期是指药品失效不能使用的日期，如失效期为 2001.10 的药品，该药品从 2001 年 10 月 1 日起失效。

（四）退货药品的管理

在药品经营过程中因各种原因导致的购进药品退出和销售药品退回是经常发生的。所以，对退货药品的管理，也成为了药品经营质量管理不容忽视的重要环节，尤其是对销后退回药品的管理更要引起重视。因为，假药、药劣、质量不合格的药品，经常会从这一途径乘虚而入。

1. 销后退回药品的管理

销后退回药品的情况一般有两种，一是客户要求换货，只是售出药品的更换，不办理退货手续；二是客户提出退回药品并要求办理退货手续。对于前一种情况企业在管理过程中往往比较随意，易出现漏洞，给企业经营质量安全带来隐患，因此企业应注重销后退回药品管理的要求和程序（图6-15）。

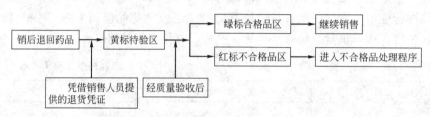

图 6-15　销后退回药品处理程序

① 对于销后药品退回，销售人员应填写"药品退货通知单"（图6-16），说明退货的原因并准备退货单位要求退货的证明信件（加盖单位印章），经有关部门审核同意后，办理退货。

编号：　　　　　　　　填表人：　　　　　　　　填表日期：　　年　　月　　日							
退货药品情况	名称	规格	剂型	数量	生产厂家	生产批号	原进货日期
退货单位					退货日期		
退货原因							
销售部门意见							
质量管理部门意见							
质量主要负责人意见							

图 6-16　药品退货通知单

② 由于药品质量原因，客户提出退货，必须经本企业质量管理机构确认同意后，方可办理退货或换货。

③ 对销后退回药品，应凭销售部门开具的退货凭证收货，存放在有明显黄色标志的退货药品库（区），由专人保管并做好退货记录。退货记录应保存3年备查。

④ 对销后退回药品，应及时验收给出结论。办理退货手续或换货事宜，必须经核实确认、逐项验收完毕后进行。

⑤ 对销后退回药品，保管人员根据验收结论办理入库。经验收合格的药品，由保管人员记录后方可存入合格药品库（区），继续销售；不合格药品由保管人员记录后存放在不合格药品库（区），待处理解决。

⑥ 对销后退回换货的药品，除按上述要求办理外，还应严格按照药品验收入库、出库复核等规定执行。

⑦ 对已同意退回药品的账务处理应及时、准确，做到票、账、货相符。

2. 购进后退出药品的管理

购进后退出药品的情况一般也有两种：一是因各种原因退出要求换货，只是购进药品的更换，不办理退货手续；二是购进药品退出并要求办理退货手续。

① 购进药品的退货或换货应征得供货单位的同意后方可进行办理。进货部门采购人员应填写"药品退货通知单"转各有关部门，办理退货药品出库手续，做好药品退出的准备。退货的药品应做好账务处理，在账目上做购进药品退出的处理。

② 退货药品出库应与正常销售药品出库一样，认真复核并做好出库复核记录备查。退货或换货药品包装应完整、牢固，以免运输中损坏，影响退货。

（五）不合格药品的管理

药品经营企业对质量不合格的药品应严格管理。质量不合格的药品包括内在质量不合格药品和外在质量不合格药品。质量不合格的药品不得购进，不得验收入库，不得销售和使用。不合格药品的确认、报告、报损、销毁应有完善的手续和记录。

1. 发现不合格药品应按规定的要求和程序上报

① 在验收入库时检查出的不合格药品，验收人员应当时填写"药品拒收报告单"（图 6-17），说明不合格的原因，报本企业质量管理部门签署意见后由质量查询人员对供货单位进行查询。如发现假药、劣药或有重大质量问题的药品，应报当地药品监督管理部门。

编号：

拒收药品情况	通用名称		商品名称		供货单位	
	剂型		规格		数量	
	生产厂家		生产批号		有效期	
拒收原因						
业务部门意见						
质量管理部门意见						

图 6-17　药品拒收报告单

② 在库养护检查出的不合格药品，养护人员应及时填写"药品质量复检单"（图 6-18），报本企业质量管理部门确认后，停售待处理。

编号：　　　　　　　　养护人：　　　　　　　　填写日期：　　年　　月　　日

复检药品情况	通用名称	商品名称	剂型	规格	生产批号	有效期	数量	生产厂家	供货单位	到货日期
复验原因										
仓库主任意见										
质量管理部门意见										

图 6-18　药品质量复检单

2. 不合格药品的标识、存放

按色标管理的要求，不合格药品应有明显的红色标志。已查出的不合格药品必须及时与合格药品分开，存放在有明显红色标志的不合格药品库（区），并由专人负责管理。

3. 查明质量不合格的原因，分清质量责任，及时处理并制定预防措施

对本企业经营的药品出现不合格的情况，应及时查明原因，分清验收入库、储存养护、出库运输等环节的质量责任，做到三个"不放过"。在查明原因的基础上对不合格药品及时进行处理并制定有效的预防措施。

4. 不合格药品报损、销毁的手续和记录

① 不合格药品报损，必须填写"不合格药品报损审批表"（图 6-19），说明报损理由，经企业有关部门审核同意，由企业主要负责人批准后，方可进行报损处理。

编号：　　　　　　　　　　　　　　　　　　　　　　　报损日期：　　年　　月　　日

报损药品种类									数目	报损药品金额合计
序号	通用名称	商品名称	剂型	规格	生产厂家	生产批号	有效期	原进货单位		
报损原因										
仓库主任签字						库管员签字				
经办人员										
业务部门意见										
质量管理部门意见										
财务部门意见										
企业负责人意见										

图 6-19　不合格药品报损审批表

② 不合格药品销毁，应做好有关记录（图 6-20）。记录应记载的内容包括药品名称、规格、单位、数量、批号、生产企业、销毁地点、销毁方式、销毁时间、监督人员、承办人员等。记录应妥善保存备查。

编号：

序号	销毁日期	通用名称	商品名称	剂型	规格	数量	生产厂家	生产批号	原购货单位	不合格原因	销毁意见	质量负责人	销毁人	监督人	备注

图 6-20　不合格药品销毁记录表

5. 不合格药品处理情况的汇总和分析

企业质量管理机构应对已停售的质量不合格药品处理情况进行跟踪，监督落实。应定期对不合格药品处理的情况进行汇总和分析，强化质量查询工作，严格质量控制管理。

（六）特殊管理药品的储存保管

《中华人民共和国药品管理法》规定：国家对麻醉药品、精神药品、医疗用毒性药品和放射性药品实行特殊管理。经营特殊管理药品的企业必须严格按照国家的有关规定，对特殊管理药品的购进、验收入库、储存保管、出库复核、销售等环节加强管理。

1. 麻醉药品的储存保管

① 麻醉药品必须严格实行专库（柜）保管，可与一类精神药品存放在同一专用库（柜）内。

② 麻醉药品除了严格实行专库（柜）保管外，还必须执行专库（柜）双人双锁保管制度，仓库内需有安全措施，如报警器、监控器。

③ 按药品的性质来决定贮藏条件，麻醉药品的大部分品种，特别是针剂遇光易变质，故库（柜）应注意避光，采取遮光措施。

④ 应建立麻醉药品的专用账目，专人登记，定期盘点，做到账物相符，发现问题应立即报告当地药品监督管理部门及时查处。

⑤ 由于破损、变质、过期失效而不能销售的品种，应清点登记，单独妥善保管，并列表上报药品监督管理部门，听候处理意见。如销毁必须由药品监督管理部门批准，监督销毁。销毁应有记录并由监销人员签字，存档备查，不得擅自处理。

2. 精神药品的储存保管

① 一类精神药品可与麻醉药品存放在同一专用库（柜）内，其储存保管的要求与麻醉药品相同。

② 二类精神药品可储存于普通的药品库内，但应设专用区并有明显标识。

③ 二类精神药品的零货应存放在专用货架，并有明显标识。

④ 二类精神药品也应建立专账，由专人负责，按季盘点，做到账物相符，如确定出现不符的情况，应立即报告当地药品监督管理部门及时查处。

⑤ 二类精神药品报损时，需经当地药品监督管理部门批准并监督销毁，不得擅自处理。

3. 医疗用毒性药品的储存保管

① 毒性药品必须储存于专用库（柜）内加锁并由专人保管。库内需有安全措施，如警报器、监控器，并严格实行双人、双锁管理制度。

② 应建立毒性药品收支账目，定期盘点，做到账物相符，发现问题应立即报告当地药品监督管理部门及时查处。

③ 对已确认不能销售的毒性药品报损销毁时，需经企业质量管理部门审核、领导批准，报当地药品监督管理部门批准并监督销毁，不得擅自处理。

④ 应建立毒性药品销毁档案，包括销毁日期、时间、地点、品名、数量、方法等。销毁批准人、销毁人员、监督人员均应签字盖章。

4. 放射性药品的储存保管

① 放射性药品应严格实行专库（柜）、双人双锁保管，专账记录。仓库需要有必要的安全措施。

② 储存放射性药品的专库（柜），应具有与放射剂量相适应的防护装置；放射性药品置放的铅容器应避免拖拉或撞击。

③ 由于过期失效而不能销售的药品，应清点登记，列表上报，监督销毁，并由监销人员签字备查，不得擅自处理。

5. 麻黄素的储存保管

① 麻黄素必须严格实行专库（柜）保管、双人双锁，并指派专人管理。

② 应建立麻黄素的专用账目，专人登记，定期盘点，做到账物相符，发现问题应立即报告当地药品监督管理部门及时查处。

③ 对已确认不能销售的麻黄素品种报损销毁时，需经企业质量管理部门审核、领导批准，报当地药品监督管理部门批准并监督销毁，不得擅自处理。

十一、药品出库与运输的质量管理

药品出库和运输的质量管理，是防止不合格药品流入市场的重要关卡，是防止差错出门、堵截漏洞的最后一关，是储运过程中不可忽视的一项重要工作。

1. 药品出库的质量管理

（1）药品出库质量管理的概念　药品出库质量管理是指药品经营（批发和零售连锁）企业储运部门对销售、调拨的药品在出库时进行的核对与质量检查，以保证其品种、规格、数量准确无误，质量完好，包装及标志符合规定要求。药品出库质量管理是在做好药品在库养护、确保药品质量完好的基础上进行的。

（2）药品出库原则　药品出库应遵循"先产先出"、"近期先出"、"易变先出"和按批号发货的原则。

① 先产先出。先产先出是指对同一种药品，先生产的产品应先出库。药品由于其理化性质不同，在各种环境因素的影响下，随着储存时间的增加，药品的疗效、效价、含量等均可能出现不同程度的降低，而毒副反应则可能增多。因此，要严格贯彻"先产先出"的原则，以确保药品质量。国家储备药品、就厂直调药品也要注意及时轮换更新。

② 近期先出。近期先出是指药品有效期较接近过期时限的药品先行发货。为了确保药品安全有效，必须严格贯彻"近期先出"的原则。对仓库来讲，所谓"近期先出"，还包括给这些药品留有必需的调运、供应和使用的时间，使其在接近有效期之前投入使用。

③ 易变先出。易变先出是指库存的药品，对不宜久贮，易于变质的应先出库。有的药品虽然后入库，但由于受到阳光、温度、湿度等外界因素的影响，会比先入库的药品易于变质。这种情况就要遵循易变先出的原则，根据药品质量情况，将易霉、易坏、不宜久贮的药品先出库。

④ 按批号发货。按批号发货是指同一批次药品，不论发到什么地区和单位，一旦发生质量问题就能做到以最快的速度通告和回收。

（3）药品出库复核工作要求　药品出库必须进行复核和质量检查，质量和包装不合格的药品，均不准出库发货。

① 药品出库时，应按发货或配送凭证对实物进行质量检查和数量、项目的核对。发货人应依据出库凭证所列的购货单位、品名、规格、厂名、数量等与实货逐项核对，整件药品检查包装是否完好，零头药品要仔细装箱包装，并作好出库复核记录。

② 药品出库复核主要包括：按发货凭证逐一核对到站、收货单位、品名、规格、数量、批号等项目，药品及其包装的质量核对与包装和运输标志的核对。出库验发时要有专人对品

种、数量进行复查，按批号确认质量完好后才可发货。验发人员如发现药品质量有疑问，或有下列情况，应停止发货或配送，并报有关部门处理。

　　a. 药品包装内有异常响动或液体渗漏（内包装可能出现破碎或封口不严）。

　　b. 药品包装出现破损、污染、封口不牢、衬垫不实、封条严重损坏等现象。

　　c. 标签脱落、字迹模糊不清或标识内容与实物不符。

　　d. 药品已超出有效期。

　　③ 严格出库手续，药品出库必须有正式凭证，禁止凭白条发货或无凭证发货。抽样用或宣传用的样品亦须办理出库手续。对急救所需药品可先予发货，但应尽快补办出库手续。

　　④ 麻醉药品、一类精神药品、医疗用毒性药品、放射性药品出库时，应严格实行双人发货、双人核对制度。发货要有专人对品名、数量、质量进行核查，并有第二人复核，必要时应清点到最小包装，发货人、复核人应共同在出库单据上签名盖章。

　　（4）药品出库复核记录　药品出库复核记录便于进行质量跟踪，确保一旦发现质量问题或错发，能够准确、快速、及时通告和回收，把可能造成的危害减少到最低限度。

　　① 出库复核记录（图6-21）内容应包括购货单位、药品的名称、剂型、规格、批号、有效期、生产厂商、数量、发货日期、质量状况和复核人员等项目。

编号：

序号	出库日期	通用名称	商品名称	剂型	规格	生产厂家	生产批号	有效期	数量	质量状况	发货人员	复核人员

图 6-21　出库复核记录

　　② 出库复核记录应逐项认真填写，做到字迹清晰、内容真实、完整，批号多时应特别注明每个批号的数量，以便按批号进行质量跟踪。对仓储管理已实现计算机化的药品经营企业，可由计算机汇总药品质量跟踪记录内容要求的所有项目。但应注意有验发人员签字的药品出库复核原始凭证的留存，以备查用。

　　③ 药品质量跟踪记录应保存至超过药品有效期1年，但不得少于3年。

2. 药品运输的质量管理

　　药品运输的质量管理是确保合格药品出库后能质量完好、及时、安全地送送至客户的关键环节。药品运输应按药品理化性质及制剂特点，采取不同的运输方式。企业应当按照质量管理制度的要求，严格执行运输操作规程，并采取有效措施保证运输过程中的药品质量与安全。

　　① 做好运输发运时的核对交接手续，防止错发。药品运输时，应针对运送药品的包装条件及道路状况，采取相应措施，防止药品的破损和混淆。运输工具应考虑符合药品自然属性要求。搬运、装卸药品应轻拿轻放，严格按照外包装上的图示标志要求堆放和采取防护措施。

　　② 由生产企业直调药品时，须经经营单位质量验收合格后方可发运。

　　③ 对有温度要求药品的运输，应根据季节温度变化和运程采取必要的保温、冷藏或冷

冻措施。运输过程中，药品不得直接接触冰袋、冰排等蓄冷剂，防止对药品质量造成影响。在冷藏、冷冻药品运输途中，应当实时监测并记录冷藏车、冷藏箱或保温箱内的温度数据。

为确保对温度要求药品的运输安全，还应制定冷藏、冷冻药品运输应急预案，对运输途中可能发生的设备故障、异常天气影响、交通拥堵等突发事件，能够采取相应的应对措施。

④ 麻醉药品、一类精神药品、医疗用毒性药品、放射性药品的运输，要按特殊管理药品的管理办法的规定办理。危险品的运输必须按照《危险货物运输规程》、《化学危险物品安全管理条例》的规定办理。

⑤ 委托其他单位运输药品的，应当对承运方运输药品的质量保障能力进行审计，索取运输车辆的相关资料，符合本规范运输设施设备条件和要求的方可委托，并签订运输协议，明确药品质量责任、遵守运输操作规程和在途时限等内容。

委托运输药品应当有记录，实现运输过程的质量追溯。记录至少包括发货时间、发货地址、收货单位、收货地址、货单号、药品件数、运输方式、委托经办人、承运单位。采用车辆运输的还应当载明车牌号，并留存驾驶人员的驾驶证复印件。记录应当至少保存 5 年。

十二、药品销售与售后服务的质量管理

加强药品销售与售后服务质量的管理，对提高企业质量信誉，树立企业形象，促进企业健康发展，获得更大社会效益和经济效益具有重要的作用。

(一) 药品销售的质量管理

由于药品批发企业和药品零售企业的售卖对象不一样，销售量也有差异，所以对销售环节的质量管理，在要求的细节上也不尽相同。

1. 药品批发企业

（1）合法销售药品

① 药品经营企业应将药品销售给具有合法资格的单位。药品批发企业不得将药品销售给无"一证一照"的单位、个人和所谓的药品集贸市场。销售药品前应对销售客户的合法性进行审核确认，应建立销售客户档案（图 6-22），对证明销售客户合法性的"一证一照"复印件（加盖企业公章）及相关证明文件应存档备查。

② 按批准的经营方式和经营范围经营。药品经营企业销售药品，应按照"药品经营许可证"及"营业执照"所批准的经营方式和经营范围经营。药品批发企业不得从事药品零售业务，药品零售连锁企业不得从事向连锁门店配送以外的药品批发业务。如果药品经营企业超越经营范围经营，依据国家有关规定将按无证经营处理，如持有"药品经营许可证"但从事异地经营的也将按无证经营处理。

③ 销售特殊管理的药品应严格按照国家有关规定执行。药品经营（批发）企业销售麻黄素类药品、戒毒药品、处方药、非处方药时，应严格执行国家有关销售规定。

（2）正确宣传药品

① 药品广告宣传应严格执行国家有关管理的法律、法规，宣传的内容必须以国务院药品监督管理部门批准的药品使用说明书为准，不得含有虚假内容。

② 药品宣传要做到内容真实、合法，实事求是，正常地介绍药品的疗效和不良反应、禁忌和注意事项等。严禁夸大疗效，缩小药物不良反应的虚假宣传。

③ 销售人员应正确介绍药品，不得虚假夸大和误导用户，这也是药品经营企业工作人员应具备的职业道德。

编号： 建档日期： 年 月 日

客户名称				
类别	□药品批发企业 □医疗机构		□药品零售连锁企业 □部队医疗机构	□药品零售企业 □其他机构
地址			邮政编码	
电话		传真	E-mail	
负责人			联系人	
许可证情况	单位名称		注册地址	
	许可证号		许可范围	
	有效期限		发证机关	
营业证照	单位名称		法定代表人	
	注册证号		注册地址	
	经营范围		经营方式	
	注册资金		发照机关	
建档人				
销售部门意见				
财务部门意见				
质量管理部门意见				

图 6-22 销售客户档案

④ 药品如需通过新闻媒介宣传，应遵守《药品管理法》有关药品广告的规定以及相关法律、法规的具体要求，如《药品管理法》规定："药品广告的内容必须真实、合法，以国务院药品监督管理部门批准的说明书为准，不得含有虚假的内容。药品广告不得含有不科学的表示功效的断言或者保证；不得利用国家机关、医药科研单位、学术机构或者专家、学者、医师、患者的名义和形象作证明。非药品广告不得有涉及药品的宣传。"

自 2000 年 1 月 1 日开始施行《处方药和非处方药分类管理办法》后，处方药只能在国务院卫生行政部门和国务院药品监督管理部门共同指定的医学、药学专业性刊物上进行广告宣传，非处方药经批准可以在大众传播媒介进行广告宣传，但不得以新闻的形式发布广告。

(3) 销售进口药品的要求 药品经营企业销售进口药品时，应向销售客户提供加盖本单位质量管理机构原印章的符合规定的进口证明文件复印件。

(4) 销售药品的要求

① 销售药品应开具合法票据。药品经营企业开具销售发票时，要准确填写购货单位全称、药品名称、规格、数量、价格等项目，字迹要清晰准确，销售发票要经复核，避免错开错发，并要做到票、账、货相符。销售票据应按规定妥善保存备查。

② 因特殊需要从其他药品经营企业直调的药品，本企业应保证药品质量，及时开具销售票据，并做好有关记录。

③ 销售药品应按规定建立药品销售记录（图 6-23）。销售记录必须注明药品的通用名、剂型、规格、有效期、生产厂商、购货单位、销货数量、销售价格、销售日期等项内容。销售记录必须真实、完整，并保存至超过药品有效期 1 年，但不得少于 3 年。

编号：

销售日期	通用名称	商品名称	剂型	规格	生产厂家	生产批号	有效期	购货单位	销售数量	销售价格	销售人员	备注

图 6-23　销售记录

中药销售记录应当包括品名、规格、产地、购货单位、销售数量、单价、金额、销售日期等内容。中药饮片销售记录应当包括品名、规格、批号、产地、生产厂商、购货单位、销售数量、单价、金额、销售日期等内容。

2. 药品零售企业

（1）药品零售企业基本要求

① 营业场所要求。营业场所应在显著位置悬挂"药品经营许可证"、"营业执照"、"执业药师注册证"等。

② 营业人员要求。营业人员应当佩戴有照片、姓名、岗位等内容的工作牌，执业药师和药学技术人员的工作牌还应当标明执业资格或药学技术职称。在岗执业的执业药师应当挂牌明示。

（2）对零售企业药品陈列与储存的管理　药品应该按照剂型或用途以及储存要求分类进行陈列和储存。

① 按剂型、用途以及储存要求分类陈列，并设置醒目标志，类别标签字迹清晰、放置准确。

② 药品放置于货架（柜），摆放整齐有序，避免阳光直射。

③ 处方药、非处方药分区陈列，并有处方药、非处方药专用标识。

④ 处方药不得采用开架自选的方式陈列和销售。

⑤ 外用药与其他药品分开摆放。

⑥ 拆零销售的药品集中存放于拆零专柜或专区。

⑦ 第二类精神药品、毒性中药品种和罂粟壳不得陈列。

⑧ 冷藏药品放置在冷藏设备中，按规定对温度进行监测和记录，并保证存放温度符合要求。

⑨ 中药饮片柜斗谱的书写应当正名正字；装斗前应当复核，防止错斗、串斗；应当定期清斗，防止饮片生虫、发霉、变质；不同批号的饮片装斗前应当清斗并记录。

⑩ 经营非药品应当设置专区，与药品区域明显隔离，并有醒目标志。

⑪ 对储存药品与储存条件进行检查，并做好记录。如对营业场所温度进行监测和调控，

以使营业场所的温度符合常温要求（即 10～30℃）；定期进行卫生检查，保持环境整洁。存放、陈列药品的设备应当保持清洁卫生，不得放置与销售活动无关的物品，并采取防虫、防鼠等措施，防止污染药品；定期对陈列、存放的药品进行检查，重点检查拆零药品和易变质、近效期、摆放时间较长的药品以及中药饮片。发现有质量疑问的药品应当及时撤柜，停止销售，由质量管理人员确认和处理，并保留相关记录。对药品的有效期进行跟踪管理，防止近效期药品售出后可能发生的过期使用。设置库房的企业，库房的药品储存与养护管理应当符合规范的相关规定。

（3）药品调剂工作的管理　药品调剂工作就是审核处方，并按照处方配药和发药的过程。

① 处方受理。从患者处接受由执业医师或执业助理医师开具的处方。

② 处方审核。审核处方的药品名称、给药剂量、给药方法、药物配伍和合理用药等。

③ 配方。调配药剂或者把药品取出。

④ 核对。核对处方中药名、含量、用法、用量、患者姓名、性别、年龄等。

⑤ 发药。发药并详细交代服药方法、注意事项等。

（4）拆零药品的销售管理　指为方便群众购药，指导群众合理安全用药，药品零售企业将药品最小包装单元拆零，然后把药品装入拆零药袋的过程。一般这些最小包装单元上无法明确标明药品的名称、剂型、服法、用量、有效期等项目，所以，药品零售企业根据药品包装的具体情况提供拆零服务。

① 提供拆零服务需要的条件。拆零人员要求身体健康，具有高中以上文化程度，并由市级药品监督管理部门进行培训，经考试合格后持证上岗。

药品零售企业应配备固定的拆零场所（或专柜）和用具。拆零场所要求符合规定的卫生条件，并准备满足清洁要求的清洁工具。拆零用具主要有药匙、药刀、瓷盘、拆零药袋、医用手套等。

② 拆零药品种应注意的问题。拆零药品装入洁净、卫生的拆零药袋后要粘贴拆零标签，标签的项目包括药品名称、规格、数量、用法、用量、批号、有效期以及药店名称等内容，并提供药品说明书原件或复印件。拆零销售期间，保留原包装和说明书。

拆零后药品不得陈列在开架陈列柜台中，应集中存放在拆零专柜中。并且，对拆零工作要求做好拆零药品记录，内容包括拆零起始日期、药品的通用名称、规格、批号、生产厂商、有效期、销售数量、销售日期、分拆及复核人员等。

（5）处方药的销售原则　药品零售企业销售处方药应遵循以下原则。

① 销售处方药应凭执业医师或执业助理医师开具的处方进行销售。

② 销售处方药时，应经执业药师认真审核、核对处方的内容，并在处方上签字或盖章，对处方所列药品不得擅自更改或代用。对有配伍禁忌或超剂量的处方，应当拒绝调配，但经处方医师更正或重新签字确认的，可以调配和销售，并按照规定保存处方或其复印件。

③ 营业时间内，必须由注册执业药师或药师在岗并佩戴好胸卡。

④ 处方药不得采用开架自选的销售方式。

⑤ 销售近效期药品应当向顾客告知有效期。

⑥ 销售中药饮片做到计量准确，并告知煎服方法及注意事项。提供中药饮片代煎服务，应当符合国家有关规定。

（6）其他规定

① 销售凭证和记录。销售药品应当开具销售凭证，内容包括药品名称、生产厂商、数

量、价格、批号、规格等，并做好销售记录。

② 销售特殊管理药品。销售特殊管理的药品和国家有专门管理要求的药品，应当严格执行国家有关规定。

③ 药品广告宣传。药品广告宣传应当严格执行国家有关广告管理的规定。

④ 其他。非本企业在职人员不得在营业场所内从事药品销售相关活动。

（二）售后服务质量管理

1. 质量查询

质量查询是在购销合同或质量保证协议中约定的药品质量负责期限内，购货方向销货方用函电等书面形式反映质量问题和要求进行处理的一项业务工作。质量查询与投诉工作的要求是凭证齐全、问题清楚、查询及时、逐笔查询、记录完整。

2. 质量查询处理

质量查询处理是销货方接到购货方的质量查询后及时答复采取相应解决措施的过程。质量查询处理是售后服务质量管理的一部分，企业也应有归口部门并指定专人负责，并要对质量查询的问题查明原因、分清责任、及时处理、做好记录。如发现质量问题，应向有关管理部门报告，并及时追回药品和做好记录。除药品质量原因外，药品一经售出不得退换。同时，应注意履行召回义务，控制和收回存在安全隐患的药品，并建立药品召回记录。

3. 药品不良反应报告制度

做好售后服务工作还应注意收集本企业售出药品的不良反应情况。发现药品不良反应情况，应按国家有关规定及时上报有关部门。

4. 售后服务

① 建立客户访问制度，通过对客户定期或不定期的访问，广泛收集客户对药品质量、工作质量、服务质量的评价意见，进行质量跟踪，研究改进意见，落实整改措施，不断提高工作质量和服务质量。

② 建立客户档案，其内容包括客户的基本情况（如客户的企业名称、通讯地址、邮政编码、传真、电话、联系人、银行账号等），客户规模、性质及收货地点等。档案还要认真记载客户购销药品的情况（如药品的品名、数量、使用等），客户对药品质量、服务质量、工作质量的意见或建议等。

③ 对客户档案要定期进行分析，分析客户购买药品的情况（数量、品种、购货时间等）的变化及原因，以便及时和客户沟通情况，交换意见。

④ 建立客户监督制度，其内容包括挂牌服务、建立客户意见簿、接受客户查询、设立监督电话，值班经理接待客户来访，不定期召开客户征询意见座谈会，发函征询客户意见，公开服务公约、服务项目等内容，公开接受客户监督，优化服务质量。

第三节　GSP 认证

我国药品经营企业（包括批发和零售企业）实行 GSP 认证制度，即药品经营企业必须通过 GSP 认证并取得"GSP 认证证书"才能进行药品经营，认证机构是省级以上（食品）药品监督管理局。

实施 GSP 认证制度，既是保证药品经营企业采用科学的管理方法，采购和售卖合格药品，又是国家药品监督管理部门对药品经营企业实施监督检查的一种手段。能否通过 GSP 认证已经成为衡量药品经营企业信誉和产品质量好坏的一种标准。

GSP 认证与 GMP 认证在工作方面有相似之处，比如 GSP 认证中涉及到的检查和 GMP 认证基本相同，GSP 认证机构和 GMP 认证机构级别相同，GSP 认证过程所经历的环节与 GMP 认证基本相同等，但 GSP 认证的对象是药品经营企业，而 GMP 认证的对象是药品生产企业，因此在报送的资料、认证的具体内容和结果评定等方面又有不同之处。

一、GSP 认证机构和认证检查员

1. 工作程序

国家食品药品监督管理总局根据认证工作的要求，制定《GSP 认证现场检查评定标准》、《GSP 认证现场检查项目》和《GSP 认证现场检查工作程序》。

2. 认证机构

省级药品监督管理部门应在本地区考察并设置 GSP 认证机构，承担 GSP 认证的实施工作。

GSP 认证机构的认证资格须经本地区省级药品监督管理部门考察后方可授予，主要考察认证机构是否具备以下条件。

① 机构主要负责人有大专以上学历或中级以上专业技术职称。

② 至少有 3 名具有药品质量管理工作 2 年以上经历，并具有药学或医学、化学、生物等相关专业技术职称的人员从事认证审查工作。

③ 建立了适应机构管理需要的制度和工作程序。

④ 具有相应的办公场所和设施。

3. GSP 认证检查员

GSP 认证检查员是在 GSP 认证工作中从事认证现场检查的人员，包括专职的和兼职的。要求具有大专以上学历或中级以上专业技术职称，并从事 5 年以上药品监督管理工作或者药品经营质量管理工作，参加由国家食品药品监督管理总局组织的培训和考试，合格后可列入本地区认证检查员库。

要求认证检查员严格遵守国家法律和 GSP 认证工作的规章制度，公正、廉洁地从事认证检查的各项活动。

省级药品监督管理部门定期对其进行考评，若有违规行为则将其撤出认证检查员库，违规情节严重的，不得再次列入认证检查员库。

二、GSP 认证报送资料

① "药品经营许可证"和"营业执照"复印件。

② 企业实施《药品经营质量管理规范》情况的自查报告。

③ 企业非违规经营假劣药品问题的说明及有效的证明文件。

④ 企业负责人员和质量管理人员情况表；药品验收、养护人员情况表。

⑤ 企业经营场所、仓储、验收养护等设施、设备情况表。

⑥ 企业所属非法人分支机构情况表。

⑦ 企业药品经营质量管理制度目录。

⑧ 企业质量管理组织、机构的设置和职能框图。

⑨ 企业经营场所和仓库的平面布局图。

企业填报的"药品经营质量管理规范认证申请书"及上述相关资料，应按规定做到详实和准确。企业不得隐瞒、谎报、漏报，否则将驳回认证申请、中止认证现场检查或判定其认证不合格。

三、GSP 认证过程

GSP 的具体认证过程如图 6-24 所示。

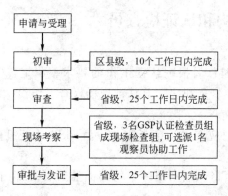

图 6-24　GSP 认证过程

四、GSP 认证结果评定

1. 检查评定方法

为统一标准，规范 GSP 认证检查，保证认证工作质量，根据《药品经营质量管理规范》及《药品经营质量管理规范实施细则》，制定药品零售企业 GSP 认证检查评定标准。

现场检查时，应对所列项目及其涵盖内容进行全面检查，并逐项作出肯定或者否定的评定。不完整、不齐全的项目，称为缺陷项目；关键项目不合格为严重缺陷；一般项目不合格为一般缺陷。

（1）药品零售企业　药品零售企业 GSP 认证检查项目共 109 项，其中关键项目（条款前加"＊"）34 项，一般项目 75 项。

（2）药品批发企业　药品批发企业 GSP 认证检查项目共 132 项，其中关键项目（条款前加"＊"）37 项，一般项目 95 项。

药品批发企业分支机构抽查比例 30％；一个分支机构不合格，视为一个严重缺陷。

2. 结果评定

见表 6-10。

表 6-10　GSP 认证结果评定表

项　目		结　果	项　目		结　果
严重缺陷	一般缺陷		严重缺陷	一般缺陷	
0	≤10％	通过 GSP 认证	≤2	＞10％	
0	10％～30％	限期 6 个月整改后追踪检查	＞2		不通过 GSP 认证
≤2	≤10％		0	＞30％	

注：此表为修订后的检查结果评定方法。

五、GSP 证书的有效期

GSP 证书的有效期为 5 年（新开办企业认证证书有效期 1 年），期满前 3 个月由企业申请重新认证，按照原程序申请、审批，合格的发给认证证书。

第四节 实践——GSP 认证实例

一、申请 GSP 的资料

假如你是药品经营企业的一名工作人员，该企业准备申请 GSP 认证。企业将 GSP 认证申请工作交由你部办理，你将全程参与此项工作。你们如何准备申报资料呢？

通过之前的学习和培训，我们知道应按照省级食品药品监督管理局 GSP 认证中心的要求报送申请资料，现请填写部分申请资料。

① 药品经营质量规范认证申请书（图 6-25）。

② 企业负责人和质量管理负责人情况表。

③ 企业经营设施、设备情况表。

④ 企业所属药品经营企业情况表。

⑤ 开展第三方物流业务确认件。

⑥ 企业采购验收养护人员情况表。

⑦ 申报材料真实性自我保证声明。

二、撰写企业实施《药品经营质量管理规范》情况综述

以学习小组为单位，撰写企业实施《药品经营质量管理规范》情况的综述，内容至少包括以下几点。

① 企业的基本情况及药品经营质量管理体系的总体描述；重新换证的企业还应提交上次认证以来"药品经营许可证"许可事项的变更情况以及上一年度企业药品经营质量回顾分析。

② 企业的组织机构及岗位人员配备情况。

③ 各岗位人员培训与健康管理情况。

④ 质量管理体系文件概况。

⑤ 设施与设备配备情况。

⑥ 相关设施设备的验证情况。

⑦ 计算机系统概况，简述药品经营质量风险管控情况。

⑧ 企业药品经营活动各环节工作运转及其质量控制情况。

⑨ 企业实施电子监管工作情况。

⑩ 企业内审情况及其整改措施与整改情况。

⑪ 企业其他需要说明的情况。

三、实施现场检查

假如你是省级食品药品监督管理局 GSP 认证中心的检查员。你将如何进行现场检查？（可参考下面的资料——GSP 认证检查实施方案）

申请时间：　　　　　　　　　　　　　受理时间：

企业名称			受理部门		
地　址			邮政编码		
经营方式		经营范围			
经济性质		开办时间	职工总数		上年销售额/万元
法定代表人		职务		执业药师或技术职称	
质量负责人		职务		执业药师或技术职称	
质量管理机构负责人		职务		执业药师或技术职称	
联系人		电话		传　真	
企业基本情况（可附页）					
地市级药品监督管理部门初审栏	一年内有无经销假劣药品情况说明				
	经销假劣药品问题的说明及审查结果				
	审查意见			经办人： 审　批：　年　月　日(公章)	
省级药品监督管理部门受理意见			经办人： 审　批：　年　月　日(公章)		

图 6-25　药品经营质量规范认证申请书

药品批发企业 GSP 认证检查实施方案

第一部分　基本情况

许可项目名称：药品批发企业 GSP 认证

编号：

法定实施主体：××省（自治区、直辖市）食品药品监督管理局（委托分局初审）

依据：

1.《中华人民共和国药品管理法》

2.《中华人民共和国药品管理法实施条例》

3.《药品经营质量管理规范》

4.《药品经营许可证管理办法》

5.《药品经营质量管理规范认证管理办法》

收费标准：不收费

期限：自受理之日起 65 个工作日（不含送达期限）

受理范围：本行政区域内药品批发企业 GSP 认证（或换证）、限期整改复查企业由企业所在××省（自治区、直辖市）食品药品监督管理局分局受理。

第二部分　许可程序

一、申请与受理

企业登录××省（自治区、直辖市）食品药品监督管理局进行网上申报，并根据受理范围的规定提交以下申请资料：

1. "药品经营质量管理规范认证申请书" 1份；（请到××省（自治区、直辖市）食品药品监督管理局网站填报打印）

2. "药品经营许可证" 及 "营业执照" 正副本复印件以及相关的许可证明文件复印件 1份；

3. 重新换证的企业提交上次认证的 "药品经营质量管理规范认证证书" 复印件及上次认证检查或追踪检查 "不合格项目情况" 复印件 1份；

4. 企业实施《药品经营质量管理规范》情况的综述 1份；

5. 企业一年内有无经销假劣药品情况的说明 1份；

6. 企业负责人员和质量管理人员情况表 1份；

7. 企业药品采购、验收、养护人员情况表 1份；

8. 企业经营设施、设备情况表 1份；

9. 企业所属药品经营单位情况表 1份；

10. 企业药品经营质量管理文件目录 1份；

11. 企业管理组织、机构的设置与职能框图 1份；

12. 企业营业场所和仓库的平面方位图 1份；

13. 企业营业场所、仓库的平面设计图 1份（注明仓库长、宽、高及面积，经营场所长、宽及面积）；

14. 申报资料真实性的自我保证声明 1份，并对资料做出如有虚假承担法律责任的承诺；

15. 凡申请企业申请材料时，申请人不是法定代表人或负责人本人的，企业应当提交 "授权委托书" 1份。

注：凡被要求限期整改的企业，申请复查的，只须提供认证整改报告、复查申请 1份。按照药品批发企业 GSP 认证程序受理环节办理。

标准：

1. 申请资料应完整、清晰，要求签字的须签字，每份加盖企业公章。使用 A4 纸打印或复印，装订成册；

2. 凡申报材料需提交复印件的，申请人须在复印件上注明日期，加盖企业公章。

岗位责任人：××省（自治区、直辖市）食品药品监督管理局分局受理人员

岗位职责及权限：

1. 按照标准查验申请资料。

2. 对申请资料齐全、符合形式审查要求的应及时受理，填写 "受理通知书"（一式三份），将 "受理通知书" 交与申请人作为受理凭证。

3. 对申请人提交的申请资料不齐全或者不符合形式审查要求的，受理人员应当当场一次告知申请人补正有关资料，填写 "补正资料通知书"，注明已具备和需要补正的内容。受理人员不能当场告知申请人需要补正的内容的，应当填写 "接收材料凭证" 交与申请人，在 5 个工作日内

出具"补正材料通知书"，告知申请人补正有关材料。

4. 对申请事项不属于本部门职权范围或该申请事项不需行政许可的不予受理，填写"不予受理通知书"。

期限：2个工作日

二、初审

标准：按照标准对申请资料进行审查。

岗位责任人：市场监督科审核人员

岗位职责及权限：

1. 按照标准对受理人员移送的申请资料进行审查。

2. 对符合标准的，出具同意通过初审的意见，将申请资料和初审意见转核准人员。

3. 对不符合标准的，提出不同意通过初审的意见和理由，将申请资料和初审意见一并转核准人员。

期限：3个工作日

三、核准

标准：

1. 程序符合规定要求。

2. 在规定期限内完成。

3. 申报材料初审查意见的确认。

岗位责任人：分局主管局长

岗位职责及权限：

1. 按照标准对初审人员移送的申请资料进行审查。

2. 对符合标准的，提出同意通过核准的意见，将申请资料和核准意见一并转初审人员。

3. 对不符合标准的，提出不同意通过核准的意见和理由，将申请资料和核准意见一并转初审人员。

期限：2个工作日

四、技术审查、现场检查、现场检查结论评审及公示

标准：

（一）技术审查

依据《药品经营质量管理规范》和《药品经营质量管理规范认证管理办法》对申请资料进行审查。

（二）现场检查

1. 依据《药品经营质量管理规范》按照药品认证管理中心制定的现场检查方案，对申请企业现场进行检查。

2. 现场检查由组长负责，小组由3名GSP认证检查员组成，对现场进行检查。

3. 完成现场检查后，检查组将现场检查资料移送市药品监督管理局药品认证管理中心。

（三）现场检查结果评审及公示

1. 对现场检查报告和检查结论提出评审意见。

2. 将通过认证现场检查的企业名单报××省（自治区、直辖市）食品药品监督管理局办公室上网公示（7个自然日）。

岗位责任人：××省（自治区、直辖市）食品药品监督管理局认证管理中心人员和现场检查人员

岗位职责及权限：

（一）技术审查

按照标准对申请资料进行技术审查。

（二）现场检查

1. 现场检查由组长负责，小组成员由 3 名 GSP 认证检查员组成，对现场进行检查，填写"GSP 现场检查报告"、"GSP 现场检查记录"和"GSP 现场检查不合格项目情况表"，"GSP 现场检查不合格项目情况表"由企业质量负责人签字确认。

2. 检查组完成现场检查后，将现场检查资料移送××省（自治区、直辖市）食品药品监督管理局认证管理中心。

（三）现场检查结果评审及公示

1. ××省（自治区、直辖市）食品药品监督管理局药品认证管理中心审查人员对"现场检查报告"进行评审。

2. ××省（自治区、直辖市）食品药品监督管理局药品认证管理中心审查人员将通过认证现场检查的企业名单报国家食品药品监督管理总局和××省（自治区、直辖市）食品药品监督管理局上网公示。

期限：46 个工作日

五、审核

标准：根据审查结果和公示情况提出认证结论。

岗位责任人：市场监督处审核人员

岗位职责及权限：

1. 在公示期限内没有出现对公示企业的投诉、举报等问题的，根据审查结果做出同意通过认证的结论。

2. 在公示期限内出现对公示企业的投诉、举报等问题的，组织对公示企业进行核查，根据核查结果再做出结论。

3. 按照标准对市药品监督局药品认证管理中心提交的资料进行审核。

4. 确认现场检查报告和检查结论是否规范、有效。

5. 对符合标准的，提出审核意见，将申请资料和审核意见一并转复审人员。

6. 对被要求限期整改的，提出审核意见，将申请资料和审核意见一并转复审人员。

7. 对不符合标准的，提出不予许可的意见和理由，将申请资料和审核意见一并转复审人员。

期限：5 个工作日

六、复审

标准：

1. 程序符合规定要求。

2. 在规定期限内完成。

3. 材料审查意见的确认。

岗位责任人：市场监督处主管处长

岗位职责及权限：

1. 按照标准对审核人员移交的申请资料及意见进行复审。

2. 同意审核人员意见的，提出复审意见，将申请资料及审核人意见一并转审定人员。

3. 部分同意或不同意审核人员意见的，应与审核人员交换意见后，提出复审意见及理由，将申请材料与审核人意见一并转审定人员。

期限：2 个工作日

七、审定

标准：

1. 对复审意见的确认。

2. 签署审定意见。

岗位责任人：××省（自治区、直辖市）食品药品监督管理局主管局长

岗位职责及权限：

1. 按照标准对复审人员移交的申请资料及意见进行审定。

2. 同意复审人员意见的，签署审定意见，将申请资料一并转分局市场监督科初审人员。

3. 部分同意或不同意复审人员意见的，应与复审人员交换意见后，提出审定意见及理由，将申请资料一并转分局市场监督科初审人员。

期限：2个工作日

八、行政许可决定

标准：

1. 受理、初审、核准、审核、复审、审定人员在许可文书等上的签字齐全。

2. 全套申请材料符合规定要求。

3. 许可等文书符合公文要求。

4. 制作的"药品经营质量管理规范认证证书"内容完整、正确、有效，格式、文字、加盖的××省（自治区、直辖市）食品药品监督管理局公章准确、无误。

5. 制作的"药品经营质量管理规范认证整改通知书"中须说明理由。

6. 制作的"不予行政许可决定书"和"药品经营质量管理规范认证不合格通知书"中须说明理由，同时告知申报人依法享有申请行政复议或者提起行政诉讼的权利以及投诉渠道。

7. 留存归档的资料齐全、规范。

岗位责任人：市场监督处审核人员、分局初审人员

岗位职责及权限：

1. 对准予许可的，分局人员制作"药品经营质量管理规范认证证书"，加盖××省（自治区、直辖市）食品药品监督管理局公章。

2. 对不予许可的，市局审核人员制作"不予行政许可决定书"和"药品经营质量管理规范认证不合格通知书"，加盖××省（自治区、直辖市）食品药品监督管理局公章。

3. 对限期整改的，市药品监督局审核人员制作"药品经营质量管理规范认证整改通知书"，加盖××省（自治区、直辖市）食品药品监督管理局公章。

4. 装订成册，立卷归档。

九、送达

标准：

1. 通知申请人携带"受理通知书"，凭"受理通知书"领取"药品经营质量管理规范认证证书"或"不予行政许可决定书"、"药品经营质量管理规范认证整改通知书"、"药品经营质量管理规范认证不合格通知书"。

2. 及时通知申请人许可结果，并在"送达回执"上签字、注明日期，加盖的北京市药品监督管理局行政许可专用章准确、无误。

岗位责任人：××省（自治区、直辖市）食品药品监督管理局分局送达人员

岗位职责及权限：送达人员负责通知申请企业携带"受理通知书"，领取"药品经营质量管理规范认证证书"或"不予行政许可决定书"、"药品经营质量管理规范认证整改通知书"、"药品经营质量管理规范认证不合格通知书"，在"送达回执"上签字、注明日期、加盖××省（自治区、直辖市）食品药品监督管理局行政许可专用章。

期限：10个工作日（为送达期限）

要点解读

➢ GSP是在药品流通全过程中，用以保证药品符合质量标准，而为药品经营企业制定的针对药品计划采购、购进验收、储存养护、销售及售后服务等环节的管理制度。药品经营管理和药品监督管理的实践证明，要保证药品经营质量，必须要求药品经营企业在经营过程中建立并规范运行质量保证体系。建立和规范运行质量保证体系的依据和根本原则就是GSP。GSP是一项科学规范的全面、全员、全过程的药品质量管理模式。

➢ 药品经营企业是指医药商品（药品、医疗器械、化学试剂、玻璃仪器）专营企业和兼营医药商品的其他企业的总称。

➢ "严重违反"一词的含义是指认证合格企业出现过违规经销假劣药品的问题，或者存在着3项以上（含3项）"GSP认证现场检查项目"中"严重缺陷"的问题。

➢ "违规经销假劣药品"的含义是指：①经销了由药品监督管理部门在行政执法中认定的或法定药品检验机构在药品抽验中确认的假劣药品；②以上问题是由于违反国家药品监督管理的法律、法规以及规章等造成的。

➢ 申请GSP认证及换证的药品经营企业，应按规定缴纳认证费用。未按规定缴纳费用的，省、自治区、直辖市药品监督管理部门可视情节，采取不予认证、中止认证或收回认证证书的方式予以处罚。

知识拓展

药品零售企业质量管理的特别规定

本章，我们主要介绍了药品批发企业的质量管理要求，下面介绍一些药品零售企业特别的质量管理规定。

一、质量管理与职责

1. 企业应按照有关法律法规及本规范的要求制定质量管理文件，开展质量管理活动，确保药品质量。

2. 企业应具有与其经营范围和规模相适应的经营条件，包括组织机构、人员、设施设备、质量管理文件，并按照规定设置计算机系统。

3. 企业负责人是药品质量的主要责任人，负责企业日常管理，负责提供必要的条件，保证质量管理部门和质量管理人员有效履行职责，确保企业按照本规范要求经营药品。

4. 企业应设置质量管理部门或配备质量管理人员，履行职责（详见本章第二节）。

二、文件

1. 企业应制定符合企业实际的质量管理文件。文件包括质量管理制度、岗位职责、操作规程、档案、记录和凭证等，并对质量管理文件定期审核、及时修订。

2. 企业应采取措施确保各岗位人员正确理解质量管理文件的内容，保证质量管理文件有效执行。

3. 药品零售质量管理制度应包括以下内容。

（1）药品采购、验收、陈列、销售等环节的管理，设置库房的企业还应当包括储存、养护的管理。

（2）供货单位和采购品种的审核。

（3）处方药销售的管理。

（4）药品拆零的管理。

（5）特殊管理的药品和国家有专门管理要求的药品的管理。

（6）记录和凭证的管理。

（7）收集和查询质量信息的管理。

（8）质量事故、质量投诉的管理。

（9）中药饮片处方审核、调配、核对的管理。

（10）药品有效期的管理。

（11）不合格药品、药品销毁的管理。

（12）环境卫生、人员健康的规定。

（13）提供用药咨询、指导合理用药等药学服务的管理。

（14）人员培训及考核的规定。

（15）药品不良反应报告的规定。

（16）计算机系统的管理。

（17）执行药品电子监管的规定。

（18）其他应当规定的内容。

4. 企业应明确企业负责人、质量管理、采购、验收、营业员以及处方审核、调配等岗位的职责，设置库房的企业还应当包括储存、养护等岗位职责。

5. 质量管理岗位、处方审核岗位的职责不得由其他岗位人员代为履行。

6. 药品零售操作规程应当包括：

（1）药品采购、验收、销售。

（2）处方审核、调配、核对。

（3）中药饮片处方审核、调配。

（4）药品拆零销售。

（5）特殊管理的药品和国家有专门管理要求的药品的销售。

（6）营业场所药品陈列及检查。

（7）营业场所冷藏药品的存放。

（8）计算机系统的操作和管理。

（9）设置库房的还应当包括储存和养护的程序。

7. 企业应建立药品采购、验收、销售、陈列检查、温湿度监测、不合格药品处理等相关记录，做到真实、完整、准确、有效和可追溯。

8. 记录及相关凭证应当至少保存5年。特殊管理的药品的记录及凭证按相关规定保存。

9. 通过计算机系统记录数据时，相关岗位人员应当按照操作规程，通过授权及密码登录计算机系统，进行数据的录入，保证数据原始、真实、准确、安全和可追溯。

10. 电子记录数据应当以安全、可靠的方式定期备份。

三、设施与设备

1. 企业的营业场所应与其药品经营范围、经营规模相适应，并与药品储存、办公、生活辅助及其他区域分开。

2. 营业场所应具有相应设施或采取其他有效措施，避免药品受室外环境的影响，并做到宽敞、明亮、整洁、卫生。

3. 营业场所应具备的营业设备

（1）货架和柜台。

（2）监测、调控温度的设备。

（3）经营中药饮片的，有存放饮片和处方调配的设备。

（4）经营冷藏药品的，有专用冷藏设备。

（5）经营第二类精神药品、毒性中药品种和罂粟壳的，有符合安全规定的专用存放设备。

（6）药品拆零销售所需的调配工具、包装用品。

4. 企业应建立能够符合经营和质量管理要求的计算机系统，并满足药品电子监管的实施条件。

5. 企业设置库房的，应做到库房内墙、顶光洁，地面平整，门窗结构严密；有可靠的安全防护、防盗等措施。

6. 仓库应具备的设施设备

（1）药品与地面之间有效隔离的设备。

（2）避光、通风、防潮、防虫、防鼠等设备。

（3）有效监测和调控温湿度的设备。

（4）符合储存作业要求的照明设备。

（5）验收专用场所。

（6）不合格药品专用存放场所。

（7）经营冷藏药品的，有与其经营品种及经营规模相适应的专用设备。

7. 经营特殊管理药品的，应有符合国家规定的储存设施。

8. 储存中药饮片应设立专用库房。

9. 企业应按照国家有关规定，对计量器具、温湿度监测设备等定期进行校准或检定。

四、采购与验收

1. 企业采购药品应符合规范第二章第八节的相关规定。

2. 药品到货时，收货人员应按采购记录，对照供货单位的随货同行单（票）核实药品实物，做到票、账、货相符。

3. 企业应按规定的程序和要求对到货药品逐批进行验收，并按照规范第八十条的规定做好验收记录。验收抽取的样品应当具有代表性。

4. 冷藏药品到货时，应按照规范第七十四条的规定进行检查。

5. 验收药品应按照规范第七十六条的规定查验药品检验报告书。

6. 特殊管理的药品应按照相关规定进行验收。

7. 验收合格的药品应及时入库或上架，实施电子监管的药品，还应当按照规范第八十一条、第八十二条的规定进行扫码和数据上传；验收不合格的，不得入库或上架，并报告质量管理人员处理。

思 考 题

1. GSP 的中文含义是什么？GSP 的适用范围是什么？

2. 修订 GSP 的主要原因有哪些？

3. 新修订 GSP 的特点体现在哪些方面？

4. 实施新版 GSP 的意义体现在哪些方面？

5. 药品经营过程包括哪些步骤？药品经营方式包括哪些？

6. 我国 GSP 对药品批发和零售企业人员的素质有何要求？

7. 药品仓库分为哪几类？

8. GSP 对仓库的温、湿度有什么要求？是怎样测定的？对库房色标管理有什么规定？

9. 企业计算机系统应当符合哪些要求？

10. 什么是首营品种？什么是首营企业？

11. 药品经营企业采购计划应如何制定？

12. 药品验收时应如何操作？

13. 药品在库储存的要求有哪些？

14. 药品在库养护的工作内容有哪些？

15. 不合格药品的管理重点有哪些？

16. 药品经营企业药品出库应遵循什么原则？哪些情形不能出库？

17. GSP 的认证机构有哪些？什么是认证检查员？

18. GSP 认证的具体过程是怎样的？

19. GSP 认证结果的评定标准是什么？

第七章　医院药品质量管理

【学习目标】

1. 掌握医院《药品使用质量管理规范》（GUP）的概念、管理范围、药品采购、药品保管、特殊药品管理、制剂管理等主要内容，特别强调药品调剂的基本流程、"六分开、七专放"、仓库温湿度条件等。

2. 理解调配处方时"四查十对"的内容、麻醉药品和一类精神药品实行"五专"管理的内容、特殊药品的处方要求、医疗机构制剂的审批程序、不良反应报告制度等。

3. 了解药剂科负责人的素质要求和药房的硬件要求。

【学习方法】

1. 认真阅读医院《药品使用质量管理规范》的内容，从而理解 GUP 的概念、管理范围、药品保管、特殊药品管理、制剂管理等主要内容。

2. 通过到医疗机构参观或实训等实践，了解医院药品质量管理的机构与人员要求、药品保管要求、麻醉药品和一类精神药品实行"五专"管理的内容、特殊药品的处方要求、药品调剂的主要内容与程序、药房的硬件要求等。

3. 通过完成思考题，加深对章节主要内容的掌握与理解。

> **链　接**
>
> 事件 1　浙江省某医院将过期失效的药品发给患者使用，导致其中一例患者使用医院的过期药品后出现脚部严重红肿、瘙痒等不良反应。在接到患者的投诉后，浙江省药品监督管理部门执法人员立即对该院进行检查，检查中发现该院无药品购进记录、无药品批号记录、无发药记录，根本无法核实该药品的真实情况。
>
> 事件 2　2013 年 3 月 1 日下午，西安市儿童医院一名医生在接受一家医药公司销售人员药品回扣时被记者"抓拍"。现场发现三个写有医生姓名的纸包，里面分别装有十几元到几十元不等的现金，同时还发现医药公司销售人员随身携带的 51 个同样写有不同医生姓名的纸包。双方均承认这些现金是药品回扣。
>
> 事件发生后，西安市卫生局成立调查领导小组进驻西安市儿童医院，立即开展调查取证工作，对相关医药公司、医疗科室和医生进行了调查取证，并立即终止参与此事件的药品经销单位运营，要求各单位进行一次拉网式自查，引以为戒，强化监督检查力度，坚决杜绝此类问题的发生。
>
> 由以上事件可见，医院会发生这样的医药事故，危害患者的健康，药品采购存在回扣现象，其主要的原因就是没有对医院所用的药品及药品采购实行严格的管理。

医院是药品使用单位，药品使用是药品流转程序的最后一个环节，为了把好这最后一关，确保群众能够安全、有效、合理地使用药品，对医院药品应该实行严格的质量管理。为此，各个地区根据本地的具体情况相继组织制定了本地区的《药品使用质量管理规范》，如

《北京市医院药品使用质量管理规范》、《深圳市医院药品使用质量管理规范》等。

第一节　医院药品使用质量管理规范

《药品使用质量管理规范》（good use practice，GUP）是指药品使用单位为保证药品质量而制定的针对药品采购、保管、调配、制剂配制以及调剂使用等环节的一整套管理规范。

一、机构与人员

（一）机构

1. 机构设置

医院的机构设置可根据其规模和服务范围设立相应的药学部门或者设置专人负责药品质量管理工作。图 7-1 为某医院的药品机构设置情况。

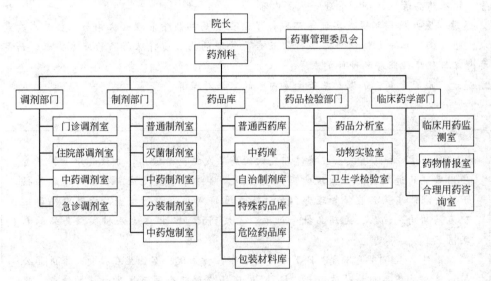

图 7-1　某医院药品机构设置图

2. 药事管理委员会

《医院药剂管理办法》规定，为了对医院药品进行科学管理，并指导患者合理用药，县级以上的医院要设立药事管理委员会来主管医院药事工作，决定医院用药等重大问题。药事管理委员会的成员主要有分管院长，药学部门及有关科、室的负责人。

3. 药剂科

要做好医院的药品质量管理工作，最重要的是要做好药剂科的管理。药剂科是医院药房的直接领导机构，由院长直接领导。

（二）人员

医院应当配备依法经过资格认定的药学技术人员从事药剂技术工作，特别是从事特殊药品的使用和管理等工作，如核医学科必须配备医学院校核医学专业毕业或经核医学专业培训的核医学专业技术人员管理和使用放射性药品。

1. **人员素质要求**

（1）专业素质

① 药剂科负责人。一般药剂科负责人应当符合下列条件（表7-1）。

表 7-1　药剂科负责人素质要求

医 院 等 级	药剂科负责人条件
三级医院	具有药学专业高级技术职称
二级医院	具有药学专业中级以上（含中级）技术职称
一级医院	具有药师以上（含药师）技术职称

② 专业技术人员。专业技术人员是指具有药学专业技术职称，从事药学相关工作的人员，主要是药剂士、药剂师、副主任医师、主任医师等，他们是医院药学工作的主体。要求其专业技能过硬，能调配处方和分析处方，掌握配制制剂的技术并有建立合格制剂室的能力，能承担药物治疗监督工作，能开展针对医、护、患等各方面的用药咨询。

③ 辅助人员。辅助人员是在专业技术人员指导下完成各项具体工作操作的人员。多由药剂科通过合同方式聘用，如制剂生产工人、会计人员、勤杂工等。要求对辅助人员进行岗前和在岗的系统培训，持证上岗。

（2）健康素质　直接接触药品的工作人员应当每年进行健康检查，并建立员工健康档案，每一次的检查结果都应存档备查。若发现患有精神病、传染病或者其他可能污染药品的疾病的患者，应调离直接接触药品的岗位。

2. **人员的培训**

医院的药剂人员应按相关规定进行药品法律法规、专业技术和职业道德等内容的规范化培训和继续教育。

二、医院药品管理

医院药品管理不仅仅是药剂科的工作，还涉及到医院领导和其他职能科室、医护人员，甚至药品生产企业和药品经营企业。所以，要保证医疗、科研所需药品能及时准确供应，并保证所供应的药品质量好、安全有效，需要对医院与药品有关的多个环节进行管理。医院药品管理主要有采购管理、储存管理、特殊药品管理、经济管理等几方面。

（一）药品采购管理

药品的采购工作对于医院来说是一项很艰巨的工作，既要求采购人员能够采购到医院需要的足够量和品种的药品以供临床需要，又要避免医院仓库药品发生积压。当然，在医院药品采购工作中，保证所购药品质量是采购工作的重中之重。

医药药品采购流程如图 7-2 所示。

1. **采购国内药品审查资料**

医院应当从国内具有药品生产、经营资格的企业购进药品，并建立供货单位档案。

药品的采购程序在之前的章节已作详细介绍，这里不再重复。

2. **采购国外药品审查资料**

药品使用单位采购进口药品时，应当要求供货单位提供以下资料，并加盖供货单位

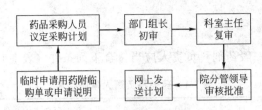

图 7-2　某医院药品采购流程

公章。

①"进口药品注册证"或者"医药产品注册证"复印件、"进口药品批件"复印件。

②"进口药品检验报告书"复印件或者注明"已抽样"并加盖公章的"进口药品通关单"复印件。

③国家食品药品监督管理总局规定批签发的进口生物制品，需同时提供口岸药检机构核发的批签发证明文件的复印件。

④进口麻醉药品、精神药品，供货单位应当同时提供"进口药品注册证"或者"医药产品注册证"复印件、"进口准许证"复印件和"进口检验报告书"复印件。

3. 制定采购计划

医院药品采购部门应使用计算机收集各类药品动态消耗情况、药品库存情况、预测药品需求情况和不同季节用药情况等，及时、按时编制药品采购计划，并填写"药品采购计划单"（图 7-3），经药剂科负责人审核通过后，交分管院长批准，批准后方可实施采购。一般医院采购部门应每月做一次采购计划。医院制定采购计划应遵循以下原则。

编号：　　　　　　　　　　　　　　　　　　　　　　　　编制日期：　　年　　月

序号	通用名称	商品名称	剂型	规格	供货单位	现存数量	计划数量	购买价	备注
合计金额									

制表人签字：　　　　　　　　　药剂科主任：　　　　　　　　　院长：

图 7-3　×××医院药品采购计划单

（1）根据药品动态消耗情况制定计划　医院药品的消耗是动态的，应以既保证临床需要，又不积压药品为原则制定采购计划。

一般，计算方法为：计划采购量＝最小库存量＋下月用量－现存量。采购人员可以根据上一年和上一月的药品消耗情况和季节用药情况进行合理估算。

（2）根据药品库存要求制定计划　为满足临床用药的需要，应备有一定量的库存，为此医院应规定仓库的最大库存量和最小库存量。

最小库存量的计算方法为：最小库存量＝每日最大用量×采购最长所需时间。

最大库存量以不积压药品为原则，一般正常库存量为 2～3 个月用量。

4. 做好采购记录

医院应当建立真实、完整的药品采购记录，记录应注明药品的通用名称、剂型、规格、批号、有效期、生产厂商、供货单位、购货数量、购进价格、购货日期、验收结论等，并由验收人员签名。

（二）药品储存管理

医院对药品要进行科学的仓储管理，其工作主要有根据药品性质对药品进行分类，给药库分好区、排、位并编号，从而做到"六分开，七专放"。

"六分开"是指处方药与非处方药分开；外用药与内服药分开；基本医疗保险药品目录中的药品与其他药品分开；性质相互影响，容易串味的药品与其他药品分开；新药、贵重药品与其他药品分开；医院制剂与购进制剂分开。

"七专放"是指麻醉药品、精神药品、毒性药品、放射性药品、易燃易爆等危险性药品、准备退货或过期及霉变等不合格药品、对存储环境的某些条件（如光线、温度）有要求的药品这七类药品要做到专库或专区存放，或单独存放。

1. 仓库条件

（1）温湿度条件　一般一级以上的医院应根据药品储存的需要设置常温库（温度为0～30℃）、阴凉库（温度不高于20℃）、冷藏库或冷柜、冰箱（温度为2～10℃）。相对湿度应保持在45％～75％。

应定时对药库的温度、湿度进行检查并记录（图7-4），建立记录档案。若温度、湿度超出规定范围的应及时调控。

部门：																			
年　月　　适宜温度:□常温库(0～30℃)□阴凉库(20℃以下)□冷藏库(2～10℃)　　适宜相对湿度:45％～75％																			
日期	上午 9:00					中午 12:00					下午 5:00								
	温度	相对湿度/%	超标采取措施	采取措施后		温度	相对湿度/%	超标采取措施	采取措施后		温度	相对湿度/%	超标采取措施	采取措施后		记录人			
				温度	相对湿度/%	记录人				温度	相对湿度/%	记录人				温度	相对湿度/%		记录人
月平均温度　　月最高温度　　最低温度　　　月平均相对湿度　　月最高相对湿度　　最低相对湿度																			

图 7-4　××医院药品储存温湿度监测记录表

（2）设施　药品的储存和摆放条件应与药品储存要求相适应，有适当的避光、通风、温湿度检测及调节、防尘、防潮、防污染、防虫、防鼠等设施。冷藏设施应保持清洁，定期检查，不得存放食品等无关的物品。

（3）仓库面积　药品库的面积应与医疗用药量的需要相适应。

（4）库内环境　药品库内外环境整洁卫生，通道畅通，垛码井然有序，整洁美观。

库存药品分类摆放，每种药品要分别建立"药品库存卡"（图7-5），库存卡应清晰规范，充分说明库存药品情况。

药品通用名称_____		商品名称_____	序号_____		
货区_____	货位_____	排_____	号_____		
剂型_____	规格_____	生产单位_____			

日期	摘要	入库数量	出库数量	现存量	备注

图 7-5　×××医院药品库存卡

2. 仓库的色标管理

药品库应采取分区的色标管理。色标统一标准为：待验区、退货区为黄色；合格区为绿色；不合格区为红色。

3. 库存药品的养护

医院药品库的药品养护人员应根据季节变化定期对储存药品的质量进行检查，并采取必要的养护措施。包括避光措施、降温措施、保温措施、降湿措施、升湿措施、防鼠措施和防火措施等。

在药品养护的过程中还应注意以下几点。

① 定期对库存药品进行循环质量抽查。发现可能有质量问题的药品，应与药品保管人员配合，将其存放于待验区；发现有质量问题的药品如过期、失效、霉变、虫蛀变质的药品，应将其存放于不合格区，并有明显的标识，同时对这些药品应按有关规定及时处理和记录。

② 中药饮片特别是含挥发油的中药材及中药饮片要根据其特点加强保管，防止串味。

③ 建立药品养护档案。

④ 在药品养护过程中，经常总结药品养护的知识和技巧，逐步提高药品养护工作能力，并使仓库药品养护工作更加科学化和现代化。

4. 库存药品的效期管理

医院应当加强药品的效期管理，对于存放在药库的药品 6 个月内将过期失效的、存放在药房的药品 3 个月内将过期失效的要有明显的警示。

（三）特殊药品管理

特殊药品是指麻醉药品、精神药品、医疗用毒性药品和放射性药品等。特殊药品要严格按照国家有关的法律法规进行管理和使用。国家对麻醉药品和精神类药品实行定点经营制度，未经批准的任何单位和个人不得从事麻醉药品和精神类药品经营活动。

1. 法律依据

除《中华人民共和国药品管理法》外，还有《麻醉药品管理办法》、《精神药品管理办法》和《医疗用毒性药品管理办法》等。

2. 特殊药品采购

特殊管理的药品应当从具有相应经营资格的药品经营企业购进。

（1）麻醉药品　麻醉药品是指连续使用后易产生身体依赖性且能成瘾的药品。

医院根据相关的法律规定取得"麻醉药品购用印鉴卡"后，方可购买。采购时应填写

"麻醉药品申请单"，按照卫生部规定的品种和每季限量购买。

有麻醉药品使用权的医疗单位，在临床中需要麻醉药品管理范围之外的制剂或者用于特殊治疗的麻醉药品制剂，可以经县级以上卫生行政部门批准后自行配制。

（2）精神药品　精神药品是指作用于中枢神经系统，使之兴奋或抑制，连续使用能产生依赖性的药品。根据人体服用精神药品产生的依赖性强弱和精神药品对人体的危害程度，可将精神药品分为第一类精神药品和第二类精神药品。第一类精神药品比第二类精神药品更易产生依赖性，毒性和成瘾性更强。

医院取得县级以上卫生行政部门核发的"精神药品购用印鉴卡"后，方可购买一类精神药品。

（3）医疗用毒性药品　医疗用毒性药品是指毒性剧烈、治疗剂量与中毒剂量接近，使用不当会致人中毒或死亡的药品。

医疗用毒性药品生产、收购、供应必须按照"医疗用毒性药品管理办法"执行。医院每年要上交下一年的采购和配制计划，经省、自治区、直辖市卫生行政部门审核后，由药品监督管理部门下达给指定的毒性药品生产和供应单位，由这些指定单位向医院提供所需的医疗用毒性药品。

（4）放射性药品　放射性药品是指用于临床诊断或治疗的放射性元素制剂或者其标记药物。

医院所使用的放射性药品，必须向依法取得"放射性药品经营许可证"的放射性药品经营单位采购。

3. 特殊药品的储存与使用

国家在特殊药品的具体管理规定中，特别强调特殊药品在储存和使用中的检查和记录，从而保证临床上安全地使用特殊药品。例如，特殊药品要定期盘点，做到账、物相符，发现特殊药品丢失，应立即追查去向，并在24h内向市公安、药品监督和卫生行政部门报告等。为了保证特殊药品在储存与使用中的质量和安全，一般采取以下的措施。

（1）麻醉药品和一类精神药品　医院对麻醉药品和第一类精神药品应当实行"五专"管理。

① 第一专：专人负责。医院应以文件形式确定麻醉药品和第一类精神药品专管员。专管员负责管理麻醉药品和第一类精神药品及账册，逐日消耗登记，处方分类装订，保存等工作。在交接班时，应做好麻醉药品交接班记录，做到账、物相符，手续清楚。

② 第二专：专柜加锁。麻醉药品和第一类精神药品应选用结构坚固、安全保险的铁柜存放，双人双锁保管，专柜不得混放其他类药品。

③ 第三专：专用账册。医院应有专门用于登记麻醉药品和第一类精神药品出入库的账本，专账应载明药品品名、剂型、规格、批号、有效期、入库数量、入库日期、验收结论、入库验收人签名、出库数量、出库日期、领药科室、发药人签名、领药人签名。做到双人发货、双人复核。

④ 第四专：专册登记。医院应建立麻醉药品和第一类精神药品的消耗登记表册，每日逐方进行登记。专册应记录的项目有品名、剂型、规格、批号、数量、患者姓名、使用科室、使用时间、医师姓名、发药人和领药人签名，麻醉药品注射剂应载明空安瓿回收情况。不同品种、规格、剂型的麻醉药品和第一类精神药品应分别建立消耗登记表册。

⑤ 第五专：专用处方。医院对特殊药品处方有特殊的规定。

（2）医疗用毒性药品　医疗用毒性药品应专柜加锁、专人保管，做到专账记录。专柜应有毒性药品的明显标记，不得混放其他药品。

（3）放射性药品　医院必须依法经有关部门批准取得"放射性药品使用许可证"后，方可使用放射性药品。对放射性药品应做到专人保管、专册登记、专账登记消耗，其储存条件必须符合有关规定。

4. 特殊药品处方管理

处方是指由注册的执业医师和执业助理医师（以下简称医师）在诊疗活动中为患者开具的，由取得药学专业技术职务任职资格的药学专业技术人员（以下简称药师）审核、调配、核对，并作为患者用药凭证的医疗文书。

处方书写应做到内容完整，字迹清楚，药品名称使用规范。主要包含项目有患者姓名、年龄、性别、诊断、药品名称、剂型、规格、剂量、用法、用量、医师签名、调配人签名、核对人签名等。住院患者的处方应载明科室、床号。门诊患者的处方应载明地址或联系电话等。

《处方管理办法》对处方的书写原则、处方权的取得、处方的开具、处方的调剂、监督管理等方面作了具体规定。其中，特别强调特殊药品处方的开具，要求具有特殊药品处方权的医师应严格掌握使用特殊药品的适应证，合理并正确使用特殊药品，不得滥用特殊药品。

结合其他关于特殊药品的法律法规的规定，特殊药品的处方要求如下。

（1）麻醉药品　麻醉药品使用专用处方，处方颜色为淡红色。

麻醉药品处方限量：注射剂每张处方不得超过 2 日常用量；片剂、酊剂、糖浆剂不得超过 3 日常用量；控缓释制剂不得超过 7 日常用量；急诊麻醉处方限 1 次用量。专用处方保留 3 年备查。

（2）第一类精神药品　第一类精神药品必须使用独立处方，不得与其他药品混开在同一处方上。除特殊需要外（如精神病、癫痫病患者等），第一类精神药品每次使用不得超过规定剂量。

第一类精神药品处方限量：注射剂每张处方为 1 次常用量；控缓释制剂不得超过 7 日常用量；其他剂型不得超过 3 日常用量。处方保留 2 年备查。

第二类精神药品一般每张处方不得超过 7 日常用量，对于慢性病或某些特殊情况的患者，处方用量可以适当延长，这种情况要求医师在处方中注明理由。

（3）医疗用毒性药品　医院调配毒性药品，需要凭医生签名的正式处方，每次处方剂量不得超过 2 日极量。

按照处方调配毒性药品时，必须认真核对，计量准确，按医嘱注明要求，并由调配人员及具有药师以上技术职称的复核人员签名盖章后方可发出。

对处方未注明"生用"的毒性中药，应当调配炮制品。对处方有疑问时，须经原处方医生重新审定后再行调配。处方一次有效，取药后处方保存 2 年。

（4）其他　为了减轻癌症患者和中重度慢性病患者的疼痛，方便患者用药，开具麻醉药品、第一类精神药品时可适当加大剂量。根据剂型不同具体开具的剂量如下：注射剂，每张处方不得超过 3 日常用量；控缓释制剂，每张处方不得超过 15 日常用量；其他剂型，每张处方不得超过 7 日常用量。

5. 特殊药品的销毁

破损、过期、变质的麻醉药品和一类精神药品、医疗用毒性药品及其空安瓿应当经药品使用单位主管负责人批准后，方可销毁。

销毁时应作好记录，并将品名、剂型、规格、批号、数量、销毁方式、销毁地点、销毁时间、销毁人签名、监督人签名等资料报市药品监督管理部门备案。

放射性药品的使用及放射性废物的处理，必须符合国家有关规定。

（四）调剂的质量管理

药品调剂又称药品调配，是指收取核对处方，并按照处方进行配药和发药的一系列活动。药品调配工作在医院药剂科的工作中占有重要地位，与医、护、患等方面的联系密切，直接影响医疗质量。

药品调剂的基本流程为：收处方→审核处方→划价→调配处方→核对处方→发药。

1. 对药房的要求

（1）设施和设备　药房应配备药品调剂用具和衡器、量具，及照明、通风、调温和洗手等设施。

（2）药品摆放　药房内的药品应分类摆（存）放，标签应清晰规范，标签上应当注明药品的通用名称。

（3）其他　药房的面积应与药品的使用需要相适应，工作环境应整洁。为保证药房的卫生，应使药房与药库、休息室隔开。

2. 门诊药房药品调剂的管理

（1）审核处方　药剂人员调配处方时，必须对处方进行审核，审核的内容包括患者的姓名、地址、年龄、性别、处方医生、药品名称、剂型、剂量等。若发现处方书写不清楚、用法用量不当、有配伍禁忌或者超剂量等情况，应当与处方医师联系，经处方医师更正或者重新签字后方可调配。调配人员对处方所列药品不得擅自更改或者代用。

（2）划价　审核处方后，认为没有问题，就可以进行准确划价，划价人要在处方相应处签字，以示负责。

（3）调配处方　调配处方时应做到"四查十对"，即：查处方，对科别、姓名、年龄；查药品，对药名、规格、数量、标签；查配伍禁忌，对药品性状、用法用量；查用药合理性，对临床诊断。

调配处方应注意：检查药品的用法用量是否与瓶签或者药袋上的书写一致；按照次序，依次调配，防止忙乱，要做到急诊处方随到随调；严格遵守操作规程，准确称量，并将用后的装置瓶放回原处等。

（4）核对处方　药剂人员调配处方后，应由非调配处方的药学人员进行核对。主要的工作有：再次全面审核一遍处方内容（包括药价）；逐个核对处方与调配药品的规格、剂量、用法、用量是否一致；逐个检查药品外观质量是否合格；核查无误，核对人员在处方相应处签字，以示负责。

（5）发药　发药是处方调配工作的最后一个环节，是指将调配好并已核对过的药品发给患者的过程。

在发药时要做到：核对患者姓名；逐个给患者发药，并提供用药咨询，增强患者用药的依从性，保证患者正确、安全用药；及时收集和记录患者反映的不良反应；发药后，在处方上签字，以示负责。

3. 病区药房药品调剂的管理

病区药房与门诊药房不同，病区药房主要负责各科住院患者的用药，医师为住院患者开具处方除临时用药外，一般不用处方笺，而是开具医嘱，病区药房药品调配有按处方调配和按医嘱调配药品两种情况，以按照医嘱调配药品为主。

病区药品调配工作流程为：处理医嘱→划价→调配→核对→发药。

（1）处理医嘱　处理遗嘱的过程可概括为：审核医嘱→打印摆药卡和针剂单→签名。

审核医嘱时要注意：医嘱中的常规项目（患者姓名、性别、年龄、日期、科别、临床诊断、床号等）是否完整；医嘱书写字迹是否清晰、规范，内容是否全面；医师是否已取得处方权；医师开具的药品是否超逾处方权限；用药是否合理等，做好"四查十对"工作。

审核无误后，可打印摆药卡（图7-6）和针剂单，若不能打印也可以手工填写，摆药卡上相应审核、调配、核对和发药人员要签名，以示负责。

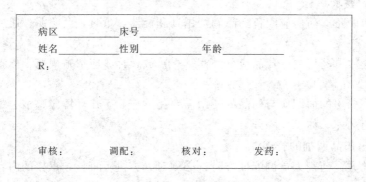

图7-6　×××医院摆药卡

（2）调配医嘱　病区药品的调配过程为：取摆药卡→取服药杯→书写患者姓名和床号→调配。具体操作要求：首先，打开调剂台上的摆药卡簿，按序选择一个摆药卡；然后，取出服药杯书写好患者姓名和床号；最后，按医嘱将药品摆入患者的服药杯内，将调配好的服药杯按房间和床号次序放入药盘中；若是注射剂和体积较大的剂型的药品可直接放入药盘中。

4. 中药房药品调剂的管理

中药房主要负责中药处方的调配，包括两部分：中成药调配和中药饮片调配。中成药调配和西药调配基本相同，所以下面主要介绍中药房内中药饮片的调配工作。中药房中药饮片调配工作流程为：审核处方→划价→调配→核对→包装→发药。

中药饮片的调配工作和西药有所不同，在审核处方时应特别注意中草药的配伍禁忌："十八反"和"十九畏"。调配时，阅览处方后要按照处方称量各种中药饮片，在称量时应注意：姿势正确保证准确称量；秤砣不离秤杆谨防秤砣被包裹在药包内或混杂在药斗中；对处方中各种中药饮片计量准确；对处方中标明"先煎"、"后入"、"包煎"、"烊化"、"冲服"等需特殊处理的药品，要按要求特殊处理，并在发药时对患者详细说明等。

中药房中成药调剂质量监控记录见图7-7。

5. 拆零药品的管理

医院应当定期对药房内摆放的药品特别是拆零后储存在容器内的药品进行检查，发现有污染、变质和过期失效的药品应按规定及时处理。

拆零以后的药品，应采用原包装贮存，如采用其他容器贮存，直接接触药品的容器应符合药用包装要求和药品贮存要求，并应贴有标明药品通用名称、规格、生产企业、批号、有效期的标签。

项目	检查情况		
质量监控时间	年	月	日
1. 调剂室内干净整洁,无与工作无关的物品	是□　否□		
2. 调配时注意药品质量及有效期,不合格者严禁使用	是□　否□		
3. 工作人员按规定上岗服务、衣帽整洁、服务态度主动热情,使用文明用语	是□　否□		
4. 药剂人员积极主动为临床提供药品信息和用药咨询服务,收集药品不良反应信息,发现药品不良反应及时上报部门主管和不良反应监测小组	是□　否□		
5. 按操作程序认真调配处方。临时调配的药品应在药袋、药瓶上注明品名、规格、数量,调配时禁止直接接触药品	是□　否□		
6. 按《医院处方管理制度》的规定审核处方,遇有药品用法、用量不妥或有配伍禁忌等不合格处方时,经医师更正后再进行调配,调剂人员无私自更改处方	是□　否□		
7. 调剂人员配方后签字以示负责,毒麻药品处方调配后签全名	是□　否□		
8. 门诊处方调配后,经复核后方将药品发出	是□　否□		
9. 单独值班无核对人员时,处方调配后,须经自我核对处方及所调配药品全面复核并签字,方将药品发给患者	是□　否□		
10. 保证发出药品的质量,凡不符合质量要求的药品和制剂不调配使用。发现质量问题及时报告部门主管和质量管理员处理	是□　否□		
11. 调剂室各部门一律凭本院处方、领药单或科室领药本发药。遇特殊情况,为保证临床抢救及患者用药,遵照相关制度、规定借出、发出药品	是□　否□		
12. 麻醉药品及第一类精神药品实行"五专"管理	是□　否□		
13. 调剂室处方及领药单分类装箱封存,定期按有关规定制度销毁	是□　否□		
质量监控结论:　　　　　签名:	合格□ 不合格□		

图 7-7　××医院中药房中成药调剂质量监控记录

第二节　医疗机构制剂配制管理

医疗机构在临床工作中遇到需要某些制剂而市场上没有供应的情况时,该医疗机构可以在报请所在地省、自治区、直辖市人民政府药品监督管理部门批准后,自行配制所需要的制剂。

为了加强对医疗机构制剂配制的监督管理,规范医疗机构制剂的申报与审批工作。根据《中华人民共和国药品管理法》及《中华人民共和国药品管理法实施条例》的规定,国家食品药品监督管理总局(原国家药品监督管理局)制定了《医疗机构制剂配制监督管理办法》(试行)和《医疗机构制剂注册管理办法》(试行),从而保证临床用制剂的质量。

一、医疗机构制剂的注册管理

自 2005 年 8 月 1 日起施行的《医疗机构制剂注册管理办法》适用于中华人民共和国境内申请医疗机构制剂的配制、调剂使用,以及进行相关的审批、检验和监督管理工作。

1. **医疗机构制剂的申请人**

申请医疗机构制剂的医疗机构,应当持有"医疗机构执业许可证"和"医疗机构制剂许可证"。

若申请人未取得"医疗机构制剂许可证"或者"医疗机构制剂许可证"无相应制剂剂型的"医院"类别的医疗机构可以申请医疗机构中药制剂，但是必须同时提出委托配制制剂的申请。

2. 申报

申请配制医疗机构制剂的申请人申报时首先应填写"医疗机构制剂注册申请表"，向所在地省、自治区、直辖市药品监督管理部门或者其委托的设区的市级药品监督管理机构提出申请，报送有关资料和制剂实样。申请人应当保证所报送的资料真实、完整、规范。在申报前，要求申请人做好临床前研究，包括处方筛选、配制工艺、质量指标、药理、毒理学研究等。

以下各种情况都不得作为医疗机构制剂申报：市场上已有供应的品种；含有未经国家食品药品监督管理总局批准的活性成分的品种；除变态反应原外的生物制品；中药注射剂；中药、化学药组成的复方制剂；麻醉药品、精神药品、医疗用毒性药品、放射性药品。

3. 审批

医疗机构制剂的审批程序如图 7-8 所示。

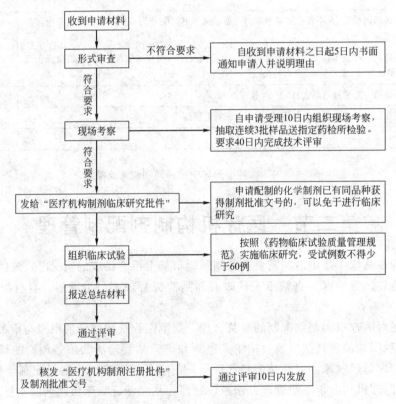

图 7-8　医疗机构制剂的审批程序

医疗机构制剂注册的批准文号格式如下：X 药制字 H（Z 或 Q）＋4 位年份号＋4 位流水号。X 表示省、自治区、直辖市简称，H 表示化学制剂，Z 表示中药制剂，Q 表示其他。

4. 补充申请与再注册

医疗机构配制制剂，应当严格执行经批准的质量标准，并不得擅自变更工艺、处方、配制地点和委托配制单位。需要变更的，申请人应当提出补充申请，报送相关资料，经批准后方可执行。

医疗机构制剂批准文号的有效期届满后需要继续配制的，申请人应当在有效期届满前 3 个月按照原申请配制程序提出再注册申请，报送有关资料。

省、自治区、直辖市药品监督管理部门应当在受理再注册申请后 30 日内，作出是否批准再注册的决定。准予再注册的，应当自决定做出之日起 10 日内通知申请人，予以换发"医疗机构制剂注册批件"，并报国家食品药品监督管理总局备案。

决定不予再注册的，应当书面通知申请人并说明理由，同时告知申请人享有依法申请行政复议或者提起行政诉讼的权利。

有下列情形之一的，省、自治区、直辖市药品监督管理部门不予批准再注册，并注销制剂批准文号：市场上已有供应的品种；按照本办法应予撤销批准文号的；未在规定时间内提出再注册申请的；其他不符合规定的。

二、医疗机构设立制剂室的许可管理

医疗机构要进行制剂配制，必须有符合要求的人员、场所、设施、检验仪器、卫生条件和相应的管理制度。这就要求医疗机构必须设立一个独立的制剂室进行制剂配制。

1. 报送材料

申请设立制剂室的医疗机构应向所在地省、自治区、直辖市药品监督管理部门提交申请材料，主要包括：

① 医疗机构制剂许可证申请表；

② 根据《医疗机构制剂配制质量管理规范》的要求进行自查后形成的自查报告；

③ 医疗机构的基本情况和"医疗机构执业许可证"副本复印件；

④ 所在地省、自治区、直辖市卫生行政部门的审核同意意见；

⑤ 主要配置设备、检测仪器目录；

⑥ 拟办制剂室的基本情况，包括：制剂室的投资规模、占地面积、周围环境、基础设施条件、医疗机构和制剂室的平面布局图（标明空气洁净度级别），工作人员的学历、职称、年龄、性别组成等；

⑦ 拟配制制剂的品种、剂型、规格和相应的配制能力；

⑧ 制剂配制的工艺流程图和草拟的质量标准；

⑨ 制剂配制管理、质量管理目录。

2. 设立制剂室的批准流程

设立制剂室的批准流程见图 7-9。

3. 制剂室的管理

医院的制剂室应环境清洁卫生，与厕所、垃圾存放场所、生活区、病区、食堂、锅炉房等污染源要隔开一定距离，实验动物房应远离制剂室，10m 内不能有露土地面，外部环境要保持整洁。洁净室内表面应平整光滑，无缝隙，接口严密无颗粒物脱落并能耐受清洗和消毒，墙面与地面交界处宜做成弧形或采取其他措施，以减少积尘和便于清洁。制剂室分为普通制剂室、灭菌制剂室和中药制剂室，各制剂室房屋面积、布局要与所配置的制剂剂型和规模相适应，空气清洁度要达到要求。人流、物流分开，工作区、控制区、洁净区分开，内服制剂与外用制剂分开，普通制剂与灭菌制剂分开，中药的提取、浓缩等操作与后续工序分开，办公室、休息室与工作室分开。

对处方未注明"生用"的毒性中药，应当给炮制品。

医疗用毒性药品的配制和质量检验必须由医药专业人员负责，并建立严格的管理制度，

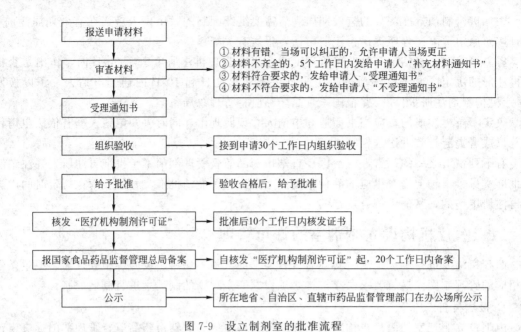

图 7-9　设立制剂室的批准流程

每次配料需要经两人或两人以上人员复核，并详细记录。

三、医疗机构中药制剂的委托配制管理

已取得"医疗机构制剂许可证"和制剂批准文号的医疗机构，需要中药制剂，可以委托所在地所属省、自治区、直辖市内已取得"医疗机构制剂许可证"的医疗机构或取得"GMP 认证证书"的药品生产企业配制制剂。

委托方可按照有关规定向所在地省、自治区、直辖市药品监督管理部门提交中药制剂委托配制的申请材料，具体如下。

① 医疗机构中药制剂委托配制申请表。

② 受托方的"医疗机构制剂许可证"、制剂批准证明文件复印件。

③ 受托方的"药品生产许可证"、"GMP 认证证书"或者"医疗机构制剂许可证"复印件。

④ 委托配制的制剂质量标准、配制工艺。

⑤ 委托配制的制剂原小包装、标签和使用说明书实样，及拟采用的包装、标签和说明书实样和色标。

⑥ 委托配制的合同。

⑦ 受托方所在地药品监督管理部门对受托方质量保证体系的考核意见。

从申报资料开始到取得许可，具体的流程如图 7-10 所示。

中药制剂委托配制应取得"医院制剂委托配制批件"，委托配制的前三批制剂应报送药品检验所或中心检验所检验，合格后方可使用。

四、药品不良反应监测管理

药品使用单位应执行药品不良反应报告制度，确定机构或人员负责本单位使用的药品不良反应信息的收集、报告工作，依法履行药品不良反应报告义务。

药品使用单位应定期分析和记录本单位使用药品的质量情况，对重大药品质量问题应及

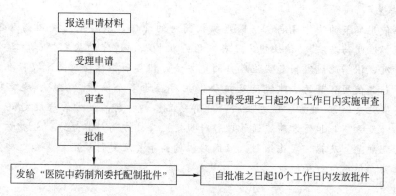

图 7-10　医疗机构中药制剂委托配制许可申请流程

时报告市药品监督管理部门。

药品使用单位获知或者发现药品群体不良事件后，应当立即上报药品监督管理部门、卫生行政部门和药品不良反应监测机构，并配合上述部门对药品不良反应或群体不良事件调查，并提供调查所需的资料。

要点解读

➢ 药品使用单位是指下列依法取得使用药品资格的各类机构和单位：①依照《医疗机构管理条例》的规定取得"医疗机构执业许可证"的从事疾病诊断、治疗活动的医院、妇幼保健院、慢性病防治院、疗养院、康复院、门诊部、诊所、企事业单位卫生所（室）、医务室、保健室、社区健康服务中心等机构；②依照《计划生育技术服务管理条例》的规定取得"计划生育技术服务机构执业许可证"的计划生育服务中心、计划生育服务站和计划生育服务所等单位；③依照其他法律、法规取得合法执业资格并使用药品的单位，如戒毒机构等。

➢ 药学部门是指药品使用单位内部确定的进行药品采购、保管、调配、制剂配制以及调剂使用等工作的部门。

➢ 医疗机构制剂是指医疗机构根据本单位临床需要经批准而配制、自用的固定处方制剂。医疗机构配制的制剂，应当是市场上没有供应的品种。

➢ 药学技术人员是指取得药学专业技术职务任职资格的人员，包括主任药师、副主任药师、主管药师、药师、药士。

➢ 拆零药品是指拆掉药品最小包装即失去该药品的名称、功能主治或适应证、用法、用量和有效期等标识，需要再包装的药品。

➢ 固定处方制剂是指制剂处方固定不变，配制工艺成熟，并且可在临床上长期用于某一病症的制剂。

知识拓展

中美医疗机构药品监管比较

在医疗机构药品监管方面，各个国家均颁布了多项法律法规以保证药品使用的质量，现将美国的医疗机构药品监管情况与中国医疗机构药品监管现状进行对比，能使我们能更好地学习和借鉴发达国家医疗机构药品监管的经验，不断提升我国的医疗机构药品监管水平。

1. 法律法规

美国药品使用环节的法律规范包括医疗机构药房的管理，主要依据美国药房理事会全国联合会颁布的《标准州药房法》。该法规定了各州医疗机构必须遵守的基本指标，各个州可以结合本州的实际情况，依据此规定制定实施各自的地方法，但各项指标均应高于《标准州药房法》。

我国对于药品使用环节的法律规范及执法依据存在于多个法律、法规、规章中，如《药品管理法》及其实施条例、《处方管理办法》、《麻醉药品、精神药品处方管理规定》、《药品流通监督管理办法》、《处方药与非处方药流通管理暂行规定》、《处方药与非处方药分类管理办法》、《药品经营质量管理规范》及其《实施细则》、《医疗机构药事管理暂行规定》等。这些法律、法规从不同的角度对药品使用进行了规范。

2. 执法主体

从管理模式的角度看，我国实行的层级管理类似于美国的"以州为界，属地管理"模式。从管理人员的结构方面看，我国是行政管理人员的单一结构，不同于美国的"政府官员，普通公众，专业人员参与，以专业人员为主"的复式结构。就管理机构的设置方面，我国由卫生、药品监管等不同部门对医疗机构药房共同管理，美国由州政府卫生部门统筹管理。

3. 行政审批

在美国，不管是医院药房还是社会药房，都必须得到药房理事会的批准并取得营业执照。执业药师可以根据临床需要配制剂，不需要另外取得批准。

在我国，医疗机构本身已取得"医疗机构执业许可证"，药房作为其中一部分，不需要另外取得批准即可营业。但如果医疗机构根据临床需要配制固定处方制剂，则须经所在地卫生行政部门审核同意，由药品监管部门批准，发给"医疗机构制剂许可证"，方可配制相应制剂，并规定医疗机构配制的制剂不得在市场上销售，只能凭医师处方在本医疗机构使用。

4. 行政处罚

美国各州的《药房法》均对药品使用中的违法行为作了明确界定，并施以严厉的处罚措施，执法主体全部由州药房理事会独立承担。

我国对医疗机构的违法行为的处罚涉及到卫生、药品监管等多个部门，执法主体"多元化"，相关法律法规对药品使用环节的违法行为界定有时比较模糊。所以，今后我们应加大违法处罚力度，并明确执法主体。

5. 质量管理体系

（1）执业药师　无论在美国还是中国，对执业药师都采取准入制度，资格的取得均需通过考试，均采取注册登记制度，违法均承担法律责任。但不同之处有以下几点：第一，法律地位不同。美国《州药房法》属法律等级，而我国的《执业药师资格制度暂行规定》是部门规章，其效力不及法律。第二，定义不同。美国的药师是"州药房理事会正式发给执照并准予从事药房工作的人员"，是取得执照并注册的药学工作人员，并仅指在"药房"的药学技术人员，是一种职业。在我国，"药师"是一种技术职称，"执业药师"范围比美国的"药师"广，不仅限于"药房"的药学技术人员，也指在药品生产、经营中执业的药学技术人员。第三，学历不同。美国的药师须"毕业于本州理事会所承认的由任命机构认可的药科院校，并具有药学学士或更高学位者"，学历要求高且要求药学专业，而我国的执业药师学历要求中专以上，药学相关专业。

（2）药品分类管理　在美国，药品只有两类：处方药和非处方药（OTC）。美国对药品尤其是处方药的标签、说明书的管理规定十分详细、明确，要求标签上必须印有"Rx only"字样，必须列出所有成分的通用名、可能出现的所有不良反应、与其他药物同时服用可能出现的相互作用等更为详尽的信息。在直接接触药品的容器上标签必须印有制造商、包装商或销售商的名称、地址和联系电话，以便在使用过程中随时就出现问题进行咨询，增加处方药使用的安全性。

我国药品分三类：处方药、甲类非处方药、乙类非处方药。我国强调对 OTC 药品标签、说明书、内包装、外包装上要求必须印有 OTC 专有标志，同时对 OTC 设置门槛、进行筛选。

（3）特殊药品　在美国，麻醉药品和精神药品被称为管制药品。根据其滥用潜在风险的大小，以及可能危害健康的程度分为五类，由第一类至第五类滥用风险逐步降低。美国缉毒局对管制药品进行管理。医疗机构药房采购管制药品首先要向美国药品执法管理局提交申请，获得注册许可，而且每 3 年须重新申请注册。医院均设有专库存放管制药品，门禁系统与安全系统紧密相连，只有执业药师可以刷门禁卡打开管制药品专库，每次的刷卡记录会自动记录到计算机系统。管制药品的记录也是与其他分开并至少保存 2 年。

我国涉及医疗机构麻醉药品和精神药品的管理部门有卫生部门、药监部门、工商部门及公安部门，实施多部门协同管理。医疗机构对特殊药品的储存要求也非常严格，必须设置专库或专柜储存特殊药品，安排专人管理、双人双锁、管理记录与其他药品记录分开，销毁需在药监部门的监督下进行。

（4）药品不良反应　美国在 1993 年建立了医疗产品主动报告系统，要求报告所有与医疗产品（药品、医疗器械、生物制品和特殊营养品）有关的不良事件，鼓励医生和其他人员报告不良事件（无论他们是否相信该产品是导致不良事件的原因）。其报告方式灵活多样，报告者可以通过网上在线填报，也可以下载表格或复印邮寄给 FDA。所有的报告者都会接到一份书面感谢的回执，有时还会附上要求补充信息的请求。

我国也有类似的不良反应报告系统，目前主要由各级药品监管部门负责承担本地区的药品及医疗器械不良事件资料的收集、管理、上报等工作，并对重点品种的不良反应进行监测。

思　考　题

1. 医院机构设置原则是什么？
2. 医院药剂科负责人的素质有什么要求？
3. 医院对麻醉药品和一类精神药品实行"五专"管理，指哪"五专"？
4. 医疗机构制剂的审批程序是什么？
5. 医院门诊药房药品调剂的基本流程是什么？
6. 调配处方时"四查十对"包括什么内容？
7. 医院设立制剂室的批准流程是什么？

第八章　生物制品质量控制

【学习目标】

1. 掌握生物制品的概念、分类。
2. 掌握生物制品质量控制的主要内容。
3. 熟悉生物制品的批、签发和人体考核评价及副反应监控。

【学习方法】

1. 通过案例认识实施生物制品质量控制的目的和意义。
2. 通过参观生物制品生产企业，学习生物制品质量管理内容。

链　接

1. "白喉抗毒素"事件

1901年，美国发生13名儿童在注射用马血清制备的白喉抗毒素后，因破伤风感染而死亡的严重事故。事故原因是制备该白喉抗毒素所用的马匹感染了破伤风，从而导致制品感染。

2. "吕贝克"事件

1929年，德国吕贝克市251名婴儿误服了有致病性结核杆菌的菌液，而不是减毒的口服卡介苗，造成72名婴儿死亡，称为"吕贝克"事件。事故原因是将有致病性的结核杆菌与减毒的卡介苗生产用菌种保存在同一实验室所致。

3. 默克公司回收脑膜炎疫苗

2007年，因为检查时发现疫苗生产过程中存在杀菌漏洞，可能致使生产出来的疫苗受到污染，美国默克医药公司宣布自愿回收两款共120万支儿童疫苗。

生物制品是人类与传染病斗争必不可少的武器，对维护人类生命健康，提高人类生活质量具有特殊的意义。随着越来越多的生物制品应用于临床，人们越来越重视其安全性和有效性，建立严格的质量标准，做好质量控制工作成为生物制品工作的重中之重，因此世界各国相继建立《生物制品规程》，来规范生物制品的质量。

第一节　生　物　制　品

随着科学技术的发展，生物制品已由最初的一些疫苗和血清产品发展到目前包括重组DNA产品在内的已批准上市的各类制品200多种，新的生物制品品种还在迅速增加。随着生物制品的质量不断改进，安全性和有效性不断提高，使得生物制品在疾病的预防、治疗和诊断方面发挥着越来越重要的作用。

一、生物制品的基本概念

"生物制品"的含义有广义和狭义之分。广义的"生物制品"是指以天然生物材料为原料，经物理、化学、生物化学和生物学工艺制备或以现代生物技术获得的、并以分析技术控制中间产物和成品质量的生物活性制剂，广泛应用于工业、农业生产，科学研究以及人和动物、植物疾病的预防、诊断与治疗。狭义的"生物制品"是指以微生物、寄生虫、动物毒素和生物组织作为原始材料，采用生物学工艺或分离纯化技术控制中间产物和成品质量制成的生物活性制剂。用于预防、诊断、和治疗人类疾病的一类生物制品称之为医用（或人用）生物制品。由于生物制品名词的起源、传统和习惯，通常所说的"生物制品"是指医用生物制品。

中国生物制品标准化委员会编撰的 2005 年版《中国生物制品规程》中定义生物制品是应用普通的或以基因工程、细胞工程、蛋白质工程、发酵工程等生物技术获得的微生物、细胞及各种动物和人源的组织和体液等生物材料制备，用于人类疾病的预防、治疗和诊断的药品。

《中国药典》第三部中定义："生物制品指以微生物、细胞、动物或人源组织和体液等为起始原材料，用生物学技术制成，用于预防、治疗和诊断人类疾病的制剂，如疫苗、血液制品、生物技术药物、微生态制剂、免疫调节剂、诊断制品等。"

生物制品是现代医学中发展比较早的一类药品，随着微生物学、免疫学、生物化学、分子生物学等相关学科和技术的发展，其种类和品种不断增加，在防病、治病和诊断过程中日益显现其必不可少的重要性。

二、生物制品的基本分类

生物制品可根据其组成及用途分为以下几类。

1. 疫苗

疫苗是指用病毒、衣原体、立克次体、细菌等病原体或其衍生物制成的、主要用于预防由相应病原体感染引起的传染病的免疫制剂。疫苗一般通过注射或黏膜给药等途径接种，可诱导机体产生针对相应病原体的特异性免疫应答效应，使机体能预防相应病原体感染引发的传染病，并控制相应传染病的传播。现代疫苗的用途又有新发展，除可用于预防传染性疾病外，已扩展到预防非传染性疾病（如自身免疫性疾病和肿瘤等），出现了治疗性疫苗（如治疗肿瘤、过敏和一些传染性疾病）及生理调控疫苗（如促进生长和控制生殖等）。

疫苗与一般药物不同。一般药物的使用对象是患病人群，主要用于治疗疾病或减轻病人痛苦；而疫苗的使用对象一般为婴幼儿、儿童及对某种传染病易感的健康人群，主要用于预防和控制传染性疾病。

按照制造疫苗主要组分来源的性质、加工方法、灭活与否、纯化程度、配制情况、接种途径及剂型等，可将疫苗分为不同的类别。

（1）病毒性疫苗和细菌性疫苗　病毒性疫苗是由有关病毒、衣原体、立克次体或其组分制成的减毒活疫苗、灭活疫苗，如狂犬病疫苗、甲型肝炎疫苗等。

细菌性疫苗是由相应细菌、螺旋体或其组分、分泌物制成的减毒活疫苗、灭活疫苗等，如炭疽疫苗、伤寒疫苗、各种类毒素等。

类毒素是由细菌产生的外毒素经解毒精制而成的。类毒素是一种特殊的细菌类疫苗，可以用来预防由细菌毒素引起的疾病，包括白喉类毒素、破伤风类毒素等。

（2）减毒活疫苗和灭活疫苗　减毒活疫苗是用减低了毒性但保留了免疫保护作用的病原体制备的，如卡介苗、脊髓灰质炎减毒活疫苗等。灭活疫苗是利用致病力已被杀灭、但仍保持免疫保护作用的病原体制备而成的疫苗，如伤寒灭活疫苗、狂犬病灭活疫苗等。

（3）单价疫苗和多价疫苗　由单一型（或群）抗原成分组成的疫苗统称为单价疫苗，如乙型脑炎减毒活疫苗等。由两个以上同一种但不同型（或群）抗原合并组成的含有双价或多价抗原成分的疫苗，则分别称为双价疫苗和多价疫苗，双价疫苗如双价肾出血热综合征疫苗，而脊髓灰质炎减毒活疫苗多为三价疫苗。

（4）联合疫苗　由两种或两种以上疫苗抗原的原液配制而成的具有多种免疫原性的灭活疫苗或活疫苗，如百日咳、白喉、破伤风联合疫苗（DTP），麻疹、流行性腮腺炎、风疹联合疫苗（MMR）等。

2. 抗毒素及免疫血清

抗毒素或免疫血清由特定抗原免疫动物所得的血浆制成，如白喉抗毒素、抗狂犬病血清、抗蝮蛇毒血清等。用于疾病的治疗及被动免疫预防。

3. 血液制品

血液制品是由健康人血液或特异免疫人血浆分离、提纯或由基因工程技术制成的人血浆蛋白组分或血细胞组分制品，如人血白蛋白、人免疫球蛋白、人特异免疫球蛋白（如人乙型肝炎免疫球蛋白）、人凝血因子（天然或重组的）、红细胞浓缩物等。用于疾病的诊断、治疗或被动免疫预防。

4. 细胞因子制品

细胞因子制品是由健康人细胞增殖、分离、提纯或由基因工程技术制成的具有多种生物活性的多肽类或蛋白类制剂，如干扰素（INF）、白细胞介素（IL）、集落刺激因子（CSF）、红细胞生成素（EPO）等。主要用于疾病的治疗。

5. 诊断制品

（1）体外诊断制品　由特定抗原、抗体或有关生物物质制成的免疫诊断试剂或诊断试剂盒，如伤寒、副伤寒、变形杆菌（OX_{19}、OX_2、OX_K）诊断菌液，沙门菌属诊断血清，乙型肝炎表面抗原（HBsAg）酶联免疫试剂盒等。用于疾病的体外免疫诊断。

（2）体内诊断制品　由变应原或有关抗原材料制成的免疫诊断试剂或诊断试剂盒，如卡介苗纯蛋白衍生物（BCG-PPD）、布鲁杆菌纯蛋白衍生物（RB-PPD）、锡克试验毒素、单克隆抗体等，用于疾病的体内免疫诊断。

6. 其他制品

由有关生物材料或特定方法制成，不属于上述五类的其他生物制品，用于治疗或预防疾病。如治疗用 A 型肉毒毒素制剂、微生态制剂和卡介苗多糖核酸制剂等。

三、生物制品的发展历史

免疫学是人类在与传染病斗争过程中发展起来的。人类在长期的生活实践中经过无数的经验积累，逐渐认识到这样一个规律，即患过某种传染病而幸存下来的人，一般就不会再次感染该种疾病了，也即获得了对该疾病的抵抗力。

早在宋真宗时期我国就有接种人痘预防天花的记载，经过几百年的改良，到明朝时人痘接种已趋于完善。这一方法后来流传到了俄国、日本、朝鲜、阿拉伯、欧洲，被许多国家使用。这是人类采用人工自动免疫预防传染病的创始之举。但人痘接种有时会引起严重的不良反应。后来，英国医生 Edward Jenner 发现只要感染过牛痘（牛群中发生的类似人天花的轻微疾病）就再也不会感染天花了。于是，他于 1796 年 5 月 14 日进行了一次划时代的研究观察，他从一个挤奶女工感染的"牛痘"痘疱中取出痘浆，接种到一个 8 岁男孩的手臂上，两个月后让其接触天花脓包液，结果这个男孩没有染上天花，证明了牛痘接种确实可以预防天花。Jenner 于 1798 年发表论文，创造了世界上最早的弱毒活病毒疫苗，即牛痘苗。这就是生物制品的诞生。接种牛痘预防天花的方法很快在全世界普及。Jenner 的创造性发明为人类预防和消灭天花做出了卓越的贡献。

从 19 世纪中叶开始，由于微生物学的发展，自然界多种病原微生物相继被发现。1870 年，法国科学家巴斯德研究发现用降低致病力（毒力）的鸡霍乱菌、炭疽菌注射动物后，这些动物就能获得对相应病原菌感染的免疫力（抵抗力）。此后，用狂犬病固定病毒预防狂犬病也获得成功。从此，人工弱毒活疫苗的研究有了不断的进展。巴斯德把为预防传染病而接种的弱毒微生物命名为"Vaccine"，即沿用至今的"疫苗"一词。巴斯德对人类的贡献不仅在于他发现和证明了微生物的存在，而且他科学地运用物理、化学和微生物传代等方法，成功地处理病原微生物，使其丧失毒力或降低毒力，再用减毒株制备疫苗来预防传染病，因此被人们称为"疫苗之父"。

1884 年 Salmon Smith 创造了用猪霍乱菌经加热灭活的死菌免疫接种的方法，从而使死菌和灭活病毒成为一种与以前不同的新疫苗，此即为最早的灭活疫苗或称死疫苗。

数年后，Kitasato 和 Behring 将用三氯化碘作减毒处理的白喉毒素、破伤风毒素免疫动物取得成功，为其后制成用甲醛脱毒的白喉类毒素与破伤风类毒素以及建立白喉、破伤风预防接种方法奠定了基础。1923 年法国人 Ramon 发明用甲醛处理毒素的方法，把白喉和破伤风的毒素经甲醛处理脱毒后，可变成无毒的而又保持免疫原性的类毒素。同时，Robert Koch 开发的结核菌素，开辟了生物制品另一个新领域，作为诊断用品在临床疾病的诊断中发挥了重要作用。

此后，Behring 又发现在经免疫的动物血清中含有免疫物质，把这种免疫血清移注给正常动物，也能使后者获得对相应疾病的抵抗力，因而创造了血清疗法。现在已知免疫血清、抗毒素中含有的免疫物质是免疫球蛋白。

到 20 世纪 50 年代，Enders 等用人胚胎非神经组织培养脊髓灰质炎病毒获得成功。其后，病毒学及细胞培养病毒技术迅速发展，培养出多种病毒，同时，病毒性疫苗也不断诞生，如麻疹减毒活疫苗、风疹减毒活疫苗、水痘减毒活疫苗等，极大地增加了人类抵抗传染病的能力。

血液制剂是在输血基础上发展起来的。20 世纪 30 年代后期医学界已经发现创伤性休克是由于血液和血浆大量由创伤组织渗出，导致血容量骤减造成的。在随后的第二次世界大战中开始使用血浆来抢救伤员。为了充分利用血液中各种有效成分，自 1939 年，美国哈佛大学的 E. J. Cohn 开始研究用低温乙醇法分离血浆蛋白组分，1940 年后 Cohn 等人对血浆组分的分离取得了突破性进展，1942 年人血白蛋白制剂正式投产，由此在第二次世界大战的炮火声中诞生了人类第一个血液制品。1943～1945 年先后从人血浆中提制成功免疫球蛋白、纤维蛋白海绵等制品供临床试用。此后，随着低温乙醇法分离血浆蛋白组分工艺的日趋成熟和蛋白分离技术的不断革新，目前已能从正常人血浆中制备 10 多种及提纯 100 多种血浆蛋白质。

对细胞因子的研究是随着科学技术的不断进步而发展、丰富起来的。最初的研究是从细胞生物学开始的，主要研究各类细胞因子的诱生、检测及生物活性，建立分泌细胞因子的传代细胞系等。由于最早研究的是淋巴细胞产生的几种因子，所以直到 1969 年还把当时研究的细胞因子都命名为"淋巴因子"。从 20 世纪 50 年代中期直至 90 年代，各国科学家先后发现了干扰素、白细胞介素、集落刺激因子、肿瘤坏死因子及转移生长因子等一系列的细胞因子，并于 70 年代末期对各种细胞因子作了科学命名。随后是蛋白质化学时期，研究者们利用 20 世纪 70 年代逐渐发展的蛋白质化学技术（如超滤、各种色谱、电泳、蛋白测序等），对细胞因子进行分离、提纯、鉴定及理化特性分析，使人们对细胞因子的多肽、蛋白质的生物化学本质有了透彻的了解。

1973 年美国 S. W. Cohen 领导的小组首先将抗四环素和抗链霉素基因整合到质粒中，并成功在大肠埃希菌中表达，揭开了现代生物技术发展的序幕。1978 年美国 Gene Technics 公司将人胰岛素基因转入大肠埃希菌中表达来制备人胰岛素，1982 年获美国食品药品管理局（FDA）批准上市。与此同时，基因重组人脑激素——生长激素释放抑制激素等基因工程产品亦获批准生产。从那时起，只不过 20 多年时间，现代生物技术得到空前发展，科学工作者利用基因工程技术，研究各类细胞因子的分子克隆、基因结构及表达、调控等，使许多在人体中含量甚微，却作用极大的细胞因子得以大量制备。当前生物制品领域中所涉及的干扰素、白细胞介素、集落刺激因子、肿瘤坏死因子、红细胞生成素等十多种细胞因子制剂中，绝大部分是基因重组产品。

生物制品的发展史其实是生物科学技术和相关科学发展史的一个侧面，随着高新生物技术和相关联学科的进步，将会不断涌现出种类更多、质量更高的用于临床预防、治疗和诊断人类疾病效果更好的新型生物制品。

第二节　生物制品的质量管理

一、生物制品管理规范

质量是产品、过程或服务满足规定或潜在要求的特征和特性总和。这一概念适用于一切产品、工艺过程或服务质量，包括生物制品。

生物制品与其他产品一样，一旦进入流通领域即成为商品。但生物制品又不同于一般的商品，是用于疫病的预防、诊断和临床特异性治疗的具有生物活性的制品，其质量的优劣与使用者的身体健康甚至生命安危密切相关，且生物制品受众范围广。因此生物制品的质量标准不能与一般商品相提并论，而是具有其特殊性，即安全性、有效性和可接受性。否则就可能产生不堪设想的后果。

生物制品质量的特殊性和重要性决定其质量管理的重要性。只有对生物制品生产实行严格的、规范化的、科学的管理，才能切实保证生物制品质量，保证使用者的生命安全。

生物制品的生产涉及到生物原材料和生物学过程，有其固有的生物易变性和特殊性。其特殊性具体如下。

① 生物制品的生产涉及生物过程和生物材料，如细胞培养、活生物体材料提取等。这些生产过程存在固有的可变性，因而其副产物的范围和特性也存在可变性，甚至培养过程中所用的物料也是污染微生物生长的良好培养基。

② 生物制品质量控制所使用的生物学分析技术通常比理化测定具有更大的可变性。

③ 为提高产品效价（免疫原性）或维持生物活性，常需在成品中加入佐剂或保护剂，致使部分检验项目不能在制成成品后进行。

因此生物制品的质量是通过设计并在生产全过程中形成的，成品检验结果则客观地反映了产品的质量水平。只有实行 GMP 管理，对生产全过程的每一步骤做最大可能的控制，才能更为有效地使终端产品符合所有质量要求和设计规范。目前，世界发达国家的生物制品生产企业或研究单位，都在实施 GMP 管理，以保证其产品质量。

实践证明，GMP 是行之有效的科学化、系统化的管理制度。随着药品生产实践的继续、药品生产技术的进步，人们对药品生产及质量保证手段的认识将逐步深化，GMP 的内容也将不断完善，要求将不断提高。

GMP 包括三方面的内容：①人员；②厂房设备和原材料（硬件）；③管理制度和要求（软件）。以上内容在前文中都有讲解，本章主要根据生物制品的特殊之处讨论 GMP 对生物制品生产厂的人员和软件、硬件的要求。

（一）GMP 对人员的基本要求

由于生物制品质量的特殊性，GMP 对生物制品生产人员的行为要求应更加严格，要求他们在生产过程中自觉遵守各项规章制度和工艺纪律，严格遵循标准操作规程，按正确的操作方法操作。

还应注意：①从事生物制品生产、质量保证、质量控制及其他的相关人员（包括清洁、维修人员）均应根据其生产的制品和所从事的生产操作进行专业知识和安全防护要求的培训。②生产管理负责人、质量管理负责人和质量受权人应当具有相应的专业知识（微生物学、生物学、免疫学、生物化学、生物制品学等），并能够在生产、质量管理中履行职责。③应当对所生产品种的生物安全进行评估，根据评估结果，对生产、维修、检验、动物饲养的操作人员、管理人员接种相应的疫苗，并定期体检。④患有传染病、皮肤病以及皮肤有伤口者、对产品质量和安全性有潜在不利影响的人员，均不得进入生产区进行操作或质量检验；未经批准的人员不得进入生产操作区。⑤从事卡介苗或结核菌素生产的人员应当定期进行肺部 X 射线透视或其他相关项目健康状况检查。⑥生产期间，未采用规定的去污染措施，员工不得从接触活有机体或动物体的区域穿越到生产其他产品或处理不同有机体的区域中去。⑦从事生产操作的人员应当与动物饲养人员分开，不得兼任。

（二）GMP 硬件方面的要求

1. 厂房与设施

GMP 对厂房与设施的总要求是：应有与生产品种和规模相适应的足够面积和空间的生产建筑、附设建筑及设施。

（1）厂址选择　厂区周围应无明显污染（包括空气污染、水土污染和噪声污染等），厂房应远离闹市区、化工生产区等易造成污染的区域。

（2）厂区内应卫生整洁，绿化良好。厂区的地面、路面及运输等不应对生物制品生产造成污染；生产、仓储、行政、生活和辅助区的总体布局应合理，不得相互妨碍。要有适用的、足够面积的厂房进行生产和质量检定工作，保持水、电、气供应良好。应做到以下几点。

① 同一生产区和邻近生产区进行不同制品的生产工作，应互无妨碍和污染。不同生物制品应按微生物类别和性质的不同严格分开生产。

② 合理安置各种设备和物料，确保强毒菌种与弱毒菌种、生产用菌（毒）种与非生产用菌（毒）种、生产用细胞与非生产用细胞、活疫苗与灭活疫苗、灭活前制品与灭活后制品、脱毒前制品与脱毒后的制品、人血液制品、预防制品等的生产操作区域和贮藏设备严格分开。原材料、半成品存放区与生产区的距离要尽量缩短，以减少途中污染。

③ 厂区应按生产工艺流程及所要求的空气洁净度级别进行合理布局，工序衔接合理。人流、物流分开，保持单向流动，防止不同物料混淆或交叉污染。

（3）厂房应有必要的设施设备 如防尘、防虫、防鼠及防污染设施，适用的照明、取暖、通风设施，以及必要的空调设施和卫生设施等，但厂房内的水和电等管线均应隐藏。

房间墙壁和天花板表面光洁、平整、不起灰、不落尘、耐腐蚀、耐冲击、易清洗消毒。墙与地面相接处应做成半径大于或等于50mm的圆角。壁面色彩要和谐雅致，利于减少视觉疲劳、提高照明效果和便于识别污染物。地面要平整、无缝隙、耐磨、耐腐蚀、耐冲击、不集聚静电、易除尘清洗和消毒。门窗造型要简单，不易积尘、清扫方便。门窗与内墙面要平整，尽量不留窗台，门框不得设门槛。

要按工艺和质量要求对生产区域划分洁净等级，以满足药品生物制品生产的需要。所谓洁净室（区）是指一个封闭的空间，通过特殊的高效空气过滤器输入洁净空气，使该区域的空气达到应有的洁净度。洁净区的设计必须符合相应的洁净度要求，包括达到"静态"和"动态"的标准。无菌药品生产所需的洁净区可分为以下4个级别。

A级：高风险操作区，如灌装区、放置胶塞桶和与无菌制剂直接接触的敞口包装容器的区域及无菌装配或连接操作的区域，应当用单向流操作台（罩）维持该区的环境状态。单向流系统在其工作区域必须均匀送风，风速为0.36～0.54m/s（指导值）。应当有数据证明单向流的状态并经过验证。在密闭的隔离操作器或手套箱内，可使用较低的风速。

B级：指无菌配制和灌装等高风险操作A级洁净区所处的背景区域。

C级和D级：指无菌药品生产过程中操作步骤重要程度较低的洁净区。

以上各级别空气悬浮粒子的标准规定如表8-1所列。

表 8-1　各级别洁净区域对悬浮粒子的要求列表

洁净度级别[④]	悬浮粒子最大允许数/m³			
	静态		动态[③]	
	$\geqslant 0.5\mu m$	$\geqslant 5.0\mu m$[②]	$\geqslant 0.5\mu m$	$\geqslant 5.0\mu m$
A级[①]	3520	20	3520	20
B级	3520	29	352000	2900
C级	352000	2900	3520000	29000
D级	3520000	29000	不作规定	不作规定

① 为确认A级洁净区的级别，每个采样点的采样量不得少于1m³。A级洁净区空气悬浮粒子的级别为ISO 4.8，以≥5.0μm的悬浮粒子为限度标准。B级洁净区（静态）的空气悬浮粒子的级别为ISO 5，同时包括表中两种粒径的悬浮粒子。对于C级洁净区（静态和动态）而言，空气悬浮粒子的级别分别为ISO 7和ISO 8。对于D级洁净区（静态）空气悬浮粒子的级别为ISO 8。

② 在确认级别时，应当使用采样管较短的便携式尘埃粒子计数器，避免≥5.0μm悬浮粒子在远程采样系统的长采样管中沉降。在单向流系统中，应当采用等动力学的取样头。

③ 动态测试可在常规操作、培养基模拟灌装过程中进行，证明达到动态的洁净度级别，但培养基模拟灌装试验要求在"最差状况"下进行动态测试。

④ 洁净区与非洁净区之间、不同级别洁净区之间的压差应当不低于10Pa。必要时，相同洁净度级别的不同功能区域（操作间）之间也应当保持适当的压差梯度。

应当按以下要求对洁净区的悬浮粒子进行动态监测。

① 根据洁净度级别和空气净化系统确认的结果及风险评估，确定取样点的位置并进行日常动态监控。

② 在关键操作的全过程中，包括设备组装操作，应当对A级洁净区进行悬浮粒子监测。生产过程中的污染（如活生物、放射危害）可能损坏尘埃粒子计数器时，应当在设备调试操

作和模拟操作期间进行测试。A 级洁净区监测的频率及取样量，应能及时发现所有人为干预、偶发事件及任何系统的损坏。灌装或分装时，由于产品本身产生粒子或液滴，允许灌装点≥5.0μm 的悬浮粒子出现不符合标准的情况。

③ 在 B 级洁净区可采用与 A 级洁净区相似的监测系统。可根据 B 级洁净区对相邻 A 级洁净区的影响程度，调整采样频率和采样量。

④ 悬浮粒子的监测系统应当考虑采样管的长度和弯管的半径对测试结果的影响。

⑤ 日常监测的采样量可与洁净度级别和空气净化系统确认时的空气采样量不同。

⑥ 在 A 级洁净区和 B 级洁净区，连续或有规律地出现少量≥5.0μm 的悬浮粒子时，应当进行调查。

⑦ 生产操作全部结束、操作人员撤出生产现场并经 15～20min（指导值）自净后，洁净区的悬浮粒子应当达到表中的"静态"标准。

⑧ 应当按照质量风险管理的原则对 C 级洁净区和 D 级洁净区（必要时）进行动态监测。监控要求以及警戒限度和纠偏限度可根据操作的性质确定，但自净时间应当达到规定要求。

⑨ 应当根据产品及操作的性质制定温度、相对湿度等参数，这些参数不应对规定的洁净度造成不良影响。

此外，生产生物制品必须设置生产和检验用动物房，实验动物用房应与其他区域严格分开，其设计建造应符合国家有关规定。

生物制品生产环境的空气洁净度级别应当与产品和生产操作相适应，厂房与设施不应对原料、中间体和成品造成污染。

（4）各类制品生产过程中涉及高危致病因子操作，其空气净化系统等设施还应符合生物安全防护特殊要求。

（5）生物制品的生产操作应当符合表 8-2 中相应级别洁净区的规定（未列出的操作可参照下表，在适当级别的洁净区内进行）。

表 8-2 不同洁净区生物制品生产操作示例表

洁净度级别	生物制品生产操作示例
B 级背景下的局部 A 级	■ 无菌药品中非最终灭菌产品规定的各工序 ■ 灌装前不经除菌过滤的制品的配制、合并等
C 级	■ 体外免疫诊断试剂阳性血清的分装、抗原与抗体的分装
D 级	■ 原料血浆的合并、组分分离、分装前的巴氏消毒 ■ 口服制剂其发酵培养密闭系统环境（暴露部分需无菌操作） ■ 酶联免疫吸附试剂等体外免疫试剂的配液、分装、干燥、内包装

（6）在生产过程中使用某些特定活生物体的阶段，应当根据产品特性和设备情况，采取相应的预防交叉污染措施，如使用专用厂房和设备、阶段性生产方式、使用密闭系统等。

（7）灭活疫苗（包括基因重组疫苗）、类毒素和细菌提取物等产品灭活后，可交替使用同一灌装间和灌装、冻干设施。每次分装后，应当采取充分的去污染措施，必要时应当进行灭菌和清洗。

（8）卡介苗和结核菌素生产厂房必须与其他制品生产厂房严格分开，生产中涉及活生物的生产设备应当专用；致病性芽孢菌操作直至灭活过程完成前，应当使用专用设施；炭疽杆菌、肉毒梭状芽胞杆菌和破伤风梭状芽胞杆菌制品须在相应专用设施内生产。

(9) 其他种类芽孢菌产品，在某一设施或一套设施中分期轮换生产芽胞菌制品时，在任何时间只能生产一种产品。

(10) 使用密闭系统进行生物发酵的可以在同一区域同时生产，如单克隆抗体和重组DNA制品。

(11) 无菌制剂生产加工区域应当符合洁净度级别要求，并保持相对正压；操作有致病作用的微生物应当在专门的区域内进行，并保持相对负压；采用无菌工艺处理病原体的负压区或生物安全柜，其周围环境应当是相对正压的洁净区。

(12) 有菌（毒）操作区应当有独立的空气净化系统。来自病原体操作区的空气不得循环使用；来自危险度为二类以上病原体操作区的空气，应当通过除菌过滤器排放，滤器的性能应当定期检查。

(13) 用于加工处理活生物体的生产操作区和设备应当便于清洁和去污染，清洁和去污染的有效性应当经过验证；用于活生物体培养的设备应当能够防止培养物受到外源污染。

(14) 管道系统、阀门和呼吸过滤器应当便于清洁和灭菌，宜采用在线清洁、在线灭菌系统。密闭容器（如发酵罐）的阀门应当能用蒸汽灭菌。呼吸过滤器应为疏水性材质，且使用效期应当经验证。

(15) 应当定期确认涉及菌毒种或产品直接暴露的隔离、封闭系统无泄漏风险；生产过程中被病原体污染的物品和设备应当与未使用的灭菌物品和设备分开，并有明显标志。

(16) 在生产过程中，如需要称量某些添加剂或成分（如缓冲液），生产区域可存放少量物料；洁净区内设置的冷库和恒温室，应当采取有效的隔离和防止污染的措施，避免对生产区造成污染。

(17) 按生产规模，应设有相应的储存原材料、原液、半成品、成品的仓库和冷库，并根据各种物料的要求控制适宜的保存温度和湿度。待检、合格、不合格的化学试剂及物料要严格分开，并有明显标志。危险品、毒品、废料、回收材料等应隔离储存。

2. 设备

设备的选型与安装应与生产相适应，便于生产操作和维护、保养。

由于生物制品的特殊性，用于药品生物制品生产的设备应易于清洗。设备的清洗应有明确的方法和洗涤周期，必要时应有记录和验证。无菌设备，尤其是直接接触药品的部位和部件必须严格清洗并灭菌，且标明灭菌日期。经灭菌的设备应在 3 天内使用。无菌分装设备、高压灭菌器、干热灭菌器和除菌滤过器的有效性必须经过验证检查。

同一设备连续加工同一无菌产品时，每批之间要清洗灭菌；同一设备加工同一非灭菌产品时，至少每周或每生产 3 批后进行全面清洗。

3. 对物料和实验动物的要求

(1) 物料　是指药品生产过程中所需要的原料、辅料和包装材料等。药品的质量是在生产过程中形成的，而物料是直接影响生物制品质量的重要物质因素。GMP 要求加强物料管理，对物料的管理、检验和出入库应制定完善的制度，保证合格、优质的物料用于药品的生产。

① 水。水是生产用的基本原料，包括饮用水、纯化水（去离子水、蒸馏水等）、注射用水等。

饮用水一般用于原料药生产的配料，容器、设备的初洗等。饮用水应符合国家生活饮用水水质标准。

纯化水一般用于原料药的精制、制剂的配制、容器的精洗、注射用水的水源等。纯化水的物理性状（外观、电导率等）、化学性质（pH、氯化物、金属离子等）必须符合国家药典的规定。

注射用水为纯化水经处理所得的水，生物制品生产所用水源主要是注射用水。注射用水除应符合纯化水的标准外，还应控制氨、pH 等，且不得检出热原物质。为防止理化变性、防止被微生物及其他杂质污染，注射用水一般要求在制备后 4h 内灭菌，制备后 6h 内使用，72h 内使用，或 80℃以上保温、65℃以上保温循环或 4℃以下存放。

② 生产用原料。包括化学试剂、生物材料、血液及玻璃容器等，均应按规定要求检查，合格者方可使用。按规定使用期限贮存。未规定使用期限的，其贮存一般不超过 3 年，期满后应复验。特殊情况应及时复验。

③ 菌（毒）种。生物制品制造与检验所用的菌（毒）种等应采用统一编号，实行种子批制度，分级制备、鉴定、保管和供应。菌（毒）种的验收、贮存、保管、使用和销毁应执行国家有关微生物菌种保管的规定。

④ 包装材料。包装性材料分为内包装材料、外包装材料和印刷性包装材料三类。

内包装材料是直接与药品接触的包装材料，如安瓿、玻璃瓶、瓶塞等。内包装材料的材质应符合药品质量的要求，无毒、不与药物发生化学反应，洁净化或无菌化程度符合卫生要求。内包装材料不得重复使用。

外包装材料是不直接接触药品的包装材料，如铝盒、纸盒、纸箱等。外包装材料虽不直接影响药品质量，但也要求卫生、坚固、实用。

印刷性包装材料指印有文字、数字、符号等内容的包装材料，如说明书、标签、合格证、直接印刷的内包装材料（软膏管）等。标签、使用说明书等材料要求其文字内容准确、完整、清晰、符合规定，能清楚地向用户提供使用药品所需要的信息，如名称、主要成分、性状、规格、功能、用法、用量、注意事项、有效期、生产批号、生产日期和厂名等。

包装材料也需严格管理，其中标签的管理最为严格，要求由专人保管、发放。标签的发放应按包装指令计数发放，并有发放记录；标签使用数、残损数及剩余数之和应与领用数相符；印有批号的残损或剩余标签由专人负责计数销毁，并有销毁记录。

（2）实验动物　实验动物既是生物制品生产制备的重要原材料，又是检定产品质量的"活仪器"，实验动物的质量直接影响产品的质量及检定结果的可靠性。因此，用于生物制品生产、检定及科研的实验动物应符合《实验动物管理规程》要求，必须来源清楚、遗传背景明确、微生物学控制指标符合要求。应当对生产及检验用动物的健康状况进行监控并有相应详细的记录，内容至少包括动物来源、动物繁殖和饲养条件、动物健康情况等，且生产和检定用动物应当符合《中华人民共和国药典》的要求。

① 对遗传学控制指标的要求。实验动物根据遗传学控制标准可分为近交系动物、杂交系动物、远交系动物和突变系动物。为保证产品的质量以及实验结果的敏感性、准确性、规律性、重复性和可比性，需根据具体的要求和标准来选择符合遗传学控制标准的动物。生物制品的生产、检定多选用远交系动物，个别制品需用近交系动物。

② 对微生物学控制指标的要求。实验动物按微生物控制的程度分为普通动物、清洁级动物、无特定病原体动物、无菌动物和悉生动物。我国《药品生产质量管理规范》（附录）中要求"用于疫苗生产和检定的动物应是清洁级以上的动物"，世界卫生组织生物制品规程要求"最好用无特定病原体动物生产和检定某些生物制品"。

③ 对实验动物饲养的要求。良好的饲养环境、科学的饲养方法是实验动物正常生长发

育和维持其固有特性的重要条件，也是获得可信实验结果的重要保障。实验动物房应与生产区分开；不同级别的实验动物应在具备相应标准的环境内饲养，如无特定病原体动物应饲养于屏障系统内，无菌动物应饲养于隔离系统内。饲料要求营养全面、合理，并且标准化，确保动物健康。

（三）GMP 软件方面的基本要求

1. 卫生及无菌管理

卫生状况是影响药品生物制品质量的一个非常重要的因素，生产过程中必须采取必要的卫生措施，以防止生物制品受到微生物或其他杂质的污染。

（1）卫生管理

① 环境卫生。生产厂区应有较高的绿化程度（通常要求绿化面积达 50%~60%），以减少尘埃，吸收废气，清洁空气。厂区应时刻保持整洁，不乱堆放设备、物料或废料，垃圾堆放点应远离生产车间。

② 工艺卫生。操作室、实验室、包装室、冷库或储藏室、更衣室及卫生间等场所，以及各种设备、容器等，必须经常保持整洁、无积尘。主要设备的清洁与消毒、灭菌应建立相应的制度和规程，并有操作记录及检查、验收或验证记录。

③ 人员卫生。生物制品的生产是由人来进行的，而人体的各个部位都有正常微生物的寄生，这些微生物可通过多种途径造成生物制品的污染，可以说人是生产过程中最大的污染源。加强对生产操作人员的卫生管理，是防止污染的重要措施之一。生物制品企业的所有职工都应接受卫生培训，保持良好的卫生习惯，定期体检，建立健康档案，每年体检 1 次，体检不合格者，应调离工作岗位。在无菌区工作应按规定做好卫生防护。

（2）无菌管理 生产无菌制品应在洁净室（区）内进行。洁净室（区）须严格按要求消毒灭菌，且使用的消毒剂不得对设备、物料和成品产生污染。消毒剂的种类应定期更换，以避免产生耐药菌株。为使洁净室（区）随时保持规定的净化环境和洁净度，需定期从温度、湿度、风量、风速、空气压力、尘埃粒子、沉降菌与浮游菌等方面进行监测与控制。洁净室（区）内不应存放不必要的物料，特别是未经灭菌除菌的器具或材料。一切接触制品的用具、容器及加入制品的材料，用前必须严格灭菌。

洁净室（区）内工作人员必须自觉地严格遵守洁净室的管理规则，保持个人卫生；人员进入洁净室应严格执行人身净化程序（图 8-1），穿着本区工作服；操作过程中应避免裸手接触药品与生物制品及与药品接触的设备表面，以防污染；洁净室内人员应尽可能减少进出次数，在操作过程中应减小动作幅度，避免不必要的走动和移动；洁净区内的人数应当严加控制，检查和监督应当尽可能在无菌生产的洁净区外进行。

凡在洁净区工作的人员（包括清洁工和设备维修工）应当定期培训，使无菌药品的操作符合要求。培训的内容应当包括卫生和微生物方面的基础知识。未受培训的外部人员（如外部施工人员或维修人员）在生产期间需进入洁净区时，应当对他们进行特别详细的指导和监督；从事动物组织加工处理的人员或者从事与当前生产无关的微生物培养的工作人员，通常不得进入无菌药品生产区，不可避免时，应当严格执行相关的人员净化操作规程；从事无菌药品生产的员工应当随时报告任何可能导致污染的异常情况，包括污染的类型和程度。

当员工由于健康状况可能导致微生物污染风险增大时，应当由指定的人员采取适当的措施；应当按照操作规程更衣和洗手，尽可能减少对洁净区的污染或将污染物带入洁净区；工作服及其质量应当与生产操作的要求及操作区的洁净度级别相适应，其式样和穿着方式应当

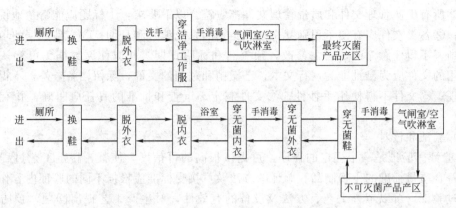

图 8-1 不同产品生产区人员净化流动程序

能够满足保护产品和人员的要求。各洁净区的着装要求规定如下。

D 级洁净区：应当将头发、胡须等相关部位遮盖，应当穿合适的工作服和鞋子或鞋套；应当采取适当措施，以避免带入洁净区外的污染物。

C 级洁净区：应当将头发、胡须等相关部位遮盖，应当戴口罩。应当穿手腕处可收紧的连体服或衣裤分开的工作服，并穿适当的鞋子或鞋套。工作服应当不脱落纤维或微粒。

A/B 级洁净区：应当用头罩将所有头发以及胡须等相关部位全部遮盖，头罩应当塞进衣领内，应当戴口罩以防散发飞沫，必要时戴防护目镜。应当戴经灭菌且无颗粒物（如滑石粉）散发的橡胶或塑料手套，穿经灭菌或消毒的脚套，裤腿应当塞进脚套内，袖口应当塞进手套内。工作服应为灭菌的连体工作服，不脱落纤维或微粒，并能滞留身体散发的微粒。

个人外衣不得带入通向 B 级或 C 级洁净区的更衣室。每位员工每次进入 A/B 级洁净区，应当更换无菌工作服；或每班至少更换一次，但应当用监测结果证明这种方法的可行性。操作期间应当经常消毒手套，并在必要时更换口罩和手套；洁净区所用工作服的清洗和处理方式应当能够保证其不携带有污染物，不会污染洁净区。应当按照相关操作规程进行工作服的清洗、灭菌，洗衣间最好单独设置。

2. 生产管理

（1）文件、制度、细则和记录

① 药政文件。凡上级卫生部门下达的药政文件，包括《中华人民共和国药品管理法》、《药品生产管理规范》、《新药审批办法》、《新生物制品审批办法》、《中华人民共和国药典》等，都必须认真贯彻执行，以保证制品质量的可靠性和法定性。

② 制度。在实施 GMP 管理过程中应制订生产管理、质量管理、物料管理、人员培训、卫生管理、销售管理、安全管理、核对、质量检查等各项成文的制度及其他特定制度（如菌种、毒种管理制度），这些制度为全厂（所）性的。

③ 标准操作规程（SOP）。在实施 GMP 过程中，应制订以下成文的标准操作细则：生产操作细则、检定操作细则、仪器操作及保养细则、各生产工序上各生产岗位的生产操作方法及其操作要点，以及上、下工序交接和复核要求等。这些细则应经质量控制和生产管理部门审定和认可。

④ 记录。在实施 GMP 过程中必须认真做好以下记录：生产记录、检定记录、销售记录、用户意见及不良反应记录。所有记录应有正规的格式，并须如实填写，字迹清楚，不得随意涂改。记录格式、内容应经质量控制和生产管理部门审定。

上述所有生产管理文件和质量管理文件都应符合以下要求：①标题应能清楚地说明文件的性质；②各类文件应有便于识别其文本、类别的系统编号和日期；③文件数据的填写应真实、清晰，不得任意涂改，若需修改，须签名和标明日期，并应使原数据仍可辨认；④分发、使用的文件应为已批准的现行文本，已撤销和过期的文件，除留档备查外，不得在工作现场出现；⑤文件不得使用手抄件；⑥文件制定、审查和批准的责任应明确，并有责任人签名。

（2）验证和核对

① 验证。验证是一个规定的程序，可提供很高的可信度，使某一特定工艺过程能稳定地生产符合质量标准的生物制品。验证的方法及可接受标准应根据不同的验证内容作具体规定。通过验证，可以考查工艺、方法及设备的有效性，对生产工艺提出问题，预防生产事故，保证生产质量的稳定性。

验证应根据验证对象和验证目的，提出验证项目，制定验证方案，经审核、批准后，组织实施；在进行验证时，按验证方案进行，并做好验证资料收集和记录；验证完毕后，根据验证结果写出验证报告、验证意见，经审批，方可投入生产和检验之用。

产品验证和生产工艺验证，应根据国家审核、批准的生产工艺和产品质量标准来进行验证；如生产工艺流程、质量控制方法、主要原辅材料、主要生产设备等发生改变而影响产品质量时，应进行再验证。

② 核对。为防止差错，GMP 要求对生产全过程进行核对，包括：生产流程及记录、检定方法及结果、半成品及成品的转移和成品的标签等。对制品转移记录及凭据和发出制品的检验报告等关键步骤及内容应进行双核对。

（3）生产工艺规程　包括制品名称、剂型、规格、生产工艺路线和各生产过程的操作要求，原料及辅料、中间品、成品质量控制和技术参数，原料、中间品及成品储存条件，物料平衡计算方法，包装材料要求等。

（4）生物制品所用生产菌种、毒种　应按现行《中国药典》要求，建立原始种子批、主种子批、工作种子批系统；生产所用的细胞应按《中国药典》要求建立细胞种子、主细胞库、工作细胞库。

（5）批生产记录

①《中国药典》规定，在同一生产周期中，用同一批原料、同一方法生产所得的一定数量、均一的制品为一批。

② 批生产记录应包括：该批起始材料来源，质量检验结果，生产操作过程中工艺步骤、加工制备记录，物料投入与产出计算，生产工程的控制记录，以及特殊情况记录。

③ 批生产记录还应包括：生产过程中隔道工序交接、审核的记录及清场记录，以及中间品质控检验的原始凭证。

④ 批生产记录还应包括批分装记录及包装记录。

⑤ 批生产记录应字迹清晰，内容真实，数据完整，不得撕毁和任意涂改；更改时，应在更改处签字，并使原数据仍可辨认。

（6）包装和标签　只有经质量控制部门检定、符合质量标准的制品才能进行包装。包装用标签（盒签及瓶签）和使用说明书的文字内容应符合本制品规程要求，并经质量控制部门审定和批准。各种制品包装后，要及时清场，做好清场记录。

除成品外，所有检验用试剂、生产专用溶液、原液及半成品，都应贴有标签，注明品名、批号、日期及浓度，有的应规定有效期。

（四）质量管理

1. 质量管理的组织系统

按全面质量管理要求，根据我国的实际情况，生物制品生产企业应建立完善的质量管理组织系统，这个系统应包括以下几个方面。

① 主管质量的企业领导人、GMP 领导小组或全面质量管理委员会。

② 质量控制部门（质量管理处、质量检验处或质量控制处）。

③ 生产管理部门（生产管理处或生产计划处）。

④ 三级质量监督网，由所（厂）级、科室级和班组级质量监督员（或质量巡视员、质量检查员）组成。

⑤ 群众性质量管理小组。

主管质量的企业领导人主管质量方针的制定及全面质量管理，组织建立质量体系和实施质量目标。全面质量管理委员会或 GMP 领导小组应由企业领导人直接领导或由其委托的适宜专家担任领导，负责全所（厂）全面质量管理及 GMP 实施计划，开展质量意识教育及群众性质量管理小组活动，协调质量控制部门和生产管理部门有关质量管理方面的工作。质量控制部门主要负责全所（厂）的质量监督管理和质量检定，并负责（亦可由全质委负责）组织质量监督员（质巡员）按本所（厂）授予的职权履行质量监督的职责。

2. 质量控制部门及其职权

按 GMP 要求，生物制品生产企业应设有独立的质量控制部门，直属企业领导人，负责本企业生产全过程的质量监督管理和质量检定，在组织上其地位与生产管理部门平行。按我国卫生和计划生育委员会（简称卫生计生委）有关规定，质量控制部门在业务上要接受本企业和国家药品生物制品检定所的双重领导。

质量控制部门的主要职责和权限包括以下四个方面。

（1）质量监督管理

① 审定本企业质量管理文件和制定本企业质量监督文件。

② 按生物制品规程和 GMP 要求，审定各种制品的制造和检验操作细则及有关记录。

③ 负责菌（毒）种、标准品或参考品的申请、分发和管理。

④ 对生产过程的工艺、方法、设备、仪器、仪表的验证及结果进行监督检查。

⑤ 根据检定结果决定原料、原液和半成品是否允许继续加工，决定成品可否使用和签发合格证。

⑥ 会同生产管理部门商定回收制品、报废制品的处理办法。

⑦ 审定包装材料、标签、说明书及成品容器可否使用。

⑧ 组织或会同有关部门对本企业各类人员进行质量意识教育及实施 GMP 的技术培训。

⑨ 协助、会同生产管理部门组织对本企业实施 GMP 的检查和考核。

⑩ 协助、会同有关部门调查处理与制品有关的不良反应或质量事故。

（2）质量检定

① 负责每批成品及主要原料的全面质量检定，签发检定报告，并参与半成品原液的效价检定。

② 负责制定制品的抽样办法，进行每批制品的留样观察，评价制品的质量及稳定性。

③ 负责对生产洁净区及生产用水效果的监测。

④ 负责对发生临床反应或用户发现质量问题制品的实验室复查。

（3）临床和现场质量评估　生物制品质量优劣的最终评价取决于临床和人群使用效果。因此，对生物制品的临床及流行病学现场的安全与效果观察和评估是至关重要的。该项工作应按《新生物制品审批办法》的有关规定执行。对于原有制品，特别是需要进行再评价的制品也要按有关规定进行。质量控制部门应会同（或组织）有关部门（如流行病科）做好该项工作。

（4）自查及用户意见

① 本企业应按 GMP 要求定期组织全面质量检查，并接受上级卫生部门的检查和监督。

② 对用户提出的质量问题或意见，要详细记录，认真调查和处理。重要问题应及时向上级卫生部门报告。

二、生物制品批签发制度

1. 生物制品国家批签发的含义

生物制品批签发（以下简称批签发），是指国家对疫苗类制品、血液制品、用于血源筛查的体外生物诊断试剂以及国家食品药品监督管理总局规定的其他生物制品，在每批制品出厂上市或者进口时进行强制性检验、审核，并签发合格或不合格证书的一种管理制度。

生物制品与一般药品不同，由于生物制品的起始原材料都是来源于具有生物活性的物质，其原材料、制备工艺和质控方法均有易污染、易变异等特点，为确保生物制品生产规范和所生产出的制品安全、效力、稳定性等质量指标的一致性，必须对生物制品生产和质量检验全过程实施规范管理，必须强化监督管理。

世界卫生组织要求各生物制品生产国的药品管理部门，应实行生物制品国家批签发制度；联合国或其他国家要采购疫苗等相应生物制品时，疫苗出口国必须提供所在国国家批签发证明文件，该国生物制品批签发证明体系需得到世界卫生组织认可。

为此，世界卫生组织近年来多次派生物制品质量管理专家来我国督促并帮助我国建立生物制品批签发制度，我国也多次派国家食品药品监督管理总局和中国食品药品检定研究院有关领导和专业人员去 WHO 和有关已实行生物制品国家批签发的国家调查了解实行国家批签发的情况，为在我国实行生物制品国家批签发做准备。

原国家药品监督管理局于 2001 年 2 月 7 日下达《关于开展生物制品国家批签发试行工作的通知》，决定我国 2001 年 12 月先期对计划免疫接种（EPI）的 4 种疫苗（百日咳、白喉、破伤风联合疫苗，皮内注射用卡介苗，麻疹减毒活疫苗，口服脊髓灰质炎减毒活疫苗）、乙型肝炎疫苗、人血白蛋白以及用于血液筛查的 4 种体外诊断试剂［乙型肝炎病毒表面抗原诊断试剂（ELISA）、丙型肝炎病毒抗体诊断试剂（ELISA）、人类免疫缺陷病毒抗体诊断试剂（ELISA）及梅毒快速反应素诊断试剂］实行国家批签发。生物制品国家批签发工作由中国药品生物制品检定所负责组织实施。《生物制品批签发管理办法》于 2004 年 7 月 13 日由国家食品药品监督管理局令第 11 号发布，自公布之日起施行。

国家食品药品监督管理总局授权其设置或者确定的药品检验机构承担生物制品批签发工作。生物制品批签发审查、检验标准为现行的《中国药典》和国家食品药品监督管理总局批准的其他标准。

2. 生物制品实行国家批签发的程序及要求

（1）国家批签发申报　申报国家批签发的制品必须有药品批准文号或进口药品注册证。实行批签发的生物制品品种，生产企业一般应在完成其生产、检定后填写"生物制品批签发申请表"，向承担批签发的药品检验机构申请批签发。对有效期短或检验周期长的品种，生产企业可在生产完成后申报国家批签发。申请批签发时应当提交以下资料及样品：①生物制品批签发申请表；②药品生产企业质量保证部门负责人签字并加盖本部门印章的批制造及检验记录摘要；③检验所需的同批号样品；④与制品质量相关的其他资料；⑤进口预防用疫苗类生物制品，应当同时提交生产国国家药品管理当局出具的批签发证明文件，并提供中文译本。

（2）生物制品批签发审查内容

① 申报资料是否齐全，制品批制造及检定记录摘要是否加盖质量保证部门印章及是否有负责人签字。

② 生产用菌种、毒种、细胞等是否与国家当局批准的一致。

③ 生产工艺是否与国家当局批准的一致，生产过程的质量是否达到国家药品标准的要求。

④ 制品原液、半成品及成品的检验项目、方法和检验结果是否符合国家标准的规定。

⑤ 制品包装、标签及使用说明书是否符合相关规定。

（3）制品的评价和签发

① 根据制品批申报资料审核结果评价签发制品。对于长期生产、工艺稳定、质量稳定的制品经审查所申报的资料符合规定要求，国家药品监督管理部门委托中国药品生物制品检定所授权单位签发该批制品合格文书，允许该制品出厂销售或进口；不符合国家规定的则签发不合格文书，该批制品不许销售或进口。

② 根据制品申报资料审查结果和样品检验结果评价签发制品。适用于新上市的制品、质量稳定性不高的制品、血液制品、供血者血液（浆）筛查试剂、进口生物制品以及上述方式中定期抽检的制品。

承担批签发任务的药品检验机构可以根据具体品种审查的需要增加检验项目。增加检验项目的情况和理由应报国家食品药品监督管理局备案。

只有申报资料审查和样品检验均符合国家规定，方可签发该批制品合格文书；否则签发不合格文书。

③ 评价签发方式的转换。年度不合格批次达到 2 批以上，临床上发生严重不良反应、生产工艺发生重大改变、GMP 检查发现严重质量问题等，只要发现上述问题中的一项即由申报资料评价签发转换成申报资料审核和样品检验评价签发。

当采用申报资料审核和样品检验评价签发连续 3 年均通过国家批签发，则转换为申报资料审核签发。

三、生物制品人体考核评价及副反应监控

现代药物治疗学的发展，不仅要治疗好疾病，而且要防止发生可能或潜在的不良反应，更加合理、安全、有效地用药。生物制品是具有生物活性的、用于传染病的预防、临床特异性治疗和诊断的特殊药品，更要保证其安全性和有效性，否则可能带来严重的后果。所以，生物制品不仅要有严格地按相应规程进行的检定，还要进行人体考核评价及副反应监控，确保用药安全。

（一）疫苗的效果评价

1. 疫苗效果考核的实验设计原则

疫苗接种考核人群的选择，应考虑选择该疫苗所预防及控制的疾病的高发人群；对于考

核疫苗血清学效果的考核人群的选择，应考虑选择非疫区或未接种该种疫苗的人群，以避免疫区人群或已接种过疫苗人群对某种传染病的自然抗体以及基础免疫水平较高，影响血清学效果的判断。

分组应采取随机的方法以减少误差。为尽量减少疫苗接种组与对照组人群间心理因素和对防治疾病认识水平的不均衡性，应按双盲原则对对照组作相应的处理。

需要注意的是在现场实施考核计划时，需向所考核对象宣讲该考核疫苗的名称、组成配方、疫苗性质及特性、考核目的及做法、对受试者有何作用和可能出现的不良反应、应注意的事项及抢救措施等，在征得受试者本人或监护人的同意，并在"知情认可书"上签名后方可进行。

2. 疫苗血清学考核评价

对接种后的人群采血进行血清学抗体测定，并用生物统计的方法进行分析，对疫苗效果进行评价。

3. 疫苗现场流行病学效果考核

无论是已批准上市使用多年的常规疫苗，还是新研制的疫苗，虽经过本研制单位和国家生物制品质量检定机构在实验室进行全面鉴定，在部分相关人群中进行过血清学免疫抗体检测考核，但要对该疫苗的安全性和保护人群的免疫效果做出最终评价，必须进行现场流行病学效果考核。

疫苗现场流行病学效果考核就是通过对考核点上疫苗接种组与对照组的发病病例数的多少、发病率高低的比较来判断疫苗的保护效果。

这是一项工作量大、时间长、涉及面广的工作，需要当地疾病控制部门和人员的认同和支持，当地专业人员的参与，同时考核点还要有相应的卫生防护设施，交通、医疗服务设施。

（二）免疫接种的副反应及其监控

免疫接种是将特异性抗原或抗体，通过适当的途径，接种于机体，使机体产生针对传染病的人工主动免疫或被动免疫，以预防和控制相关传染病的发生和流行。

在大规模易感人群中进行多种疫苗及类毒素等预防制剂的免疫接种，可使易感人群获得相应传染病的免疫保护，但也可能使极个别的接种者产生免疫副反应或免疫损伤，这就是免疫接种副反应（adverse events follwing immunization，AEFI）。

尽管现今所用的疫苗和抗血清制剂是安全的，在数以亿计的接种对象中，免疫接种的副反应是极其少见的，而且多是轻微的，但没有任何副作用或完全没有危险的疫苗或抗血清是没有的。因为所有的生物制品对人体而言都具有抗原性，都是大分子的异物或异体物质，接种于人体后，除产生有益的免疫反应外，有时还可能因生物制品质量、使用方法，或极少数人处于某种特定的病理生理状态及特有的遗传素质，产生有损于机体的不良反应或免疫反应（变态反应）。

引起免疫接种副反应的原因十分复杂，其中有些原因已经清楚，有些尚不清楚。但是，任何副反应都是由生物制品的特性、质量、使用和受接种者的个体因素等几方面的原因引起的。有的可能是单一因素引起的，有的则是几种因素共同作用的结果。这些因素主要有：生物制品本身的因素，如生物制品的生物学特性、生产工艺（在生物制品的制造过程中，常需要添加一些必不可少的物质，如培养基中的某些营养素、动物血清、动物组织、细胞残片等）和附加物质（如防腐剂、佐剂等）；生物制品使用的因素，如接种部位不正确、注射器材消毒不严等；个体因素（某些接种对象的健康状态、精神因素或处于某种病理生理状态），例如过敏性体质、免疫功能低下、精神紧张、体质衰弱、低血糖、癫痫等。

无论什么原因，发生免疫接种副反应时，对其监控是十分必要的。加强免疫接种副反应监控可以改进免疫接种规划，科学评价免疫接种的得失利弊，提高公众对免疫规划的信心；为生物制品生产企业和质量监督及质量检验部门的监管，为提高和改进制品质量、研制更安全有效的新制品提供依据；可改进和规范制品使用部门的服务质量，提高免疫接种的接受程度。

1. 免疫接种副反应类型

免疫接种副反应按反应的性质可分为一般反应、局部反应、全身反应、异常反应及疫苗等制品所特有的合并症。

（1）一般反应 一般反应是在免疫接种后，由疫苗等制品的固有特性引起的造成机体一过性生理功能障碍的反应。一般反应的分级见表8-3。

表 8-3 一般反应的分级

反应强度	局 部 反 应	全 身 反 应
弱反应	红肿范围≤2.5cm	体温 37.1～37.5℃
中反应	红肿在 2.6～5.0cm	体温 37.6～38.5℃
强反应	红肿范围≥5.0cm	体温≥38.5℃

（2）局部反应

① 局部炎性反应。为机体对各种刺激物的损伤作用所产生的以局部组织变性、渗出、增生病变为主的应答性反应。临床表现为注射局部红肿、浸润，伴有疼痛，为浆液性炎性反应。在接种后 6～10h 出现，24h 达到高峰，一般 2～3 天后消失，只要局部不抓破，发生感染一般不用特别处理。

② 局部感染化脓。在皮内接种卡介苗后 2～3 周，注射部位出现红肿、浸润，形成硬块，继而中央软化形成小脓包，可自行破溃结痂，愈合后留下凹陷疤痕。

③ 局部硬结。在注射含有吸附剂的疫苗时可发生注射局部硬结，这是吸附佐剂刺激局部组织发生的局部组织无菌性炎性反应，急性炎症过后，由于组织难以吸收吸附佐剂，局部形成硬结。

（3）全身反应 由于疫苗或抗血清所含有的异性蛋白刺激，或因制品中热原或毒性原因，部分接种者在免疫接种后 5～6h 出现体温升高，一般持续 2～3 天即会消失，此外还有人会出现头痛、眩晕、寒战、乏力、周身不适，或者恶心、呕吐、腹痛等胃肠道症状，一般持续 2～3 天后自行消失。

（4）异常反应 免疫接种发生的异常反应，其反应性质和临床表现与上述一般反应有所不同，异常反应发生率虽很低，但出现后需医疗处理。

① 有菌化脓。可能是因制品被污染或注射器被污染，或者皮肤消毒不严所致。脓肿多为浅表性，有局部红肿表现，脓肿早期可热敷或外敷药膏，脓肿形成后可切开排脓，有全身症状者可使用抗生素等药物。

② 无菌化脓。无菌化脓为注射含吸附佐剂的疫苗所致，轻者可热敷促进吸收。已形成

脓肿，未破溃前切忌切开排脓，可用灭菌注射器抽出脓液；如已破溃，则切开排脓，必要时扩创，切除坏死组织，有继发感染者用抗生素治疗。

③ 淋巴结化脓。常见于卡介苗接种后 1～2 个月出现淋巴结化脓。可能与卡介苗皮内注射部位过深或超剂量注射有关，也可能与卡介苗菌株残余毒力偏高等因素有关。主要发生于疫苗注射侧的腋下淋巴结，或锁骨下淋巴结及颈部淋巴结。肿大的淋巴结可经久不消，重者形成溃疡，可从溃疡脓液中分离到卡介苗相关菌。

④ 变态反应。机体受同一抗原再次刺激导致组织损伤和/或功能紊乱的病理性免疫应答称为超敏反应，又称变态反应。变态反应属于免疫学特异反应，是免疫接种副反应中最常见的异常反应。

常见的变态反应有全身性皮疹、过敏性休克。全身性皮疹可有多种表现，其中以荨麻疹最为常见，若出现出血性皮疹、过敏性紫癜应请医生诊治；过敏性休克是以周围循环衰竭为特征的综合征，各类疫苗注射均可发生过敏性休克，多在注射数分钟至 20min 内发生，表现为不安、呼吸困难、苍白、发绀、四肢冰冷、神志不清、血压下降、惊厥等，如不及时抢救，可有生命危险。

⑤ 晕厥。由于精神紧张，造成暂时性脑缺血引起短时间丧失知觉和行为能力的现象。一般不需要特别治疗，若数分钟仍不见好转，应注射肾上腺素治疗。

⑥ 心因性反应。是反应性精神病的一个类型，由明显、强烈的心理、社会因素应激所引起，在临床上只有精神或神经症状而无可检查出的器质性变化，意识并不丧失，易受心理暗示的影响，而使病情加重或减轻。

2. 免疫接种副反应的监测

(1) 免疫接种副反应病例的发现与报告　根据免疫规划要求，主持免疫接种部门在每次接种过程中，都应向受种者或其监护人、所在社区医生及学校老师们，宣讲接种何种疫苗，可能出现何种副反应，并将免疫接种副反应监测登记表所列局部反应、全身反应、异常反应监测内容予以公示，规定一旦发现出现上述监测内容的病例应在规定时间内逐级报告，并如实进行登记。

(2) 免疫接种副反应调查　初步调查应由发现免疫接种副反应病例的基层卫生人员进行，按规定调查登记表登记填写，并及时上报上级主管部门；发生严重或多例免疫接种副反应时，应由受过专门培训的专业人员或由上级部门派专家进行调查，以证实免疫接种副反应报告的真实性、分析所使用制品的特性、确定该反应是孤立事件还是有其他相关因素、检查免疫实施方案继续运行的可行性等。

(3) 资料收集　每个免疫接种副反应病例的调查应包括：发生反应的临床过程、临床表现及检查结果；病例的既往史、免疫史、过敏史；疫苗的批号、厂家、效期、贮运情况；注射器材、消毒物品及消毒设施的检查情况；接种人员操作水平和培训情况等。

(4) 免疫接种副反应资料分析　由免疫接种副反应监测专业人员或由分级监测部门管理人员及其邀请的疫苗或流行病学专家来分析资料和审查报告。

首先，运用标准疾病的定义对病例症状和体征、病例现病史和既往史、所使用疫苗资料以及实验室检测结果确定病例的诊断，然后进行发病因素的确定。免疫接种副反应的发生因素大致有如下四种：与免疫接种有关；免疫接种诱导副反应发生；免疫接种与相关疾病偶合；与免疫接种无关。

1997 年 WHO 公布的免疫接种副反应监控指南所列举的与免疫接种有关的情况为：

疫苗制备错误；注射了非规定接种的疫苗；疫苗或稀释液污染；疫苗储存或运输不当；接种剂量过大；注射部位或途径错误；指示器材消毒不严；未严格掌握接种的适应对象和禁忌证。

（5）免疫接种副反应的处理和报告 免疫接种副反应发生后，应如实上报给上级监控部门，完善和改进免疫规划。

县级疾病控制机构对一般免疫接种副反应（如未出现较严重后果，也未造成大的社会影响）组织当地医疗或卫生部门及时予以适当处理，记录在案，定期上报即可；如发生严重情况必须立即向上级主管部门报告。

地（市）级、省级疾病控制部门要对辖区内各级计划免疫人员进行免疫规划、免疫接种副反应监控、生物制品生产、质量控制及使用等专业培训和定期检查；对免疫接种副反应监控体系及实施进行督导；接受下级单位申报的不能确诊免疫接种副反应病例的会诊，必要时呈请上级派出专家参与会诊；每年要对辖区内所发生的免疫接种副反应报告和调查资料进行分析研究。

国家疾病控制主管部门，制定国家的免疫规划和免疫接种副反应监测计划；对各省、自治区、直辖市实施免疫规划和免疫接种副反应监测计划进行指导和监督；对全国发生的免疫接种副反应报告和调查资料组织专家进行分析研究，进一步规范和改善已制定的国家免疫规划和全国免疫接种副反应监测实施计划。

要点解读

➢《中华人民共和国药典》为批准限期内的生物制品现行的国家标准。凡在我国境内研制、生产、销售、使用的生物制品都必须符合现行的国家标准。

➢ 生物制品按照其应用可分为：预防类生物制品、治疗类生物制品和诊断类生物制品。预防类生物制品包括：细菌性疫苗、病毒性疫苗等。治疗类生物制品包括：抗血清、抗毒素和血液制品。诊断类生物制品包括：体内诊断制品和体外诊断制品。

➢ 生物制品与化学药品生产相比的特殊要求：无菌操作。原因是生物制品起始原料为生物活性物质，生产制备过程涉及细菌和病毒的培养、纯化或对生物组织及其代谢产品的提取，最终产品又不能灭菌处理。

➢ 生物制品出现质量事故的原因主要有：①制品污染；②减毒活疫苗减毒不彻底；③脱毒方法不正确；④安全评价方法不健全；⑤生产工艺不严谨；⑥生产环境缺乏净化等。

➢ 研制和生产生物制品所需实验动物均需为清洁级动物，划分为四等。一级普通动物：不受特殊控制。二级清洁动物：排除人畜共患病和动物主要传染病的病原体。三级无特定病原体动物：二级要求并排除一定病原。四级无菌动物：不带任何可验出的微生物。

➢ 生物制品质量检定分为物理化学检定和生物学检定。物理化学检定包括成分检定、分子质量测定、含量测定、酸碱度测定、水分测定和物理检查等。生物学检定包括细菌学检查、微生物限变检查、支原体检查、动物试验、热原检查、内毒素监测和效价检测等。

┌─────────────┐
│ **知识拓展** │
└─────────────┘

法国和美国生物制品管理的介绍

我国《药品管理法》中明确了生物制品的国家管理。随着生物技术的飞速发展，生物制品的种类不断增加，同时由于生物制品本身的生物变异性和特殊性使得世界各国对生物制品的管理都非常重视，WHO 对生物制品的管理也提出了相应的管理要求。为了让大家能更好地了解生物制品管理情况，下面将从药品管理部门和生产单位两个角度介绍法国和美国两个国家关于生物制品管理的情况。

一、生物制品的管理体制

1. 法国的生物制品管理

法国的生物制品管理部门是法国医用产品安全监督局（AFSSAPS）。下设机构分别负责相应品种生物制品的管理，如巴黎总部负责基因工程制品、里昂分部负责疫苗和治疗制品、蒙布里尔分部负责血液制品。其部门职责如下。

① 负责对生物制品的医学技术和医学评价。

② 对产品质量和广告的控制。

③ 对生产企业、贮存单位、销售企业和血站进行监督检查。

④ 上市后的监督检查。

⑤ 对医生使用药品提出建议。

⑥ 与卫生部一起制定有关的制度、规章和标准。

⑦ 实行药物登记。

⑧ 对药品可否报销进行评价。

⑨ 对药品价格提出建议。

2. 美国的生物制品管理

美国的生物制品管理部门是 FDA 的下属机构生物制品评价和研究中心（CBER）。CBER 下设 7 个办公室，即交流培训和企业协助办公室、管理办公室、血液制品研究评价办公室、疫苗研究评价办公室、治疗产品研究评价办公室、投诉和生物制品质量办公室、生物统计和流行病办公室。其部门职责是保证血液、血液制品、疫苗、变态反应原以及生物治疗产品的安全性和有效性。

二、生物制品的管理范围

1. 法国生物制品的管理范围

法国生物制品的管理范围包括：疫苗、血液制品、生物提取物、基因工程产品、过敏原、基因治疗产品、细胞治疗产品、辅助治疗产品（如激素、因子类产品）、细胞和组织、器官移植、病毒安全性以及相应的衍生物等。

2. 美国生物制品的管理范围

美国生物制品的管理范围包括：疫苗（包括短肽、合成肽类）、血液制品（包括基因工程制备的血液制品）、血液衍生物、变态反应原以及治疗性生物制品（包括生物提取的产品）。

美国生物制品的管理品种逐年扩增，例如近年增加的生物技术产品、体细胞治疗和基因治疗产品，以及以细胞库或组织库形式保存的人组织产品等。

三、生物制品的批签发

美国和法国均按照 WHO 的要求采取了生物制品的国家批签发制度。

批签发送检的样品一般是企业完成全部检验后才送国家检定部门。对于企业完成生产但未完成检验的某些特殊制品，企业和国家检定部门可同时进行实验室检验。这时，企业与国家检定部门可签订协议，企业送检未贴标签的样品，但样品包装上应有明确的名称、批号、企业名称等。根据需要，有时企业还需送相关的原液用于国家检定。当国家检定部门与企业结果不一致时，以国家检定部门的检验结果为准。

1. 法国生物制品批签发

法国批签发主要依据欧盟的管理规定（EU Directives）89/342 和 89/381 的要求，对疫苗和血液制品实行了国家批签发制度。一般批签发时间为 2 个月。

2. 美国生物制品批签发

美国批签发主要依据 CFR610.2 的要求实行批签发制度。主要实施批签发制度的品种有疫苗、血液制品以及其他制品（如用于血液检查的诊断试剂 HBsAg、HCV、HIV 等）。

批签发的执行单位是 CBER，一般批签发时间为 6～8 周。申请批签发时应递交质检记录摘要和样品，是否进行实验室检验由 CBER 自行决定，一般采用资料审查即可签发制品。CBER 有不执行批签发的特殊规定。

四、生物制品的审批和管理

（一）新生物制品实行审批制度

法国和美国对新生物制品均实施审批制度，需提供审批资料有：工艺的详细描述、生产过程的控制和检验、产品的特性和稳定性、成品检验和测定方法的验证、工艺参数和工艺验证、生产设施和设备的资料，然后进行现场 GMP 的检查。

现场 GMP 检查内容包括：文件和溯源性、培训、生产过程和检验结果偏移的调查、测定方法的验证、生产工艺的验证、设备和仪器的验证、改变（包括工艺、仪器、设备和检验方法）的控制等。

生物制品的审批采用内、外专家审评，审评专家不得与企业有任何关系。对于比较特性复杂的品种，FDA 会规定一个部门主审，另一部门为副审协助审评，最终由主审部门完成批准任务。

（二）生物制品仿制的问题

在美国和法国均无生物制品仿制。

1. 法国处理过保护期品种的申请

在法国，如果申请已过保护期的品种，需要按照比较技术指导原则的要求进行药学、生物学的比较实验，根据实验室结果决定是否进行临床实验。

2. 美国处理过保护期品种的申请

在美国，FDA 认为生物制品无法进行等效性研究，因此任何生物制品均应重新申请。如果申请已过保护期的品种，也需要按照新生物制品申请的要求，提供完整的临床前和临床研究资料。临床研究从 I 期到 III 期，完成后方可取得生产文号。

生物制品具有自身特点，许多制品生产工艺有任何变化都会改变产品的质量（如产品杂质的特性和品种不同），因此不同单位申报同一制品也应按新制品对待。

在美国发现了几个实例说明工艺的轻微改变会严重影响生物制品的质量和安全性。例如，凝血因子的病毒灭活工艺改为加热法，在临床使用 6 个月后多数患者产生了抗体；再比如干扰素的赋形剂改变后，毒性增加；rTPA 制品由原来的转瓶培养改变为悬浮培养后，活性降低等。

（三）上市后的监督问题

上市后的抽检计划由国家管理部门确定，检验费用由政府支付。根据产品的质量情况每年确定抽检的品种和数量，由国家检定部门承担检定。

思 考 题

1. 什么是生物制品？生物制品是如何分类的？
2. 生物制品批签发的两种方式如何相互转化？
3. 疫苗效果考核的实验设计原则是什么？
4. 免疫接种的副反应类型有哪些？

附录一　中华人民共和国药品管理法

（1984 年 9 月 20 日第六届全国人民代表大会常务委员会第七次会议通过 2001 年 2 月 28 日
第九届全国人民代表大会常务委员会第二十次会议修订根据 2013 年 12 月 28 日第十二届全国
人民代表大会常务委员会第六次会议《关于修改〈中华人民共和国海洋环境保护法〉等七部
法律的决定》第一次修正 根据 2015 年 4 月 24 日第十二届全国人民代表大会常务委员会
第十四次会议《关于修改〈中华人民共和国药品管理法〉的决定》第二次修正）

第一章　总　　则

第一条　为加强药品监督管理，保证药品质量，保障人体用药安全，维护人民身体健康和用药的合法权益，特制定本法。

第二条　在中华人民共和国境内从事药品的研制、生产、经营、使用和监督管理的单位或者个人，必须遵守本法。

第三条　国家发展现代药和传统药，充分发挥其在预防、医疗和保健中的作用。

国家保护野生药材资源，鼓励培育中药材。

第四条　国家鼓励研究和创制新药，保护公民、法人和其他组织研究、开发新药的合法权益。

第五条　国务院药品监督管理部门主管全国药品监督管理工作。国务院有关部门在各自的职责范围内负责与药品有关的监督管理工作。

省、自治区、直辖市人民政府药品监督管理部门负责本行政区域内的药品监督管理工作。省、自治区、直辖市人民政府有关部门在各自的职责范围内负责与药品有关的监督管理工作。

国务院药品监督管理部门应当配合国务院经济综合主管部门，执行国家制定的药品行业发展规划和产业政策。

第六条　药品监督管理部门设置或者确定的药品检验机构，承担依法实施药品审批和药品质量监督检查所需的药品检验工作。

第二章　药品生产企业管理

第七条　开办药品生产企业，须经企业所在地省、自治区、直辖市人民政府药品监督管理部门批准并发给《药品生产许可证》。无《药品生产许可证》的，不得生产药品。

《药品生产许可证》应当标明有效期和生产范围，到期重新审查发证。

药品监督管理部门批准开办药品生产企业，除依据本法第八条规定的条件外，还应当符合国家制定的药品行业发展规划和产业政策，防止重复建设。

第八条　开办药品生产企业，必须具备以下条件：

（一）具有依法经过资格认定的药学技术人员、工程技术人员及相应的技术工人；

（二）具有与其药品生产相适应的厂房、设施和卫生环境；

（三）具有能对所生产药品进行质量管理和质量检验的机构、人员以及必要的仪器设备；

（四）具有保证药品质量的规章制度。

第九条　药品生产企业必须按照国务院药品监督管理部门依据本法制定的《药品生产质量管理规范》组织生产。药品监督管理部门按照规定对药品生产企业是否符合《药品生产质量管理规范》的要求进行认证；对认证合格的，发给认证证书。

《药品生产质量管理规范》的具体实施办法、实施步骤由国务院药品监督管理部门规定。

第十条　除中药饮片的炮制外，药品必须按照国家药品标准和国务院药品监督管理部门批准的生产工艺进行生产，生产记录必须完整准确。药品生产企业改变影响药品质量的生产工艺的，必须报原批准部门审核批准。

中药饮片必须按照国家药品标准炮制；国家药品标准没有规定的，必须按照省、自治区、直辖市人民政府药品监督管理部门制定的炮制规范炮制。省、自治区、直辖市人民政府药品监督管理部门制定的炮制规范应当报国务院药品监督管理部门备案。

第十一条 生产药品所需的原料、辅料，必须符合药用要求。

第十二条 药品生产企业必须对其生产的药品进行质量检验；不符合国家药品标准或者不按照省、自治区、直辖市人民政府药品监督管理部门制定的中药饮片炮制规范炮制的，不得出厂。

第十三条 经省、自治区、直辖市人民政府药品监督管理部门批准，药品生产企业可以接受委托生产药品。

第三章 药品经营企业管理

第十四条 开办药品批发企业，须经企业所在地省、自治区、直辖市人民政府药品监督管理部门批准并发给《药品经营许可证》；开办药品零售企业，须经企业所在地县级以上地方药品监督管理部门批准并发给《药品经营许可证》。无《药品经营许可证》的，不得经营药品。

《药品经营许可证》应当标明有效期和经营范围，到期重新审查发证。

药品监督管理部门批准开办药品经营企业，除依据本法第十五条规定的条件外，还应当遵循合理布局和方便群众购药的原则。

第十五条 开办药品经营企业必须具备以下条件：

（一）具有依法经过资格认定的药学技术人员；

（二）具有与所经营药品相适应的营业场所、设备、仓储设施、卫生环境；

（三）具有与所经营药品相适应的质量管理机构或者人员；

（四）具有保证所经营药品质量的规章制度。

第十六条 药品经营企业必须按照国务院药品监督管理部门依据本法制定的《药品经营质量管理规范》经营药品。药品监督管理部门按照规定对药品经营企业是否符合《药品经营质量管理规范》的要求进行认证；对认证合格的，发给认证证书。

《药品经营质量管理规范》的具体实施办法、实施步骤由国务院药品监督管理部门规定。

第十七条 药品经营企业购进药品，必须建立并执行进货检查验收制度，验明药品合格证明和其他标识；不符合规定要求的，不得购进。

第十八条 药品经营企业购销药品，必须有真实完整的购销记录。购销记录必须注明药品的通用名称、剂型、规格、批号、有效期、生产厂商、购（销）货单位、购（销）货数量、购销价格、购（销）货日期及国务院药品监督管理部门规定的其他内容。

第十九条 药品经营企业销售药品必须准确无误，并正确说明用法、用量和注意事项；调配处方必须经过核对，对处方所列药品不得擅自更改或者代用。对有配伍禁忌或者超剂量的处方，应当拒绝调配；必要时，经处方医师更正或者重新签字，方可调配。

药品经营企业销售中药材，必须标明产地。

第二十条 药品经营企业必须制定和执行药品保管制度，采取必要的冷藏、防冻、防潮、防虫、防鼠等措施，保证药品质量。

药品入库和出库必须执行检查制度。

第二十一条 城乡集市贸易市场可以出售中药材，国务院另有规定的除外。

城乡集市贸易市场不得出售中药材以外的药品，但持有《药品经营许可证》的药品零售企业在规定的范围内可以在城乡集市贸易市场设点出售中药材以外的药品。具体办法由国务院规定。

第四章 医疗机构的药剂管理

第二十二条 医疗机构必须配备依法经过资格认定的药学技术人员。非药学技术人员不得直接从事药剂技术工作。

第二十三条　医疗机构配制制剂，须经所在地省、自治区、直辖市人民政府卫生行政部门审核同意，由省、自治区、直辖市人民政府药品监督管理部门批准，发给《医疗机构制剂许可证》。无《医疗机构制剂许可证》的，不得配制制剂。

《医疗机构制剂许可证》应当标明有效期，到期重新审查发证。

第二十四条　医疗机构配制制剂，必须具有能够保证制剂质量的设施、管理制度、检验仪器和卫生条件。

第二十五条　医疗机构配制的制剂，应当是本单位临床需要而市场上没有供应的品种，并须经所在地省、自治区、直辖市人民政府药品监督管理部门批准后方可配制。配制的制剂必须按照规定进行质量检验；合格的，凭医师处方在本医疗机构使用。特殊情况下，经国务院或者省、自治区、直辖市人民政府的药品监督管理部门批准，医疗机构配制的制剂可以在指定的医疗机构之间调剂使用。

医疗机构配制的制剂，不得在市场销售。

第二十六条　医疗机构购进药品，必须建立并执行进货检查验收制度，验明药品合格证明和其他标识；不符合规定要求的，不得购进和使用。

第二十七条　医疗机构的药剂人员调配处方，必须经过核对，对处方所列药品不得擅自更改或者代用。对有配伍禁忌或者超剂量的处方，应当拒绝调配；必要时，经处方医师更正或者重新签字，方可调配。

第二十八条　医疗机构必须制定和执行药品保管制度，采取必要的冷藏、防冻、防潮、防虫、防鼠等措施，保证药品质量。

第五章　药品管理

第二十九条　研制新药，必须按照国务院药品监督管理部门的规定如实报送研制方法、质量指标、药理及毒理试验结果等有关资料和样品，经国务院药品监督管理部门批准后，方可进行临床试验。药物临床试验机构资格的认定办法，由国务院药品监督管理部门、国务院卫生行政部门共同制定。

完成临床试验并通过审批的新药，由国务院药品监督管理部门批准，发给新药证书。

第三十条　药物的非临床安全性评价研究机构和临床试验机构必须分别执行药物非临床研究质量管理规范、药物临床试验质量管理规范。

药物非临床研究质量管理规范、药物临床试验质量管理规范由国务院确定的部门制定。

第三十一条　生产新药或者已有国家标准的药品的，须经国务院药品监督管理部门批准，并发给药品批准文号；但是，生产没有实施批准文号管理的中药材和中药饮片除外。实施批准文号管理的中药材、中药饮片品种目录由国务院药品监督管理部门会同国务院中医药管理部门制定。

药品生产企业在取得药品批准文号后，方可生产该药品。

第三十二条　药品必须符合国家药品标准。中药饮片依照本法第十条第二款的规定执行。

国务院药品监督管理部门颁布的《中华人民共和国药典》和药品标准为国家药品标准。

国务院药品监督管理部门组织药典委员会，负责国家药品标准的制定和修订。

国务院药品监督管理部门的药品检验机构负责标定国家药品标准品、对照品。

第三十三条　国务院药品监督管理部门组织药学、医学和其他技术人员，对新药进行审评，对已经批准生产的药品进行再评价。

第三十四条　药品生产企业、药品经营企业、医疗机构必须从具有药品生产、经营资格的企业购进药品；但是，购进没有实施批准文号管理的中药材除外。

第三十五条　国家对麻醉药品、精神药品、医疗用毒性药品、放射性药品，实行特殊管理。管理办法由国务院制定。

第三十六条　国家实行中药品种保护制度。具体办法由国务院制定。

第三十七条　国家对药品实行处方药与非处方药分类管理制度。具体办法由国务院制定。

第三十八条　禁止进口疗效不确、不良反应大或者其他原因危害人体健康的药品。

第三十九条　药品进口，须经国务院药品监督管理部门组织审查，经审查确认符合质量标准、安全有效的，方可批准进口，并发给进口药品注册证书。

医疗单位临床急需或者个人自用进口的少量药品，按照国家有关规定办理进口手续。

第四十条 药品必须从允许药品进口的口岸进口，并由进口药品的企业向口岸所在地药品监督管理部门登记备案。海关凭药品监督管理部门出具的《进口药品通关单》放行。无《进口药品通关单》的，海关不得放行。

口岸所在地药品监督管理部门应当通知药品检验机构按照国务院药品监督管理部门的规定对进口药品进行抽查检验，并依照本法第四十一条第二款的规定收取检验费。

允许药品进口的口岸由国务院药品监督管理部门会同海关总署提出，报国务院批准。

第四十一条 国务院药品监督管理部门对下列药品在销售前或者进口时，指定药品检验机构进行检验；检验不合格的，不得销售或者进口：

（一）国务院药品监督管理部门规定的生物制品；

（二）首次在中国销售的药品；

（三）国务院规定的其他药品。

前款所列药品的检验费项目和收费标准由国务院财政部门会同国务院价格主管部门核定并公告。检验费收缴办法由国务院财政部门会同国务院药品监督管理部门制定。

第四十二条 国务院药品监督管理部门对已经批准生产或者进口的药品，应当组织调查；对疗效不确、不良反应大或者其他原因危害人体健康的药品，应当撤销批准文号或者进口药品注册证书。

已被撤销批准文号或者进口药品注册证书的药品，不得生产或者进口、销售和使用；已经生产或者进口的，由当地药品监督管理部门监督销毁或者处理。

第四十三条 国家实行药品储备制度。

国内发生重大灾情、疫情及其他突发事件时，国务院规定的部门可以紧急调用企业药品。

第四十四条 对国内供应不足的药品，国务院有权限制或者禁止出口。

第四十五条 进口、出口麻醉药品和国家规定范围内的精神药品，必须持有国务院药品监督管理部门发给的《进口准许证》、《出口准许证》。

第四十六条 新发现和从国外引种的药材，经国务院药品监督管理部门审核批准后，方可销售。

第四十七条 地区性民间习用药材的管理办法，由国务院药品监督管理部门会同国务院中医药管理部门制定。

第四十八条 禁止生产（包括配制，下同）、销售假药。

有下列情形之一的，为假药：

（一）药品所含成份与国家药品标准规定的成份不符的；

（二）以非药品冒充药品或者以他种药品冒充此种药品的。

有下列情形之一的药品，按假药论处：

（一）国务院药品监督管理部门规定禁止使用的；

（二）依照本法必须批准而未经批准生产、进口，或者依照本法必须检验而未经检验即销售的；

（三）变质的；

（四）被污染的；

（五）使用依照本法必须取得批准文号而未取得批准文号的原料药生产的；

（六）所标明的适应证或者功能主治超出规定范围的。

第四十九条 禁止生产、销售劣药。

药品成份的含量不符合国家药品标准的，为劣药。

有下列情形之一的药品，按劣药论处：

（一）未标明有效期或者更改有效期的；

（二）不注明或者更改生产批号的；

（三）超过有效期的；

（四）直接接触药品的包装材料和容器未经批准的；

（五）擅自添加着色剂、防腐剂、香料、矫味剂及辅料的；

（六）其他不符合药品标准规定的。

第五十条　列入国家药品标准的药品名称为药品通用名称。已经作为药品通用名称的，该名称不得作为药品商标使用。

第五十一条　药品生产企业、药品经营企业和医疗机构直接接触药品的工作人员，必须每年进行健康检查。患有传染病或者其他可能污染药品的疾病的，不得从事直接接触药品的工作。

第六章　药品包装的管理

第五十二条　直接接触药品的包装材料和容器，必须符合药用要求，符合保障人体健康、安全的标准，并由药品监督管理部门在审批药品时一并审批。

药品生产企业不得使用未经批准的直接接触药品的包装材料和容器。

对不合格的直接接触药品的包装材料和容器，由药品监督管理部门责令停止使用。

第五十三条　药品包装必须适合药品质量的要求，方便储存、运输和医疗使用。

发运中药材必须有包装。在每件包装上，必须注明品名、产地、日期、调出单位，并附有质量合格的标志。

第五十四条　药品包装必须按照规定印有或者贴有标签并附有说明书。

标签或者说明书上必须注明药品的通用名称、成份、规格、生产企业、批准文号、产品批号、生产日期、有效期、适应证或者功能主治、用法、用量、禁忌、不良反应和注意事项。

麻醉药品、精神药品、医疗用毒性药品、放射性药品、外用药品和非处方药的标签，必须印有规定的标志。

第七章　药品价格和广告的管理

第五十五条　依法实行市场调节价的药品，药品的生产企业、经营企业和医疗机构应当按照公平、合理和诚实信用、质价相符的原则制定价格，为用药者提供价格合理的药品。

药品的生产企业、经营企业和医疗机构应当遵守国务院价格主管部门关于药价管理的规定，制定和标明药品零售价格，禁止暴利和损害用药者利益的价格欺诈行为。

第五十六条　药品的生产企业、经营企业、医疗机构应当依法向政府价格主管部门提供其药品的实际购销价格和购销数量等资料。

第五十七条　医疗机构应当向患者提供所用药品的价格清单；医疗保险定点医疗机构还应当按照规定的办法如实公布其常用药品的价格，加强合理用药的管理。具体办法由国务院卫生行政部门规定。

第五十八条　禁止药品的生产企业、经营企业和医疗机构在药品购销中帐外暗中给予、收受回扣或者其他利益。

禁止药品的生产企业、经营企业或者其代理人以任何名义给予使用其药品的医疗机构的负责人、药品采购人员、医师等有关人员以财物或者其他利益。禁止医疗机构的负责人、药品采购人员、医师等有关人员以任何名义收受药品的生产企业、经营企业或者其代理人给予的财物或者其他利益。

第五十九条　药品广告须经企业所在地省、自治区、直辖市人民政府药品监督管理部门批准，并发给药品广告批准文号；未取得药品广告批准文号的，不得发布。

处方药可以在国务院卫生行政部门和国务院药品监督管理部门共同指定的医学、药学专业刊物上介绍，但不得在大众传播媒介发布广告或者以其他方式进行以公众为对象的广告宣传。

第六十条　药品广告的内容必须真实、合法，以国务院药品监督管理部门批准的说明书为准，不得含有虚假的内容。

药品广告不得含有不科学的表示功效的断言或者保证；不得利用国家机关、医药科研单位、学术机构或者专家、学者、医师、患者的名义和形象作证明。

非药品广告不得有涉及药品的宣传。

第六十一条　省、自治区、直辖市人民政府药品监督管理部门应当对其批准的药品广告进行检查，对于违反本法和《中华人民共和国广告法》的广告，应当向广告监督管理机关通报并提出处理建议，广告监督管理机关应当依法作出处理。

第六十二条　药品价格和广告，本法未规定的，适用《中华人民共和国价格法》、《中华人民共和国广告法》的规定。

第八章　药品监督

第六十三条　药品监督管理部门有权按照法律、行政法规的规定对报经其审批的药品研制和药品的生产、经营以及医疗机构使用药品的事项进行监督检查，有关单位和个人不得拒绝和隐瞒。

药品监督管理部门进行监督检查时，必须出示证明文件，对监督检查中知悉的被检查人的技术秘密和业务秘密应当保密。

第六十四条　药品监督管理部门根据监督检查的需要，可以对药品质量进行抽查检验。抽查检验应当按照规定抽样，并不得收取任何费用。所需费用按照国务院规定列支。

药品监督管理部门对有证据证明可能危害人体健康的药品及其有关材料可以采取查封、扣押的行政强制措施，并在七日内作出行政处理决定；药品需要检验的，必须自检验报告书发出之日起十五日内作出行政处理决定。

第六十五条　国务院和省、自治区、直辖市人民政府的药品监督管理部门应当定期公告药品质量抽查检验的结果；公告不当的，必须在原公告范围内予以更正。

第六十六条　当事人对药品检验机构的检验结果有异议的，可以自收到药品检验结果之日起七日内向原药品检验机构或者上一级药品监督管理部门设置或者确定的药品检验机构申请复验，也可以直接向国务院药品监督管理部门设置或者确定的药品检验机构申请复验。受理复验的药品检验机构必须在国务院药品监督管理部门规定的时间内作出复验结论。

第六十七条　药品监督管理部门应当按照规定，依据《药品生产质量管理规范》、《药品经营质量管理规范》，对经其认证合格的药品生产企业、药品经营企业进行认证后的跟踪检查。

第六十八条　地方人民政府和药品监督管理部门不得以要求实施药品检验、审批等手段限制或者排斥非本地区药品生产企业依照本法规定生产的药品进入本地区。

第六十九条　药品监督管理部门及其设置的药品检验机构和确定的专业从事药品检验的机构不得参与药品生产经营活动，不得以其名义推荐或者监制、监销药品。

药品监督管理部门及其设置的药品检验机构和确定的专业从事药品检验的机构的工作人员不得参与药品生产经营活动。

第七十条　国家实行药品不良反应报告制度。药品生产企业、药品经营企业和医疗机构必须经常考察本单位所生产、经营、使用的药品质量、疗效和反应。发现可能与用药有关的严重不良反应，必须及时向当地省、自治区、直辖市人民政府药品监督管理部门和卫生行政部门报告。具体办法由国务院药品监督管理部门会同国务院卫生行政部门制定。

对已确认发生严重不良反应的药品，国务院或者省、自治区、直辖市人民政府的药品监督管理部门可以采取停止生产、销售、使用的紧急控制措施，并应当在五日内组织鉴定，自鉴定结论作出之日起十五日内依法作出行政处理决定。

第七十一条　药品生产企业、药品经营企业和医疗机构的药品检验机构或者人员，应当接受当地药品监督管理部门设置的药品检验机构的业务指导。

第九章　法律责任

第七十二条　未取得《药品生产许可证》、《药品经营许可证》或者《医疗机构制剂许可证》生产药品、经营药品的，依法予以取缔，没收违法生产、销售的药品和违法所得，并处违法生产、销售的药品（包括已售出的和未售出的药品，下同）货值金额二倍以上五倍以下的罚款；构成犯罪的，依法追究刑事责任。

第七十三条　生产、销售假药的，没收违法生产、销售的药品和违法所得，并处违法生产、销售药品货值金额二倍以上五倍以下的罚款；有药品批准证明文件的予以撤销，并责令停产、停业整顿；情节严重的，吊销《药品生产许可证》、《药品经营许可证》或者《医疗机构制剂许可证》；构成犯罪的，依法追究刑事责任。

第七十四条 生产、销售劣药的，没收违法生产、销售的药品和违法所得，并处违法生产、销售药品货值金额一倍以上三倍以下的罚款；情节严重的，责令停产、停业整顿或者撤销药品批准证明文件、吊销《药品生产许可证》、《药品经营许可证》或者《医疗机构制剂许可证》；构成犯罪的，依法追究刑事责任。

第七十五条 从事生产、销售假药及生产、销售劣药情节严重的企业或者其他单位，其直接负责的主管人员和其他直接责任人员十年内不得从事药品生产、经营活动。

对生产者专门用于生产假药、劣药的原辅材料、包装材料、生产设备，予以没收。

第七十六条 知道或者应当知道属于假劣药品而为其提供运输、保管、仓储等便利条件的，没收全部运输、保管、仓储的收入，并处违法收入百分之五十以上三倍以下的罚款；构成犯罪的，依法追究刑事责任。

第七十七条 对假药、劣药的处罚通知，必须载明药品检验机构的质量检验结果；但是，本法第四十八条第三款第（一）、（二）、（五）、（六）项和第四十九条第三款规定的情形除外。

第七十八条 药品的生产企业、经营企业、药物非临床安全性评价研究机构、药物临床试验机构未按照规定实施《药品生产质量管理规范》、《药品经营质量管理规范》、药物非临床研究质量管理规范、药物临床试验质量管理规范的，给予警告，责令限期改正；逾期不改正的，责令停产、停业整顿，并处五千元以上二万元以下的罚款；情节严重的，吊销《药品生产许可证》、《药品经营许可证》和药物临床试验机构的资格。

第七十九条 药品的生产企业、经营企业或者医疗机构违反本法第三十四条的规定，从无《药品生产许可证》、《药品经营许可证》的企业购进药品的，责令改正，没收违法购进的药品，并处违法购进药品货值金额二倍以上五倍以下的罚款；有违法所得的，没收违法所得；情节严重的，吊销《药品生产许可证》、《药品经营许可证》或者医疗机构执业许可证书。

第八十条 进口已获得药品进口注册证书的药品，未按照本法规定向允许药品进口的口岸所在地的药品监督管理部门登记备案的，给予警告，责令限期改正；逾期不改正的，撤销进口药品注册证书。

第八十一条 伪造、变造、买卖、出租、出借许可证或者药品批准证明文件的，没收违法所得，并处违法所得一倍以上三倍以下的罚款；没有违法所得的，处二万元以上十万元以下的罚款；情节严重的，并吊销卖方、出租方、出借方的《药品生产许可证》、《药品经营许可证》、《医疗机构制剂许可证》或者撤销药品批准证明文件；构成犯罪的，依法追究刑事责任。

第八十二条 违反本法规定，提供虚假的证明、文件资料、样品或者采取其他欺骗手段取得《药品生产许可证》、《药品经营许可证》、《医疗机构制剂许可证》或者药品批准证明文件的，吊销《药品生产许可证》、《药品经营许可证》、《医疗机构制剂许可证》或者撤销药品批准证明文件，五年内不受理其申请，并处一万元以上三万元以下的罚款。

第八十三条 医疗机构将其配制的制剂在市场销售的，责令改正，没收违法销售的制剂，并处违法销售制剂货值金额一倍以上三倍以下的罚款；有违法所得的，没收违法所得。

第八十四条 药品经营企业违反本法第十八条、第十九条规定的，责令改正，给予警告；情节严重的，吊销《药品经营许可证》。

第八十五条 药品标识不符合本法第五十四条规定的，除依法应当按照假药、劣药论处的外，责令改正，给予警告；情节严重的，撤销该药品的批准证明文件。

第八十六条 药品检验机构出具虚假检验报告，构成犯罪的，依法追究刑事责任；不构成犯罪的，责令改正，给予警告，对单位处三万元以上五万元以下的罚款；对直接负责的主管人员和其他直接责任人员依法给予降级、撤职、开除的处分，并处三万元以下的罚款；有违法所得的，没收违法所得；情节严重的，撤销其检验资格。药品检验机构出具的检验结果不实，造成损失的，应当承担相应的赔偿责任。

第八十七条 本法第七十二条至第八十六条规定的行政处罚，由县级以上药品监督管理部门按照国务院药品监督管理部门规定的职责分工决定；吊销《药品生产许可证》、《药品经营许可证》、《医疗机构制剂许可证》、医疗机构执业许可证书或者撤销药品批准证明文件的，由原发证、批准的部门决定。

第八十八条　违反本法第五十五条、第五十六条关于药品价格管理的规定的，依照《中华人民共和国价格法》的规定处罚。

第八十九条　药品的生产企业、经营企业、医疗机构在药品购销中暗中给予、收受回扣或者其他利益的，药品的生产企业、经营企业或者其代理人给予使用其药品的医疗机构的负责人、药品采购人员、医师等有关人员以财物或者其他利益的，由工商行政管理部门处一万元以上二十万元以下的罚款，有违法所得的，予以没收；情节严重的，由工商行政管理部门吊销药品生产企业、药品经营企业的营业执照，并通知药品监督管理部门，由药品监督管理部门吊销其《药品生产许可证》、《药品经营许可证》；构成犯罪的，依法追究刑事责任。

第九十条　药品的生产企业、经营企业的负责人、采购人员等有关人员在药品购销中收受其他生产企业、经营企业或者其代理人给予的财物或者其他利益的，依法给予处分，没收违法所得；构成犯罪的，依法追究刑事责任。

医疗机构的负责人、药品采购人员、医师等有关人员收受药品生产企业、药品经营企业或者其代理人给予的财物或者其他利益的，由卫生行政部门或者本单位给予处分，没收违法所得；对违法行为情节严重的执业医师，由卫生行政部门吊销其执业证书；构成犯罪的，依法追究刑事责任。

第九十一条　违反本法有关药品广告的管理规定的，依照《中华人民共和国广告法》的规定处罚，并由发给广告批准文号的药品监督管理部门撤销广告批准文号，一年内不受理该品种的广告审批申请；构成犯罪的，依法追究刑事责任。

药品监督管理部门对药品广告不依法履行审查职责，批准发布的广告有虚假或者其他违反法律、行政法规的内容的，对直接负责的主管人员和其他直接责任人员依法给予行政处分；构成犯罪的，依法追究刑事责任。

第九十二条　药品的生产企业、经营企业、医疗机构违反本法规定，给药品使用者造成损害的，依法承担赔偿责任。

第九十三条　药品监督管理部门违反本法规定，有下列行为之一的，由其上级主管机关或者监察机关责令收回违法发给的证书、撤销药品批准证明文件，对直接负责的主管人员和其他直接责任人员依法给予行政处分；构成犯罪的，依法追究刑事责任：

（一）对不符合《药品生产质量管理规范》、《药品经营质量管理规范》的企业发给符合有关规范的认证证书的，或者对取得认证证书的企业未按照规定履行跟踪检查的职责，对不符合认证条件的企业未依法责令其改正或者撤销其认证证书的；

（二）对不符合法定条件的单位发给《药品生产许可证》、《药品经营许可证》或者《医疗机构制剂许可证》的；

（三）对不符合进口条件的药品发给进口药品注册证书的；

（四）对不具备临床试验条件或者生产条件而批准进行临床试验、发给新药证书、发给药品批准文号的。

第九十四条　药品监督管理部门或者其设置的药品检验机构或者其确定的专业从事药品检验的机构参与药品生产经营活动的，由其上级机关或者监察机关责令改正，有违法收入的予以没收；情节严重的，对直接负责的主管人员和其他直接责任人员依法给予行政处分。

药品监督管理部门或者其设置的药品检验机构或者其确定的专业从事药品检验的机构的工作人员参与药品生产经营活动的，依法给予行政处分。

第九十五条　药品监督管理部门或者其设置、确定的药品检验机构在药品监督检验中违法收取检验费用的，由政府有关部门责令退还，对直接负责的主管人员和其他直接责任人员依法给予行政处分。对违法收取检验费用情节严重的药品检验机构，撤销其检验资格。

第九十六条　药品监督管理部门应当依法履行监督检查职责，监督已取得《药品生产许可证》、《药品经营许可证》的企业依照本法规定从事药品生产、经营活动。

已取得《药品生产许可证》、《药品经营许可证》的企业生产、销售假药、劣药的，除依法追究该企业的法律责任外，对有失职、渎职行为的药品监督管理部门直接负责的主管人员和其他直接责任人员依法给予行政处分；构成犯罪的，依法追究刑事责任。

　　第九十七条 药品监督管理部门对下级药品监督管理部门违反本法的行政行为，责令限期改正；逾期不改正的，有权予以改变或者撤销。

　　第九十八条 药品监督管理人员滥用职权、徇私舞弊、玩忽职守，构成犯罪的，依法追究刑事责任；尚不构成犯罪的，依法给予行政处分。

　　第九十九条 本章规定的货值金额以违法生产、销售药品的标价计算；没有标价的，按照同类药品的市场价格计算。

第十章 附　则

　　第一百条 本法下列用语的含义是：

　　药品，是指用于预防、治疗、诊断人的疾病，有目的地调节人的生理机能并规定有适应证或者功能主治、用法和用量的物质，包括中药材、中药饮片、中成药、化学原料药及其制剂、抗生素、生化药品、放射性药品、血清、疫苗、血液制品和诊断药品等。

　　辅料，是指生产药品和调配处方时所用的赋形剂和附加剂。

　　药品生产企业，是指生产药品的专营企业或者兼营企业。

　　药品经营企业，是指经营药品的专营企业或者兼营企业。

　　第一百零一条 中药材的种植、采集和饲养的管理办法，由国务院另行制定。

　　第一百零二条 国家对预防性生物制品的流通实行特殊管理。具体办法由国务院制定。

　　第一百零三条 中国人民解放军执行本法的具体办法，由国务院、中央军事委员会依据本法制定。

　　第一百零四条 本法自 2001 年 12 月 1 日起施行。

附录二 药品生产质量管理规范 (2010 年修订)

（卫生部令第 79 号）

第一章 总 则

第一条 为规范药品生产质量管理，根据《中华人民共和国药品管理法》、《中华人民共和国药品管理法实施条例》，制定本规范。

第二条 企业应当建立药品质量管理体系。该体系应当涵盖影响药品质量的所有因素，包括确保药品质量符合预定用途的有组织、有计划的全部活动。

第三条 本规范作为质量管理体系的一部分，是药品生产管理和质量控制的基本要求，旨在最大限度地降低药品生产过程中污染、交叉污染以及混淆、差错等风险，确保持续稳定地生产出符合预定用途和注册要求的药品。

第四条 企业应当严格执行本规范，坚持诚实守信，禁止任何虚假、欺骗行为。

第二章 质量管理

第一节 原 则

第五条 企业应当建立符合药品质量管理要求的质量目标，将药品注册的有关安全、有效和质量可控的所有要求，系统地贯彻到药品生产、控制及产品放行、贮存、发运的全过程中，确保所生产的药品符合预定用途和注册要求。

第六条 企业高层管理人员应当确保实现既定的质量目标，不同层次的人员以及供应商、经销商应当共同参与并承担各自的责任。

第七条 企业应当配备足够的、符合要求的人员、厂房、设施和设备，为实现质量目标提供必要的条件。

第二节 质量保证

第八条 质量保证是质量管理体系的一部分。企业必须建立质量保证系统，同时建立完整的文件体系，以保证系统有效运行。

第九条 质量保证系统应当确保：

（一）药品的设计与研发体现本规范的要求；

（二）生产管理和质量控制活动符合本规范的要求；

（三）管理职责明确；

（四）采购和使用的原辅料和包装材料正确无误；

（五）中间产品得到有效控制；

（六）确认、验证的实施；

（七）严格按照规程进行生产、检查、检验和复核；

（八）每批产品经质量受权人批准后方可放行；

（九）在贮存、发运和随后的各种操作过程中有保证药品质量的适当措施；

（十）按照自检操作规程，定期检查评估质量保证系统的有效性和适用性。

第十条 药品生产质量管理的基本要求：

（一）制定生产工艺，系统地回顾并证明其可持续稳定地生产出符合要求的产品；

（二）生产工艺及其重大变更均经过验证；

（三）配备所需的资源，至少包括：

1. 具有适当的资质并经培训合格的人员；

2. 足够的厂房和空间；

3. 适用的设备和维修保障；

4. 正确的原辅料、包装材料和标签；

5. 经批准的工艺规程和操作规程；

6. 适当的贮运条件。

（四）应当使用准确、易懂的语言制定操作规程；

（五）操作人员经过培训，能够按照操作规程正确操作；

（六）生产全过程应当有记录，偏差均经过调查并记录；

（七）批记录和发运记录应当能够追溯批产品的完整历史，并妥善保存、便于查阅；

（八）降低药品发运过程中的质量风险；

（九）建立药品召回系统，确保能够召回任何一批已发运销售的产品；

（十）调查导致药品投诉和质量缺陷的原因，并采取措施，防止类似质量缺陷再次发生。

第三节 质 量 控 制

第十一条 质量控制包括相应的组织机构、文件系统以及取样、检验等，确保物料或产品在放行前完成必要的检验，确认其质量符合要求。

第十二条 质量控制的基本要求：

（一）应当配备适当的设施、设备、仪器和经过培训的人员，有效、可靠地完成所有质量控制的相关活动；

（二）应当有批准的操作规程，用于原辅料、包装材料、中间产品、待包装产品和成品的取样、检查、检验以及产品的稳定性考察，必要时进行环境监测，以确保符合本规范的要求；

（三）由经授权的人员按照规定的方法对原辅料、包装材料、中间产品、待包装产品和成品取样；

（四）检验方法应当经过验证或确认；

（五）取样、检查、检验应当有记录，偏差应当经过调查并记录；

（六）物料、中间产品、待包装产品和成品必须按照质量标准进行检查和检验，并记录；

（七）物料和最终包装的成品应当有足够的留样，以备必要的检查或检验；除最终包装容器过大的成品外，成品的留样包装应当与最终包装相同。

第四节 质量风险管理

第十三条 质量风险管理是在整个产品生命周期中采用前瞻或回顾的方式，对质量风险进行评估、控制、沟通、审核的系统过程。

第十四条 应当根据科学知识及经验对质量风险进行评估，以保证产品质量。

第十五条 质量风险管理过程所采用的方法、措施、形式及形成的文件应当与存在风险的级别相适应。

第三章　机构与人员

第一节 原　　则

第十六条 企业应当建立与药品生产相适应的管理机构，并有组织机构图。

企业应当设立独立的质量管理部门，履行质量保证和质量控制的职责。质量管理部门可以分别设立质量保证部门和质量控制部门。

第十七条 质量管理部门应当参与所有与质量有关的活动，负责审核所有与本规范有关的文件。质量管理部门人员不得将职责委托给其他部门的人员。

第十八条 企业应当配备足够数量并具有适当资质（含学历、培训和实践经验）的管理和操作人员，应当明确规定每个部门和每个岗位的职责。岗位职责不得遗漏，交叉的职责应当有明确规定。每个人所承担的职责不应当过多。

所有人员应当明确并理解自己的职责，熟悉与其职责相关的要求，并接受必要的培训，包括上岗前培训和继续培训。

第十九条 职责通常不得委托给他人。确需委托的，其职责可委托给具有相当资质的指定人员。

第二节 关 键 人 员

第二十条 关键人员应当为企业的全职人员，至少应当包括企业负责人、生产管理负责人、质量管理负责人和质量受权人。

质量管理负责人和生产管理负责人不得互相兼任。质量管理负责人和质量受权人可以兼任。应当制定操作规程确保质量受权人独立履行职责，不受企业负责人和其他人员的干扰。

第二十一条 企业负责人

企业负责人是药品质量的主要责任人，全面负责企业日常管理。为确保企业实现质量目标并按照本规范要求生产药品，企业负责人应当负责提供必要的资源，合理计划、组织和协调，保证质量管理部门独立履行其职责。

第二十二条 生产管理负责人

（一）资质：

生产管理负责人应当至少具有药学或相关专业本科学历（或中级专业技术职称或执业药师资格），具有至少三年从事药品生产和质量管理的实践经验，其中至少有一年的药品生产管理经验，接受过与所生产产品相关的专业知识培训。

（二）主要职责：

1. 确保药品按照批准的工艺规程生产、贮存，以保证药品质量；

2. 确保严格执行与生产操作相关的各种操作规程；

3. 确保批生产记录和批包装记录经过指定人员审核并送交质量管理部门；

4. 确保厂房和设备的维护保养，以保持其良好的运行状态；

5. 确保完成各种必要的验证工作；

6. 确保生产相关人员经过必要的上岗前培训和继续培训，并根据实际需要调整培训内容。

第二十三条 质量管理负责人

（一）资质：

质量管理负责人应当至少具有药学或相关专业本科学历（或中级专业技术职称或执业药师资格），具有至少五年从事药品生产和质量管理的实践经验，其中至少一年的药品质量管理经验，接受过与所生产产品相关的专业知识培训。

（二）主要职责：

1. 确保原辅料、包装材料、中间产品、待包装产品和成品符合经注册批准的要求和质量标准；

2. 确保在产品放行前完成对批记录的审核；

3. 确保完成所有必要的检验；

4. 批准质量标准、取样方法、检验方法和其他质量管理的操作规程；

5. 审核和批准所有与质量有关的变更；

6. 确保所有重大偏差和检验结果超标已经过调查并得到及时处理；

7. 批准并监督委托检验；

8. 监督厂房和设备的维护，以保持其良好的运行状态；

9. 确保完成各种必要的确认或验证工作，审核和批准确认或验证方案和报告；

10. 确保完成自检；

11. 评估和批准物料供应商；

12. 确保所有与产品质量有关的投诉已经过调查，并得到及时、正确的处理；

13. 确保完成产品的持续稳定性考察计划，提供稳定性考察的数据；

14. 确保完成产品质量回顾分析；

15. 确保质量控制和质量保证人员都已经过必要的上岗前培训和继续培训，并根据实际需要调整培训内容。

第二十四条　生产管理负责人和质量管理负责人通常有下列共同的职责：

（一）审核和批准产品的工艺规程、操作规程等文件；

（二）监督厂区卫生状况；

（三）确保关键设备经过确认；

（四）确保完成生产工艺验证；

（五）确保企业所有相关人员都已经过必要的上岗前培训和继续培训，并根据实际需要调整培训内容；

（六）批准并监督委托生产；

（七）确定和监控物料和产品的贮存条件；

（八）保存记录；

（九）监督本规范执行状况；

（十）监控影响产品质量的因素。

第二十五条　质量受权人

（一）资质：

质量受权人应当至少具有药学或相关专业本科学历（或中级专业技术职称或执业药师资格），具有至少五年从事药品生产和质量管理的实践经验，从事过药品生产过程控制和质量检验工作。

质量受权人应当具有必要的专业理论知识，并经过与产品放行有关的培训，方能独立履行其职责。

（二）主要职责：

1. 参与企业质量体系建立、内部自检、外部质量审计、验证以及药品不良反应报告、产品召回等质量管理活动；

2. 承担产品放行的职责，确保每批已放行产品的生产、检验均符合相关法规、药品注册要求和质量标准；

3. 在产品放行前，质量受权人必须按照上述第 2 项的要求出具产品放行审核记录，并纳入批记录。

第三节　培　训

第二十六条　企业应当指定部门或专人负责培训管理工作，应当有经生产管理负责人或质量管理负责人审核或批准的培训方案或计划，培训记录应当予以保存。

第二十七条　与药品生产、质量有关的所有人员都应当经过培训，培训的内容应当与岗位的要求相适应。除进行本规范理论和实践的培训外，还应当有相关法规、相应岗位的职责、技能的培训，并定期评估培训的实际效果。

第二十八条　高风险操作区（如：高活性、高毒性、传染性、高致敏性物料的生产区）的工作人员应当接受专门的培训。

第四节　人员卫生

第二十九条　所有人员都应当接受卫生要求的培训，企业应当建立人员卫生操作规程，最大限度地降低人员对药品生产造成污染的风险。

第三十条　人员卫生操作规程应当包括与健康、卫生习惯及人员着装相关的内容。生产区和质量控制区的人员应当正确理解相关的人员卫生操作规程。企业应当采取措施确保人员卫生操作规程的执行。

第三十一条　企业应当对人员健康进行管理，并建立健康档案。直接接触药品的生产人员上岗前应当接受健康检查，以后每年至少进行一次健康检查。

第三十二条　企业应当采取适当措施，避免体表有伤口、患有传染病或其他可能污染药品疾病的人员从事直接接触药品的生产。

第三十三条　参观人员和未经培训的人员不得进入生产区和质量控制区，特殊情况确需进入的，应当事先对个人卫生、更衣等事项进行指导。

第三十四条　任何进入生产区的人员均应当按照规定更衣。工作服的选材、式样及穿戴方式应当与所从事的工作和空气洁净度级别要求相适应。

第三十五条　进入洁净生产区的人员不得化妆和佩带饰物。

第三十六条　生产区、仓储区应当禁止吸烟和饮食，禁止存放食品、饮料、香烟和个人用药品等非生产用物品。

第三十七条 操作人员应当避免裸手直接接触药品、与药品直接接触的包装材料和设备表面。

第四章 厂房与设施

第一节 原 则

第三十八条 厂房的选址、设计、布局、建造、改造和维护必须符合药品生产要求，应当能够最大限度地避免污染、交叉污染、混淆和差错，便于清洁、操作和维护。

第三十九条 应当根据厂房及生产防护措施综合考虑选址，厂房所处的环境应当能够最大限度地降低物料或产品遭受污染的风险。

第四十条 企业应当有整洁的生产环境；厂区的地面、路面及运输等不应当对药品的生产造成污染；生产、行政、生活和辅助区的总体布局应当合理，不得互相妨碍；厂区和厂房内的人、物流走向应当合理。

第四十一条 应当对厂房进行适当维护，并确保维修活动不影响药品的质量。应当按照详细的书面操作规程对厂房进行清洁或必要的消毒。

第四十二条 厂房应当有适当的照明、温度、湿度和通风，确保生产和贮存的产品质量以及相关设备性能不会直接或间接地受到影响。

第四十三条 厂房、设施的设计和安装应当能够有效防止昆虫或其它动物进入。应当采取必要的措施，避免所使用的灭鼠药、杀虫剂、烟熏剂等对设备、物料、产品造成污染。

第四十四条 应当采取适当措施，防止未经批准人员的进入。生产、贮存和质量控制区不应当作为非本区工作人员的直接通道。

第四十五条 应当保存厂房、公用设施、固定管道建造或改造后的竣工图纸。

第二节 生 产 区

第四十六条 为降低污染和交叉污染的风险，厂房、生产设施和设备应当根据所生产药品的特性、工艺流程及相应洁净度级别要求合理设计、布局和使用，并符合下列要求：

（一）应当综合考虑药品的特性、工艺和预定用途等因素，确定厂房、生产设施和设备多产品共用的可行性，并有相应评估报告；

（二）生产特殊性质的药品，如高致敏性药品（如青霉素类）或生物制品（如卡介苗或其他用活性微生物制备而成的药品），必须采用专用和独立的厂房、生产设施和设备。青霉素类药品产尘量大的操作区域应当保持相对负压，排至室外的废气应当经过净化处理并符合要求，排风口应当远离其他空气净化系统的进风口；

（三）生产 β-内酰胺结构类药品、性激素类避孕药品必须使用专用设施（如独立的空气净化系统）和设备，并与其他药品生产区严格分开；

（四）生产某些激素类、细胞毒性类、高活性化学药品应当使用专用设施（如独立的空气净化系统）和设备；特殊情况下，如采取特别防护措施并经过必要的验证，上述药品制剂则可通过阶段性生产方式共用同一生产设施和设备；

（五）用于上述第（二）、（三）、（四）项的空气净化系统，其排风应当经过净化处理；

（六）药品生产厂房不得用于生产对药品质量有不利影响的非药用产品。

第四十七条 生产区和贮存区应当有足够的空间，确保有序地存放设备、物料、中间产品、待包装产品和成品，避免不同产品或物料的混淆、交叉污染，避免生产或质量控制操作发生遗漏或差错。

第四十八条 应当根据药品品种、生产操作要求及外部环境状况等配置空调净化系统，使生产区有效通风，并有温度、湿度控制和空气净化过滤，保证药品的生产环境符合要求。

洁净区与非洁净区之间、不同级别洁净区之间的压差应当不低于 10 帕斯卡。必要时，相同洁净度级别的不同功能区域（操作间）之间也应当保持适当的压差梯度。

口服液体和固体制剂、腔道用药（含直肠用药）、表皮外用药品等非无菌制剂生产的暴露工序区域及其直接接触药品的包装材料最终处理的暴露工序区域，应当参照"无菌药品"附录中 D 级洁净区的要求设置，企业可根据产品的标准和特性对该区域采取适当的微生物监控措施。

第四十九条 洁净区的内表面（墙壁、地面、天棚）应当平整光滑、无裂缝、接口严密、无颗粒物脱落，避免积尘，便于有效清洁，必要时应当进行消毒。

第五十条 各种管道、照明设施、风口和其他公用设施的设计和安装应当避免出现不易清洁的部位，应当尽可能在生产区外部对其进行维护。

第五十一条 排水设施应当大小适宜，并安装防止倒灌的装置。应当尽可能避免明沟排水；不可避免时，明沟宜浅，以方便清洁和消毒。

第五十二条 制剂的原辅料称量通常应当在专门设计的称量室内进行。

第五十三条 产尘操作间（如干燥物料或产品的取样、称量、混合、包装等操作间）应当保持相对负压或采取专门的措施，防止粉尘扩散、避免交叉污染并便于清洁。

第五十四条 用于药品包装的厂房或区域应当合理设计和布局，以避免混淆或交叉污染。如同一区域内有数条包装线，应当有隔离措施。

第五十五条 生产区应当有适度的照明，目视操作区域的照明应当满足操作要求。

第五十六条 生产区内可设中间控制区域，但中间控制操作不得给药品带来质量风险。

第三节 仓 储 区

第五十七条 仓储区应当有足够的空间，确保有序存放待验、合格、不合格、退货或召回的原辅料、包装材料、中间产品、待包装产品和成品等各类物料和产品。

第五十八条 仓储区的设计和建造应当确保良好的仓储条件，并有通风和照明设施。仓储区应当能够满足物料或产品的贮存条件（如温湿度、避光）和安全贮存的要求，并进行检查和监控。

第五十九条 高活性的物料或产品以及印刷包装材料应当贮存于安全的区域。

第六十条 接收、发放和发运区域应当能够保护物料、产品免受外界天气（如雨、雪）的影响。接收区的布局和设施应当能够确保到货物料在进入仓储区前可对外包装进行必要的清洁。

第六十一条 如采用单独的隔离区域贮存待验物料，待验区应当有醒目的标识，且只限于经批准的人员出入。

不合格、退货或召回的物料或产品应当隔离存放。

如果采用其他方法替代物理隔离，则该方法应当具有同等的安全性。

第六十二条 通常应当有单独的物料取样区。取样区的空气洁净度级别应当与生产要求一致。如在其他区域或采用其他方式取样，应当能够防止污染或交叉污染。

第四节 质量控制区

第六十三条 质量控制实验室通常应当与生产区分开。生物检定、微生物和放射性同位素的实验室还应当彼此分开。

第六十四条 实验室的设计应当确保其适用于预定的用途，并能够避免混淆和交叉污染，应当有足够的区域用于样品处置、留样和稳定性考察样品的存放以及记录的保存。

第六十五条 必要时，应当设置专门的仪器室，使灵敏度高的仪器免受静电、震动、潮湿或其他外界因素的干扰。

第六十六条 处理生物样品或放射性样品等特殊物品的实验室应当符合国家的有关要求。

第六十七条 实验动物房应当与其他区域严格分开，其设计、建造应当符合国家有关规定，并设有独立的空气处理设施以及动物的专用通道。

第五节 辅 助 区

第六十八条 休息室的设置不应当对生产区、仓储区和质量控制区造成不良影响。

第六十九条 更衣室和盥洗室应当方便人员进出，并与使用人数相适应。盥洗室不得与生产区和仓储区直接相通。

第七十条 维修间应当尽可能远离生产区。存放在洁净区内的维修用备件和工具，应当放置在专门的房间或工具柜中。

第五章 设 备

第一节 原 则

第七十一条 设备的设计、选型、安装、改造和维护必须符合预定用途，应当尽可能降低产生污染、交叉污染、混淆和差错的风险，便于操作、清洁、维护，以及必要时进行的消毒或灭菌。

第七十二条 应当建立设备使用、清洁、维护和维修的操作规程，并保存相应的操作记录。

第七十三条 应当建立并保存设备采购、安装、确认的文件和记录。

第二节 设计和安装

第七十四条 生产设备不得对药品质量产生任何不利影响。与药品直接接触的生产设备表面应当平整、光洁、易清洗或消毒、耐腐蚀，不得与药品发生化学反应、吸附药品或向药品中释放物质。

第七十五条 应当配备有适当量程和精度的衡器、量具、仪器和仪表。

第七十六条 应当选择适当的清洗、清洁设备，并防止这类设备成为污染源。

第七十七条 设备所用的润滑剂、冷却剂等不得对药品或容器造成污染，应当尽可能使用食用级或级别相当的润滑剂。

第七十八条 生产用模具的采购、验收、保管、维护、发放及报废应当制定相应操作规程，设专人专柜保管，并有相应记录。

第三节 维护和维修

第七十九条 设备的维护和维修不得影响产品质量。

第八十条 应当制定设备的预防性维护计划和操作规程，设备的维护和维修应当有相应的记录。

第八十一条 经改造或重大维修的设备应当进行再确认，符合要求后方可用于生产。

第四节 使用和清洁

第八十二条 主要生产和检验设备都应当有明确的操作规程。

第八十三条 生产设备应当在确认的参数范围内使用。

第八十四条 应当按照详细规定的操作规程清洁生产设备。

生产设备清洁的操作规程应当规定具体而完整的清洁方法、清洁用设备或工具、清洁剂的名称和配制方法、去除前一批次标识的方法、保护已清洁设备在使用前免受污染的方法、已清洁设备最长的保存时限、使用前检查设备清洁状况的方法，使操作者能以可重现的、有效的方式对各类设备进行清洁。

如需拆装设备，还应当规定设备拆装的顺序和方法；如需对设备消毒或灭菌，还应当规定消毒或灭菌的具体方法、消毒剂的名称和配制方法。必要时，还应当规定设备生产结束至清洁前所允许的最长间隔时限。

第八十五条 已清洁的生产设备应当在清洁、干燥的条件下存放。

第八十六条 用于药品生产或检验的设备和仪器，应当有使用日志，记录内容包括使用、清洁、维护和维修情况以及日期、时间、所生产及检验的药品名称、规格和批号等。

第八十七条 生产设备应当有明显的状态标识，标明设备编号和内容物（如名称、规格、批号）；没有内容物的应当标明清洁状态。

第八十八条 不合格的设备如有可能应当搬出生产和质量控制区，未搬出前，应当有醒目的状态标识。

第八十九条 主要固定管道应当标明内容物名称和流向。

第五节 校 准

第九十条 应当按照操作规程和校准计划定期对生产和检验用衡器、量具、仪表、记录和控制设备以及仪器进行校准和检查，并保存相关记录。校准的量程范围应当涵盖实际生产和检验的使用范围。

第九十一条 应当确保生产和检验使用的关键衡器、量具、仪表、记录和控制设备以及仪器经过校准，所得出的数据准确、可靠。

第九十二条 应当使用计量标准器具进行校准，且所用计量标准器具应当符合国家有关规定。校准记录应当标明所用计量标准器具的名称、编号、校准有效期和计量合格证明编号，确保记录的可追溯性。

第九十三条　衡器、量具、仪表、用于记录和控制的设备以及仪器应当有明显的标识，标明其校准有效期。

第九十四条　不得使用未经校准、超过校准有效期、失准的衡器、量具、仪表以及用于记录和控制的设备、仪器。

第九十五条　在生产、包装、仓储过程中使用自动或电子设备的，应当按照操作规程定期进行校准和检查，确保其操作功能正常。校准和检查应当有相应的记录。

第六节　制药用水

第九十六条　制药用水应当适合其用途，并符合《中华人民共和国药典》的质量标准及相关要求。制药用水至少应当采用饮用水。

第九十七条　水处理设备及其输送系统的设计、安装、运行和维护应当确保制药用水达到设定的质量标准。水处理设备的运行不得超出其设计能力。

第九十八条　纯化水、注射用水储罐和输送管道所用材料应当无毒、耐腐蚀；储罐的通气口应当安装不脱落纤维的疏水性除菌滤器；管道的设计和安装应当避免死角、盲管。

第九十九条　纯化水、注射用水的制备、贮存和分配应当能够防止微生物的滋生。纯化水可采用循环，注射用水可采用 70℃ 以上保温循环。

第一百条　应当对制药用水及原水的水质进行定期监测，并有相应的记录。

第一百零一条　应当按照操作规程对纯化水、注射用水管道进行清洗消毒，并有相关记录。发现制药用水微生物污染达到警戒限度、纠偏限度时应当按照操作规程处理。

第六章　物料与产品

第一节　原　　则

第一百零二条　药品生产所用的原辅料、与药品直接接触的包装材料应当符合相应的质量标准。药品上直接印字所用油墨应当符合食用标准要求。

进口原辅料应当符合国家相关的进口管理规定。

第一百零三条　应当建立物料和产品的操作规程，确保物料和产品的正确接收、贮存、发放、使用和发运，防止污染、交叉污染、混淆和差错。

物料和产品的处理应当按照操作规程或工艺规程执行，并有记录。

第一百零四条　物料供应商的确定及变更应当进行质量评估，并经质量管理部门批准后方可采购。

第一百零五条　物料和产品的运输应当能够满足其保证质量的要求，对运输有特殊要求的，其运输条件应当予以确认。

第一百零六条　原辅料、与药品直接接触的包装材料和印刷包装材料的接收应当有操作规程，所有到货物料均应当检查，以确保与订单一致，并确认供应商已经质量管理部门批准。

物料的外包装应当有标签，并注明规定的信息。必要时，还应当进行清洁，发现外包装损坏或其他可能影响物料质量的问题，应当向质量管理部门报告并进行调查和记录。

每次接收均应当有记录，内容包括：

（一）交货单和包装容器上所注物料的名称；

（二）企业内部所用物料名称和（或）代码；

（三）接收日期；

（四）供应商和生产商（如不同）的名称；

（五）供应商和生产商（如不同）标识的批号；

（六）接收总量和包装容器数量；

（七）接收后企业指定的批号或流水号；

（八）有关说明（如包装状况）。

第一百零七条 物料接收和成品生产后应当及时按照待验管理，直至放行。

第一百零八条 物料和产品应当根据其性质有序分批贮存和周转，发放及发运应当符合先进先出和近效期先出的原则。

第一百零九条 使用计算机化仓储管理的，应当有相应的操作规程，防止因系统故障、停机等特殊情况而造成物料和产品的混淆和差错。

使用完全计算机化仓储管理系统进行识别的，物料、产品等相关信息可不必以书面可读的方式标出。

第二节 原 辅 料

第一百一十条 应当制定相应的操作规程，采取核对或检验等适当措施，确认每一包装内的原辅料正确无误。

第一百一十一条 一次接收数个批次的物料，应当按批取样、检验、放行。

第一百一十二条 仓储区内的原辅料应当有适当的标识，并至少标明下述内容：

（一）指定的物料名称和企业内部的物料代码；

（二）企业接收时设定的批号；

（三）物料质量状态（如待验、合格、不合格、已取样）；

（四）有效期或复验期。

第一百一十三条 只有经质量管理部门批准放行并在有效期或复验期内的原辅料方可使用。

第一百一十四条 原辅料应当按照有效期或复验期贮存。贮存期内，如发现对质量有不良影响的特殊情况，应当进行复验。

第一百一十五条 应当由指定人员按照操作规程进行配料，核对物料后，精确称量或计量，并作好标识。

第一百一十六条 配制的每一物料及其重量或体积应当由他人独立进行复核，并有复核记录。

第一百一十七条 用于同一批药品生产的所有配料应当集中存放，并作好标识。

第三节 中间产品和待包装产品

第一百一十八条 中间产品和待包装产品应当在适当的条件下贮存。

第一百一十九条 中间产品和待包装产品应当有明确的标识，并至少标明下述内容：

（一）产品名称和企业内部的产品代码；

（二）产品批号；

（三）数量或重量（如毛重、净重等）；

（四）生产工序（必要时）；

（五）产品质量状态（必要时，如待验、合格、不合格、已取样）。

第四节 包 装 材 料

第一百二十条 与药品直接接触的包装材料和印刷包装材料的管理和控制要求与原辅料相同。

第一百二十一条 包装材料应当由专人按照操作规程发放，并采取措施避免混淆和差错，确保用于药品生产的包装材料正确无误。

第一百二十二条 应当建立印刷包装材料设计、审核、批准的操作规程，确保印刷包装材料印制的内容与药品监督管理部门核准的一致，并建立专门的文档，保存经签名批准的印刷包装材料原版实样。

第一百二十三条 印刷包装材料的版本变更时，应当采取措施，确保产品所用印刷包装材料的版本正确无误。宜收回作废的旧版印刷模版并予以销毁。

第一百二十四条 印刷包装材料应当设置专门区域妥善存放，未经批准人员不得进入。切割式标签或其他散装印刷包装材料应当分别置于密闭容器内储运，以防混淆。

第一百二十五条 印刷包装材料应当由专人保管，并按照操作规程和需求量发放。

第一百二十六条 每批或每次发放的与药品直接接触的包装材料或印刷包装材料，均应当有识别标志，标明所用产品的名称和批号。

第一百二十七条 过期或废弃的印刷包装材料应当予以销毁并记录。

第五节 成　　品

第一百二十八条 成品放行前应当待验贮存。

第一百二十九条 成品的贮存条件应当符合药品注册批准的要求。

第六节 特殊管理的物料和产品

第一百三十条 麻醉药品、精神药品、医疗用毒性药品（包括药材）、放射性药品、药品类易制毒化学品及易燃、易爆和其他危险品的验收、贮存、管理应当执行国家有关的规定。

第七节 其　　他

第一百三十一条 不合格的物料、中间产品、待包装产品和成品的每个包装容器上均应当有清晰醒目的标志，并在隔离区内妥善保存。

第一百三十二条 不合格的物料、中间产品、待包装产品和成品的处理应当经质量管理负责人批准，并有记录。

第一百三十三条 产品回收需经预先批准，并对相关的质量风险进行充分评估，根据评估结论决定是否回收。回收应当按照预定的操作规程进行，并有相应记录。回收处理后的产品应当按照回收处理中最早批次产品的生产日期确定有效期。

第一百三十四条 制剂产品不得进行重新加工。不合格的制剂中间产品、待包装产品和成品一般不得进行返工。只有不影响产品质量、符合相应质量标准，且根据预定、经批准的操作规程以及对相关风险充分评估后，才允许返工处理。返工应当有相应记录。

第一百三十五条 对返工或重新加工或回收合并后生产的成品，质量管理部门应当考虑需要进行额外相关项目的检验和稳定性考察。

第一百三十六条 企业应当建立药品退货的操作规程，并有相应的记录，内容至少应当包括：产品名称、批号、规格、数量、退货单位及地址、退货原因及日期、最终处理意见。

同一产品同一批号不同渠道的退货应当分别记录、存放和处理。

第一百三十七条 只有经检查、检验和调查，有证据证明退货质量未受影响，且经质量管理部门根据操作规程评价后，方可考虑将退货重新包装、重新发运销售。评价考虑的因素至少应当包括药品的性质、所需的贮存条件、药品的现状、历史，以及发运与退货之间的间隔时间等因素。不符合贮存和运输要求的退货，应当在质量管理部门监督下予以销毁。对退货质量存有怀疑时，不得重新发运。

对退货进行回收处理的，回收后的产品应当符合预定的质量标准和第一百三十三条的要求。

退货处理的过程和结果应当有相应记录。

第七章　确认与验证

第一百三十八条 企业应当确定需要进行的确认或验证工作，以证明有关操作的关键要素能够得到有效控制。确认或验证的范围和程度应当经过风险评估来确定。

第一百三十九条 企业的厂房、设施、设备和检验仪器应当经过确认，应当采用经过验证的生产工艺、操作规程和检验方法进行生产、操作和检验，并保持持续的验证状态。

第一百四十条 应当建立确认与验证的文件和记录，并能以文件和记录证明达到以下预定的目标：

（一）设计确认应当证明厂房、设施、设备的设计符合预定用途和本规范要求；

（二）安装确认应当证明厂房、设施、设备的建造和安装符合设计标准；

（三）运行确认应当证明厂房、设施、设备的运行符合设计标准；

（四）性能确认应当证明厂房、设施、设备在正常操作方法和工艺条件下能够持续符合标准；

（五）工艺验证应当证明一个生产工艺按照规定的工艺参数能够持续生产出符合预定用途和注册要求的产品。

第一百四十一条　采用新的生产处方或生产工艺前，应当验证其常规生产的适用性。生产工艺在使用规定的原辅料和设备条件下，应当能够始终生产出符合预定用途和注册要求的产品。

第一百四十二条　当影响产品质量的主要因素，如原辅料、与药品直接接触的包装材料、生产设备、生产环境（或厂房）、生产工艺、检验方法等发生变更时，应当进行确认或验证。必要时，还应当经药品监督管理部门批准。

第一百四十三条　清洁方法应当经过验证，证实其清洁的效果，以有效防止污染和交叉污染。清洁验证应当综合考虑设备使用情况、所使用的清洁剂和消毒剂、取样方法和位置以及相应的取样回收率、残留物的性质和限度、残留物检验方法的灵敏度等因素。

第一百四十四条　确认和验证不是一次性的行为。首次确认或验证后，应当根据产品质量回顾分析情况进行再确认或再验证。关键的生产工艺和操作规程应当定期进行再验证，确保其能够达到预期结果。

第一百四十五条　企业应当制定验证总计划，以文件形式说明确认与验证工作的关键信息。

第一百四十六条　验证总计划或其他相关文件中应当作出规定，确保厂房、设施、设备、检验仪器、生产工艺、操作规程和检验方法等能够保持持续稳定。

第一百四十七条　应当根据确认或验证的对象制定确认或验证方案，并经审核、批准。确认或验证方案应当明确职责。

第一百四十八条　确认或验证应当按照预先确定和批准的方案实施，并有记录。确认或验证工作完成后，应当写出报告，并经审核、批准。确认或验证的结果和结论（包括评价和建议）应当有记录并存档。

第一百四十九条　应当根据验证的结果确认工艺规程和操作规程。

第八章　文件管理

第一节　原　则

第一百五十条　文件是质量保证系统的基本要素。企业必须有内容正确的书面质量标准、生产处方和工艺规程、操作规程以及记录等文件。

第一百五十一条　企业应当建立文件管理的操作规程，系统地设计、制定、审核、批准和发放文件。与本规范有关的文件应当经质量管理部门的审核。

第一百五十二条　文件的内容应当与药品生产许可、药品注册等相关要求一致，并有助于追溯每批产品的历史情况。

第一百五十三条　文件的起草、修订、审核、批准、替换或撤销、复制、保管和销毁等应当按照操作规程管理，并有相应的文件分发、撤销、复制、销毁记录。

第一百五十四条　文件的起草、修订、审核、批准均应当由适当的人员签名并注明日期。

第一百五十五条　文件应当标明题目、种类、目的以及文件编号和版本号。文字应当确切、清晰、易懂，不能模棱两可。

第一百五十六条　文件应当分类存放、条理分明，便于查阅。

第一百五十七条　原版文件复制时，不得产生任何差错；复制的文件应当清晰可辨。

第一百五十八条　文件应当定期审核、修订；文件修订后，应当按照规定管理，防止旧版文件的误用。分发、使用的文件应当为批准的现行文本，已撤销的或旧版文件除留档备查外，不得在工作现场出现。

第一百五十九条　与本规范有关的每项活动均应当有记录，以保证产品生产、质量控制和质量保证等活动可以追溯。记录应当留有填写数据的足够空格。记录应当及时填写，内容真实，字迹清晰、易读，不易擦除。

第一百六十条　应当尽可能采用生产和检验设备自动打印的记录、图谱和曲线图等，并标明产品或样品的名称、批号和记录设备的信息，操作人应当签注姓名和日期。

第一百六十一条　记录应当保持清洁，不得撕毁和任意涂改。记录填写的任何更改都应当签注姓名和日期，并使原有信息仍清晰可辨，必要时，应当说明更改的理由。记录如需重新誊写，则原有记录不得销毁，应当作为重新誊写记录的附件保存。

第一百六十二条　每批药品应当有批记录，包括批生产记录、批包装记录、批检验记录和药品放行审核记录等与本批产品有关的记录。批记录应当由质量管理部门负责管理，至少保存至药品有效期后一年。

质量标准、工艺规程、操作规程、稳定性考察、确认、验证、变更等其他重要文件应当长期保存。

第一百六十三条　如使用电子数据处理系统、照相技术或其他可靠方式记录数据资料，应当有所用系统的操作规程；记录的准确性应当经过核对。

使用电子数据处理系统的，只有经授权的人员方可输入或更改数据，更改和删除情况应当有记录；应当使用密码或其他方式来控制系统的登录；关键数据输入后，应当由他人独立进行复核。

用电子方法保存的批记录，应当采用磁带、缩微胶卷、纸质副本或其他方法进行备份，以确保记录的安全，且数据资料在保存期内便于查阅。

第二节　质 量 标 准

第一百六十四条　物料和成品应当有经批准的现行质量标准；必要时，中间产品或待包装产品也应当有质量标准。

第一百六十五条　物料的质量标准一般应当包括：

（一）物料的基本信息：

1. 企业统一指定的物料名称和内部使用的物料代码；

2. 质量标准的依据；

3. 经批准的供应商；

4. 印刷包装材料的实样或样稿。

（二）取样、检验方法或相关操作规程编号；

（三）定性和定量的限度要求；

（四）贮存条件和注意事项；

（五）有效期或复验期。

第一百六十六条　外购或外销的中间产品和待包装产品应当有质量标准；如果中间产品的检验结果用于成品的质量评价，则应当制定与成品质量标准相对应的中间产品质量标准。

第一百六十七条　成品的质量标准应当包括：

（一）产品名称以及产品代码；

（二）对应的产品处方编号（如有）；

（三）产品规格和包装形式；

（四）取样、检验方法或相关操作规程编号；

（五）定性和定量的限度要求；

（六）贮存条件和注意事项；

（七）有效期。

第三节　工 艺 规 程

第一百六十八条　每种药品的每个生产批量均应当有经企业批准的工艺规程，不同药品规格的每种包装形式均应当有各自的包装操作要求。工艺规程的制定应当以注册批准的工艺为依据。

第一百六十九条　工艺规程不得任意更改。如需更改，应当按照相关的操作规程修订、审核、批准。

第一百七十条　制剂的工艺规程的内容至少应当包括：

（一）生产处方：

1. 产品名称和产品代码；

2. 产品剂型、规格和批量；

3. 所用原辅料清单（包括生产过程中使用，但不在成品中出现的物料），阐明每一物料的指定名称、代码和用量；如原辅料的用量需要折算时，还应当说明计算方法。

（二）生产操作要求：

1. 对生产场所和所用设备的说明（如操作间的位置和编号、洁净度级别、必要的温湿度要求、设备型号和编号等）；

2. 关键设备的准备（如清洗、组装、校准、灭菌等）所采用的方法或相应操作规程编号；

3. 详细的生产步骤和工艺参数说明（如物料的核对、预处理、加入物料的顺序、混合时间、温度等）；

4. 所有中间控制方法及标准；

5. 预期的最终产量限度，必要时，还应当说明中间产品的产量限度，以及物料平衡的计算方法和限度；

6. 待包装产品的贮存要求，包括容器、标签及特殊贮存条件；

7. 需要说明的注意事项。

（三）包装操作要求：

1. 以最终包装容器中产品的数量、重量或体积表示的包装形式；

2. 所需全部包装材料的完整清单，包括包装材料的名称、数量、规格、类型以及与质量标准有关的每一包装材料的代码；

3. 印刷包装材料的实样或复制品，并标明产品批号、有效期打印位置；

4. 需要说明的注意事项，包括对生产区和设备进行的检查，在包装操作开始前，确认包装生产线的清场已经完成等；

5. 包装操作步骤的说明，包括重要的辅助性操作和所用设备的注意事项、包装材料使用前的核对；

6. 中间控制的详细操作，包括取样方法及标准；

7. 待包装产品、印刷包装材料的物料平衡计算方法和限度。

第四节　批生产记录

第一百七十一条　每批产品均应当有相应的批生产记录，可追溯该批产品的生产历史以及与质量有关的情况。

第一百七十二条　批生产记录应当依据现行批准的工艺规程的相关内容制定。记录的设计应当避免填写差错。批生产记录的每一页应当标注产品的名称、规格和批号。

第一百七十三条　原版空白的批生产记录应当经生产管理负责人和质量管理负责人审核和批准。批生产记录的复制和发放均应当按照操作规程进行控制并有记录，每批产品的生产只能发放一份原版空白批生产记录的复制件。

第一百七十四条　在生产过程中，进行每项操作时应当及时记录，操作结束后，应当由生产操作人员确认并签注姓名和日期。

第一百七十五条　批生产记录的内容应当包括：

（一）产品名称、规格、批号；

（二）生产以及中间工序开始、结束的日期和时间；

（三）每一生产工序的负责人签名；

（四）生产步骤操作人员的签名；必要时，还应当有操作（如称量）复核人员的签名；

（五）每一原辅料的批号以及实际称量的数量（包括投入的回收或返工处理产品的批号及数量）；

（六）相关生产操作或活动、工艺参数及控制范围，以及所用主要生产设备的编号；

（七）中间控制结果的记录以及操作人员的签名；

（八）不同生产工序所得产量及必要时的物料平衡计算；

（九）对特殊问题或异常事件的记录，包括对偏离工艺规程的偏差情况的详细说明或调查报告，并经签字批准。

第五节　批包装记录

第一百七十六条　每批产品或每批中部分产品的包装，都应当有批包装记录，以便追溯该批产品包装操作以及与质量有关的情况。

第一百七十七条　批包装记录应当依据工艺规程中与包装相关的内容制定。记录的设计应当注意避免填写差错。批包装记录的每一页均应当标注所包装产品的名称、规格、包装形式和批号。

第一百七十八条　批包装记录应当有待包装产品的批号、数量以及成品的批号和计划数量。原版空白的批包装记录的审核、批准、复制和发放的要求与原版空白的批生产记录相同。

第一百七十九条　在包装过程中，进行每项操作时应当及时记录，操作结束后，应当由包装操作人员确认并签注姓名和日期。

第一百八十条　批包装记录的内容包括：

（一）产品名称、规格、包装形式、批号、生产日期和有效期；

（二）包装操作日期和时间；

（三）包装操作负责人签名；

（四）包装工序的操作人员签名；

（五）每一包装材料的名称、批号和实际使用的数量；

（六）根据工艺规程所进行的检查记录，包括中间控制结果；

（七）包装操作的详细情况，包括所用设备及包装生产线的编号；

（八）所用印刷包装材料的实样，并印有批号、有效期及其他打印内容；不易随批包装记录归档的印刷包装材料可采用印有上述内容的复制品；

（九）对特殊问题或异常事件的记录，包括对偏离工艺规程的偏差情况的详细说明或调查报告，并经签字批准；

（十）所有印刷包装材料和待包装产品的名称、代码，以及发放、使用、销毁或退库的数量、实际产量以及物料平衡检查。

第六节　操作规程和记录

第一百八十一条　操作规程的内容应当包括：题目、编号、版本号、颁发部门、生效日期、分发部门以及制定人、审核人、批准人的签名并注明日期，标题、正文及变更历史。

第一百八十二条　厂房、设备、物料、文件和记录应当有编号（或代码），并制定编制编号（或代码）的操作规程，确保编号（或代码）的唯一性。

第一百八十三条　下述活动也应当有相应的操作规程，其过程和结果应当有记录：

（一）确认和验证；

（二）设备的装配和校准；

（三）厂房和设备的维护、清洁和消毒；

（四）培训、更衣及卫生等与人员相关的事宜；

（五）环境监测；

（六）虫害控制；

（七）变更控制；

（八）偏差处理；

（九）投诉；

（十）药品召回；

（十一）退货。

第九章　生产管理

第一节　原　　则

第一百八十四条　所有药品的生产和包装均应当按照批准的工艺规程和操作规程进行操作并有相关记录，以确保药品达到规定的质量标准，并符合药品生产许可和注册批准的要求。

第一百八十五条　应当建立划分产品生产批次的操作规程，生产批次的划分应当能够确保同一批次产品质量和特性的均一性。

第一百八十六条 应当建立编制药品批号和确定生产日期的操作规程。每批药品均应当编制唯一的批号。除另有法定要求外，生产日期不得迟于产品成型或灌装（封）前经最后混合的操作开始日期，不得以产品包装日期作为生产日期。

第一百八十七条 每批产品应当检查产量和物料平衡，确保物料平衡符合设定的限度。如有差异，必须查明原因，确认无潜在质量风险后，方可按照正常产品处理。

第一百八十八条 不得在同一生产操作间同时进行不同品种和规格药品的生产操作，除非没有发生混淆或交叉污染的可能。

第一百八十九条 在生产的每一阶段，应当保护产品和物料免受微生物和其他污染。

第一百九十条 在干燥物料或产品，尤其是高活性、高毒性或高致敏性物料或产品的生产过程中，应当采取特殊措施，防止粉尘的产生和扩散。

第一百九十一条 生产期间使用的所有物料、中间产品或待包装产品的容器及主要设备、必要的操作室应当贴签标识或以其他方式标明生产中的产品或物料名称、规格和批号，如有必要，还应当标明生产工序。

第一百九十二条 容器、设备或设施所用标识应当清晰明了，标识的格式应当经企业相关部门批准。除在标识上使用文字说明外，还可采用不同的颜色区分被标识物的状态（如待验、合格、不合格或已清洁等）。

第一百九十三条 应当检查产品从一个区域输送至另一个区域的管道和其他设备连接，确保连接正确无误。

第一百九十四条 每次生产结束后应当进行清场，确保设备和工作场所没有遗留与本次生产有关的物料、产品和文件。下次生产开始前，应当对前次清场情况进行确认。

第一百九十五条 应当尽可能避免出现任何偏离工艺规程或操作规程的偏差。一旦出现偏差，应当按照偏差处理操作规程执行。

第一百九十六条 生产厂房应当仅限于经批准的人员出入。

第二节　防止生产过程中的污染和交叉污染

第一百九十七条 生产过程中应当尽可能采取措施，防止污染和交叉污染，如：

（一）在分隔的区域内生产不同品种的药品；

（二）采用阶段性生产方式；

（三）设置必要的气锁间和排风；空气洁净度级别不同的区域应当有压差控制；

（四）应当降低未经处理或未经充分处理的空气再次进入生产区导致污染的风险；

（五）在易产生交叉污染的生产区内，操作人员应当穿戴该区域专用的防护服；

（六）采用经过验证或已知有效的清洁和去污染操作规程进行设备清洁；必要时，应当对与物料直接接触的设备表面的残留物进行检测；

（七）采用密闭系统生产；

（八）干燥设备的进风应当有空气过滤器，排风应当有防止空气倒流装置；

（九）生产和清洁过程中应当避免使用易碎、易脱屑、易发霉器具；使用筛网时，应当有防止因筛网断裂而造成污染的措施；

（十）液体制剂的配制、过滤、灌封、灭菌等工序应当在规定时间内完成；

（十一）软膏剂、乳膏剂、凝胶剂等半固体制剂以及栓剂的中间产品应当规定贮存期和贮存条件。

第一百九十八条 应当定期检查防止污染和交叉污染的措施并评估其适用性和有效性。

第三节　生　产　操　作

第一百九十九条 生产开始前应当进行检查，确保设备和工作场所没有上批遗留的产品、文件或与本批产品生产无关的物料，设备处于已清洁及待用状态。检查结果应当有记录。

生产操作前，还应当核对物料或中间产品的名称、代码、批号和标识，确保生产所用物料或中间产品正确且符合要求。

第二百条 应当进行中间控制和必要的环境监测，并予以记录。

第二百零一条 每批药品的每一生产阶段完成后必须由生产操作人员清场，并填写清场记录。清场记录内容包括：操作间编号、产品名称、批号、生产工序、清场日期、检查项目及结果、清场负责人及复核人签名。清场记录应当纳入批生产记录。

第四节 包 装 操 作

第二百零二条 包装操作规程应当规定降低污染和交叉污染、混淆或差错风险的措施。

第二百零三条 包装开始前应当进行检查，确保工作场所、包装生产线、印刷机及其他设备已处于清洁或待用状态，无上批遗留的产品、文件或与本批产品包装无关的物料。检查结果应当有记录。

第二百零四条 包装操作前，还应当检查所领用的包装材料正确无误，核对待包装产品和所用包装材料的名称、规格、数量、质量状态，且与工艺规程相符。

第二百零五条 每一包装操作场所或包装生产线，应当有标识标明包装中的产品名称、规格、批号和批量的生产状态。

第二百零六条 有数条包装线同时进行包装时，应当采取隔离或其他有效防止污染、交叉污染或混淆的措施。

第二百零七条 待用分装容器在分装前应当保持清洁，避免容器中有玻璃碎屑、金属颗粒等污染物。

第二百零八条 产品分装、封口后应当及时贴签。未能及时贴签时，应当按照相关的操作规程操作，避免发生混淆或贴错标签等差错。

第二百零九条 单独打印或包装过程中在线打印的信息（如产品批号或有效期）均应当进行检查，确保其正确无误，并予以记录。如手工打印，应当增加检查频次。

第二百一十条 使用切割式标签或在包装线以外单独打印标签，应当采取专门措施，防止混淆。

第二百一十一条 应当对电子读码机、标签计数器或其他类似装置的功能进行检查，确保其准确运行。检查应当有记录。

第二百一十二条 包装材料上印刷或模压的内容应当清晰，不易褪色和擦除。

第二百一十三条 包装期间，产品的中间控制检查应当至少包括下述内容：

（一）包装外观；

（二）包装是否完整；

（三）产品和包装材料是否正确；

（四）打印信息是否正确；

（五）在线监控装置的功能是否正常。

样品从包装生产线取走后不应当再返还，以防止产品混淆或污染。

第二百一十四条 因包装过程产生异常情况而需要重新包装产品的，必须经专门检查、调查并由指定人员批准。重新包装应当有详细记录。

第二百一十五条 在物料平衡检查中，发现待包装产品、印刷包装材料以及成品数量有显著差异时，应当进行调查，未得出结论前，成品不得放行。

第二百一十六条 包装结束时，已打印批号的剩余包装材料应当由专人负责全部计数销毁，并有记录。如将未打印批号的印刷包装材料退库，应当按照操作规程执行。

第十章 质量控制与质量保证

第一节 质量控制实验室管理

第二百一十七条 质量控制实验室的人员、设施、设备应当与产品性质和生产规模相适应。

企业通常不得进行委托检验，确需委托检验的，应当按照第十一章中委托检验部分的规定，委托外部实验室进行检验，但应当在检验报告中予以说明。

第二百一十八条 质量控制负责人应当具有足够的管理实验室的资质和经验，可以管理同一企业的一个或多个实验室。

第二百一十九条 质量控制实验室的检验人员至少应当具有相关专业中专或高中以上学历，并经过与所从事的检验操作相关的实践培训且通过考核。

第二百二十条 质量控制实验室应当配备药典、标准图谱等必要的工具书，以及标准品或对照品等相关的标准物质。

第二百二十一条 质量控制实验室的文件应当符合第八章的原则，并符合下列要求：

（一）质量控制实验室应当至少有下列详细文件：

1. 质量标准；

2. 取样操作规程和记录；

3. 检验操作规程和记录（包括检验记录或实验室工作记事簿）；

4. 检验报告或证书；

5. 必要的环境监测操作规程、记录和报告；

6. 必要的检验方法验证报告和记录；

7. 仪器校准和设备使用、清洁、维护的操作规程及记录。

（二）每批药品的检验记录应当包括中间产品、待包装产品和成品的质量检验记录，可追溯该批药品所有相关的质量检验情况；

（三）宜采用便于趋势分析的方法保存某些数据（如检验数据、环境监测数据、制药用水的微生物监测数据）；

（四）除与批记录相关的资料信息外，还应当保存其他原始资料或记录，以方便查阅。

第二百二十二条 取样应当至少符合以下要求：

（一）质量管理部门的人员有权进入生产区和仓储区进行取样及调查；

（二）应当按照经批准的操作规程取样，操作规程应当详细规定：

1. 经授权的取样人；

2. 取样方法；

3. 所用器具；

4. 样品量；

5. 分样的方法；

6. 存放样品容器的类型和状态；

7. 取样后剩余部分及样品的处置和标识；

8. 取样注意事项，包括为降低取样过程产生的各种风险所采取的预防措施，尤其是无菌或有害物料的取样以及防止取样过程中污染和交叉污染的注意事项；

9. 贮存条件；

10. 取样器具的清洁方法和贮存要求。

（三）取样方法应当科学、合理，以保证样品的代表性；

（四）留样应当能够代表被取样批次的产品或物料，也可抽取其他样品来监控生产过程中最重要的环节（如生产的开始或结束）；

（五）样品的容器应当贴有标签，注明样品名称、批号、取样日期、取自哪一包装容器、取样人等信息；

（六）样品应当按照规定的贮存要求保存。

第二百二十三条 物料和不同生产阶段产品的检验应当至少符合以下要求：

（一）企业应当确保药品按照注册批准的方法进行全项检验；

（二）符合下列情形之一的，应当对检验方法进行验证：

1. 采用新的检验方法；

2. 检验方法需变更的；

3. 采用《中华人民共和国药典》及其他法定标准未收载的检验方法；

4. 法规规定的其他需要验证的检验方法。

（三）对不需要进行验证的检验方法，企业应当对检验方法进行确认，以确保检验数据准确、可靠；

（四）检验应当有书面操作规程，规定所用方法、仪器和设备，检验操作规程的内容应当与经确认或验证的检验方法一致；

（五）检验应当有可追溯的记录并应当复核，确保结果与记录一致。所有计算均应当严格核对；

（六）检验记录应当至少包括以下内容：

1. 产品或物料的名称、剂型、规格、批号或供货批号，必要时注明供应商和生产商（如不同）的名称或来源；

2. 依据的质量标准和检验操作规程；

3. 检验所用的仪器或设备的型号和编号；

4. 检验所用的试液和培养基的配制批号、对照品或标准品的来源和批号；

5. 检验所用动物的相关信息；

6. 检验过程，包括对照品溶液的配制、各项具体的检验操作、必要的环境温湿度；

7. 检验结果，包括观察情况、计算和图谱或曲线图，以及依据的检验报告编号；

8. 检验日期；

9. 检验人员的签名和日期；

10. 检验、计算复核人员的签名和日期。

（七）所有中间控制（包括生产人员所进行的中间控制），均应当按照经质量管理部门批准的方法进行，检验应当有记录；

（八）应当对实验室容量分析用玻璃仪器、试剂、试液、对照品以及培养基进行质量检查；

（九）必要时应当将检验用实验动物在使用前进行检验或隔离检疫。饲养和管理应当符合相关的实验动物管理规定。动物应当有标识，并应当保存使用的历史记录。

第二百二十四条　质量控制实验室应当建立检验结果超标调查的操作规程。任何检验结果超标都必须按照操作规程进行完整的调查，并有相应的记录。

第二百二十五条　企业按规定保存的、用于药品质量追溯或调查的物料、产品样品为留样。用于产品稳定性考察的样品不属于留样。

留样应当至少符合以下要求：

（一）应当按照操作规程对留样进行管理；

（二）留样应当能够代表被取样批次的物料或产品；

（三）成品的留样：

1. 每批药品均应当有留样；如果一批药品分成数次进行包装，则每次包装至少应当保留一件最小市售包装的成品；

2. 留样的包装形式应当与药品市售包装形式相同，原料药的留样如无法采用市售包装形式的，可采用模拟包装；

3. 每批药品的留样数量一般至少应当能够确保按照注册批准的质量标准完成两次全检（无菌检查和热原检查等除外）；

4. 如果不影响留样的包装完整性，保存期间内至少应当每年对留样进行一次目检观察，如有异常，应当进行彻底调查并采取相应的处理措施；

5. 留样观察应当有记录；

6. 留样应当按照注册批准的贮存条件至少保存至药品有效期后一年；

7. 如企业终止药品生产或关闭的，应当将留样转交受权单位保存，并告知当地药品监督管理部门，以便在必要时随时取得留样。

（四）物料的留样：

1. 制剂生产用每批原辅料和与药品直接接触的包装材料均应当有留样。与药品直接接触的包装材料（如输液瓶），如成品已有留样，可不必单独留样；

2. 物料的留样量应当至少满足鉴别的需要；

3. 除稳定性较差的原辅料外，用于制剂生产的原辅料（不包括生产过程中使用的溶剂、气体或制药用水）和与药品直接接触的包装材料的留样应当至少保存至产品放行后二年。如果物料的有效期较短，则留样时间可相应缩短；

4. 物料的留样应当按照规定的条件贮存，必要时还应当适当包装密封。

第二百二十六条 试剂、试液、培养基和检定菌的管理应当至少符合以下要求：

（一）试剂和培养基应当从可靠的供应商处采购，必要时应当对供应商进行评估；

（二）应当有接收试剂、试液、培养基的记录，必要时，应当在试剂、试液、培养基的容器上标注接收日期；

（三）应当按照相关规定或使用说明配制、贮存和使用试剂、试液和培养基。特殊情况下，在接收或使用前，还应当对试剂进行鉴别或其他检验；

（四）试液和已配制的培养基应当标注配制批号、配制日期和配制人员姓名，并有配制（包括灭菌）记录。不稳定的试剂、试液和培养基应当标注有效期及特殊贮存条件。标准液、滴定液还应当标注最后一次标化的日期和校正因子，并有标化记录；

（五）配制的培养基应当进行适用性检查，并有相关记录。应当有培养基使用记录；

（六）应当有检验所需的各种检定菌，并建立检定菌保存、传代、使用、销毁的操作规程和相应记录；

（七）检定菌应当有适当的标识，内容至少包括菌种名称、编号、代次、传代日期、传代操作人；

（八）检定菌应当按照规定的条件贮存，贮存的方式和时间不应当对检定菌的生长特性有不利影响。

第二百二十七条 标准品或对照品的管理应当至少符合以下要求：

（一）标准品或对照品应当按照规定贮存和使用；

（二）标准品或对照品应当有适当的标识，内容至少包括名称、批号、制备日期（如有）、有效期（如有）、首次开启日期、含量或效价、贮存条件；

（三）企业如需自制工作标准品或对照品，应当建立工作标准品或对照品的质量标准以及制备、鉴别、检验、批准和贮存的操作规程，每批工作标准品或对照品应当用法定标准品或对照品进行标化，并确定有效期，还应当通过定期标化证明工作标准品或对照品的效价或含量在有效期内保持稳定。标化的过程和结果应当有相应的记录。

第二节 物料和产品放行

第二百二十八条 应当分别建立物料和产品批准放行的操作规程，明确批准放行的标准、职责，并有相应的记录。

第二百二十九条 物料的放行应当至少符合以下要求：

（一）物料的质量评价内容应当至少包括生产商的检验报告、物料包装完整性和密封性的检查情况和检验结果；

（二）物料的质量评价应当有明确的结论，如批准放行、不合格或其他决定；

（三）物料应当由指定人员签名批准放行。

第二百三十条 产品的放行应当至少符合以下要求：

（一）在批准放行前，应当对每批药品进行质量评价，保证药品及其生产应当符合注册和本规范要求，并确认以下各项内容：

1. 主要生产工艺和检验方法经过验证；

2. 已完成所有必需的检查、检验，并综合考虑实际生产条件和生产记录；

3. 所有必需的生产和质量控制均已完成并经相关主管人员签名；

4. 变更已按照相关规程处理完毕，需要经药品监督管理部门批准的变更已得到批准；

5. 对变更或偏差已完成所有必要的取样、检查、检验和审核；

6. 所有与该批产品有关的偏差均已有明确的解释或说明，或者已经过彻底调查和适当处理；如偏差还涉及其他批次产品，应当一并处理。

（二）药品的质量评价应当有明确的结论，如批准放行、不合格或其他决定；

（三）每批药品均应当由质量受权人签名批准放行；

（四）疫苗类制品、血液制品、用于血源筛查的体外诊断试剂以及国家食品药品监督管理局规定的其他生物制品放行前还应当取得批签发合格证明。

第三节　持续稳定性考察

第二百三十一条　持续稳定性考察的目的是在有效期内监控已上市药品的质量，以发现药品与生产相关的稳定性问题（如杂质含量或溶出度特性的变化），并确定药品能够在标示的贮存条件下，符合质量标准的各项要求。

第二百三十二条　持续稳定性考察主要针对市售包装药品，但也需兼顾待包装产品。例如，当待包装产品在完成包装前，或从生产厂运输到包装厂，还需要长期贮存时，应当在相应的环境条件下，评估其对包装后产品稳定性的影响。此外，还应当考虑对贮存时间较长的中间产品进行考察。

第二百三十三条　持续稳定性考察应当有考察方案，结果应当有报告。用于持续稳定性考察的设备（尤其是稳定性试验设备或设施）应当按照第七章和第五章的要求进行确认和维护。

第二百三十四条　持续稳定性考察的时间应当涵盖药品有效期，考察方案应当至少包括以下内容：

（一）每种规格、每个生产批量药品的考察批次数；

（二）相关的物理、化学、微生物和生物学检验方法，可考虑采用稳定性考察专属的检验方法；

（三）检验方法依据；

（四）合格标准；

（五）容器密封系统的描述；

（六）试验间隔时间（测试时间点）；

（七）贮存条件（应当采用与药品标示贮存条件相对应的《中华人民共和国药典》规定的长期稳定性试验标准条件）；

（八）检验项目，如检验项目少于成品质量标准所包含的项目，应当说明理由。

第二百三十五条　考察批次数和检验频次应当能够获得足够的数据，以供趋势分析。通常情况下，每种规格、每种内包装形式的药品，至少每年应当考察一个批次，除非当年没有生产。

第二百三十六条　某些情况下，持续稳定性考察中应当额外增加批次数，如重大变更或生产和包装有重大偏差的药品应当列入稳定性考察。此外，重新加工、返工或回收的批次，也应当考虑列入考察，除非已经过验证和稳定性考察。

第二百三十七条　关键人员，尤其是质量受权人，应当了解持续稳定性考察的结果。当持续稳定性考察不在待包装产品和成品的生产企业进行时，则相关各方之间应当有书面协议，且均应当保存持续稳定性考察的结果以供药品监督管理部门审查。

第二百三十八条　应当对不符合质量标准的结果或重要的异常趋势进行调查。对任何已确认的不符合质量标准的结果或重大不良趋势，企业都应当考虑是否可能对已上市药品造成影响，必要时应当实施召回，调查结果以及采取的措施应当报告当地药品监督管理部门。

第二百三十九条　应当根据所获得的全部数据资料，包括考察的阶段性结论，撰写总结报告并保存。应当定期审核总结报告。

第四节　变 更 控 制

第二百四十条　企业应当建立变更控制系统，对所有影响产品质量的变更进行评估和管理。需要经药品监督管理部门批准的变更应当在得到批准后方可实施。

第二百四十一条　应当建立操作规程，规定原辅料、包装材料、质量标准、检验方法、操作规程、厂房、设施、设备、仪器、生产工艺和计算机软件变更的申请、评估、审核、批准和实施。质量管理部门应当指定专人负责变更控制。

第二百四十二条　变更都应当评估其对产品质量的潜在影响。企业可以根据变更的性质、范围、对产品质量潜在影响的程度将变更分类（如主要、次要变更）。判断变更所需的验证、额外的检验以及稳定性考察应当有科学依据。

第二百四十三条 与产品质量有关的变更由申请部门提出后，应当经评估、制定实施计划并明确实施职责，最终由质量管理部门审核批准。变更实施应当有相应的完整记录。

第二百四十四条 改变原辅料、与药品直接接触的包装材料、生产工艺、主要生产设备以及其他影响药品质量的主要因素时，还应当对变更实施后最初至少三个批次的药品质量进行评估。如果变更可能影响药品的有效期，则质量评估还应当包括对变更实施后生产的药品进行稳定性考察。

第二百四十五条 变更实施时，应当确保与变更相关的文件均已修订。

第二百四十六条 质量管理部门应当保存所有变更的文件和记录。

第五节 偏差处理

第二百四十七条 各部门负责人应当确保所有人员正确执行生产工艺、质量标准、检验方法和操作规程，防止偏差的产生。

第二百四十八条 企业应当建立偏差处理的操作规程，规定偏差的报告、记录、调查、处理以及所采取的纠正措施，并有相应的记录。

第二百四十九条 任何偏差都应当评估其对产品质量的潜在影响。企业可以根据偏差的性质、范围、对产品质量潜在影响的程度将偏差分类（如重大、次要偏差），对重大偏差的评估还应当考虑是否需要对产品进行额外的检验以及对产品有效期的影响，必要时，应当对涉及重大偏差的产品进行稳定性考察。

第二百五十条 任何偏离生产工艺、物料平衡限度、质量标准、检验方法、操作规程等的情况均应当有记录，并立即报告主管人员及质量管理部门，应当有清楚的说明，重大偏差应当由质量管理部门会同其他部门进行彻底调查，并有调查报告。偏差调查报告应当由质量管理部门的指定人员审核并签字。

企业还应当采取预防措施有效防止类似偏差的再次发生。

第二百五十一条 质量管理部门应当负责偏差的分类，保存偏差调查、处理的文件和记录。

第六节 纠正措施和预防措施

第二百五十二条 企业应当建立纠正措施和预防措施系统，对投诉、召回、偏差、自检或外部检查结果、工艺性能和质量监测趋势等进行调查并采取纠正和预防措施。调查的深度和形式应当与风险的级别相适应。纠正措施和预防措施系统应当能够增进对产品和工艺的理解，改进产品和工艺。

第二百五十三条 企业应当建立实施纠正和预防措施的操作规程，内容至少包括：

（一）对投诉、召回、偏差、自检或外部检查结果、工艺性能和质量监测趋势以及其他来源的质量数据进行分析，确定已有和潜在的质量问题。必要时，应当采用适当的统计学方法；

（二）调查与产品、工艺和质量保证系统有关的原因；

（三）确定所需采取的纠正和预防措施，防止问题的再次发生；

（四）评估纠正和预防措施的合理性、有效性和充分性；

（五）对实施纠正和预防措施过程中所有发生的变更应当予以记录；

（六）确保相关信息已传递到质量受权人和预防问题再次发生的直接负责人；

（七）确保相关信息及其纠正和预防措施已通过高层管理人员的评审。

第二百五十四条 实施纠正和预防措施应当有文件记录，并由质量管理部门保存。

第七节 供应商的评估和批准

第二百五十五条 质量管理部门应当对所有生产用物料的供应商进行质量评估，会同有关部门对主要物料供应商（尤其是生产商）的质量体系进行现场质量审计，并对质量评估不符合要求的供应商行使否决权。

主要物料的确定应当综合考虑企业所生产的药品质量风险、物料用量以及物料对药品质量的影响程度等因素。

企业法定代表人、企业负责人及其他部门的人员不得干扰或妨碍质量管理部门对物料供应商独立作出质量评估。

第二百五十六条 应当建立物料供应商评估和批准的操作规程，明确供应商的资质、选择的原则、质量评估方式、评估标准、物料供应商批准的程序。

如质量评估需采用现场质量审计方式的，还应当明确审计内容、周期、审计人员的组成及资质。需采用样品小批量试生产的，还应当明确生产批量、生产工艺、产品质量标准、稳定性考察方案。

第二百五十七条　质量管理部门应当指定专人负责物料供应商质量评估和现场质量审计，分发经批准的合格供应商名单。被指定的人员应当具有相关的法规和专业知识，具有足够的质量评估和现场质量审计的实践经验。

第二百五十八条　现场质量审计应当核实供应商资质证明文件和检验报告的真实性，核实是否具备检验条件。应当对其人员机构、厂房设施和设备、物料管理、生产工艺流程和生产管理、质量控制实验室的设备、仪器、文件管理等进行检查，以全面评估其质量保证系统。现场质量审计应当有报告。

第二百五十九条　必要时，应当对主要物料供应商提供的样品进行小批量试生产，并对试生产的药品进行稳定性考察。

第二百六十条　质量管理部门对物料供应商的评估至少应当包括：供应商的资质证明文件、质量标准、检验报告、企业对物料样品的检验数据和报告。如进行现场质量审计和样品小批量试生产的，还应当包括现场质量审计报告，以及小试产品的质量检验报告和稳定性考察报告。

第二百六十一条　改变物料供应商，应当对新的供应商进行质量评估；改变主要物料供应商的，还需要对产品进行相关的验证及稳定性考察。

第二百六十二条　质量管理部门应当向物料管理部门分发经批准的合格供应商名单，该名单内容至少包括物料名称、规格、质量标准、生产商名称和地址、经销商（如有）名称等，并及时更新。

第二百六十三条　质量管理部门应当与主要物料供应商签订质量协议，在协议中应当明确双方所承担的质量责任。

第二百六十四条　质量管理部门应当定期对物料供应商进行评估或现场质量审计，回顾分析物料质量检验结果、质量投诉和不合格处理记录。如物料出现质量问题或生产条件、工艺、质量标准和检验方法等可能影响质量的关键因素发生重大改变时，还应当尽快进行相关的现场质量审计。

第二百六十五条　企业应当对每家物料供应商建立质量档案，档案内容应当包括供应商的资质证明文件、质量协议、质量标准、样品检验数据和报告、供应商的检验报告、现场质量审计报告、产品稳定性考察报告、定期的质量回顾分析报告等。

第八节　产品质量回顾分析

第二百六十六条　应当按照操作规程，每年对所有生产的药品按品种进行产品质量回顾分析，以确认工艺稳定可靠，以及原辅料、成品现行质量标准的适用性，及时发现不良趋势，确定产品及工艺改进的方向。应当考虑以往回顾分析的历史数据，还应当对产品质量回顾分析的有效性进行自检。

当有合理的科学依据时，可按照产品的剂型分类进行质量回顾，如固体制剂、液体制剂和无菌制剂等。

回顾分析应当有报告。

企业至少应当对下列情形进行回顾分析：

（一）产品所用原辅料的所有变更，尤其是来自新供应商的原辅料；

（二）关键中间控制点及成品的检验结果；

（三）所有不符合质量标准的批次及其调查；

（四）所有重大偏差及相关的调查、所采取的整改措施和预防措施的有效性；

（五）生产工艺或检验方法等的所有变更；

（六）已批准或备案的药品注册所有变更；

（七）稳定性考察的结果及任何不良趋势；

（八）所有因质量原因造成的退货、投诉、召回及调查；

（九）与产品工艺或设备相关的纠正措施的执行情况和效果；

（十）新获批准和有变更的药品，按照注册要求上市后应当完成的工作情况；

（十一）相关设备和设施，如空调净化系统、水系统、压缩空气等的确认状态；

（十二）委托生产或检验的技术合同履行情况。

第二百六十七条 应当对回顾分析的结果进行评估，提出是否需要采取纠正和预防措施或进行再确认或再验证的评估意见及理由，并及时、有效地完成整改。

第二百六十八条 药品委托生产时，委托方和受托方之间应当有书面的技术协议，规定产品质量回顾分析中各方的责任，确保产品质量回顾分析按时进行并符合要求。

第九节 投诉与不良反应报告

第二百六十九条 应当建立药品不良反应报告和监测管理制度，设立专门机构并配备专职人员负责管理。

第二百七十条 应当主动收集药品不良反应，对不良反应应当详细记录、评价、调查和处理，及时采取措施控制可能存在的风险，并按照要求向药品监督管理部门报告。

第二百七十一条 应当建立操作规程，规定投诉登记、评价、调查和处理的程序，并规定因可能的产品缺陷发生投诉时所采取的措施，包括考虑是否有必要从市场召回药品。

第二百七十二条 应当有专人及足够的辅助人员负责进行质量投诉的调查和处理，所有投诉、调查的信息应当向质量受权人通报。

第二百七十三条 所有投诉都应当登记与审核，与产品质量缺陷有关的投诉，应当详细记录投诉的各个细节，并进行调查。

第二百七十四条 发现或怀疑某批药品存在缺陷，应当考虑检查其他批次的药品，查明其是否受到影响。

第二百七十五条 投诉调查和处理应当有记录，并注明所查相关批次产品的信息。

第二百七十六条 应当定期回顾分析投诉记录，以便发现需要警觉、重复出现以及可能需要从市场召回药品的问题，并采取相应措施。

第二百七十七条 企业出现生产失误、药品变质或其他重大质量问题，应当及时采取相应措施，必要时还应当向当地药品监督管理部门报告。

第十一章 委托生产与委托检验

第一节 原　则

第二百七十八条 为确保委托生产产品的质量和委托检验的准确性和可靠性，委托方和受托方必须签订书面合同，明确规定各方责任、委托生产或委托检验的内容及相关的技术事项。

第二百七十九条 委托生产或委托检验的所有活动，包括在技术或其他方面拟采取的任何变更，均应当符合药品生产许可和注册的有关要求。

第二节 委　托　方

第二百八十条 委托方应当对受托方进行评估，对受托方的条件、技术水平、质量管理情况进行现场考核，确认其具有完成受托工作的能力，并能保证符合本规范的要求。

第二百八十一条 委托方应当向受托方提供所有必要的资料，以使受托方能够按照药品注册和其他法定要求正确实施所委托的操作。

委托方应当使受托方充分了解与产品或操作相关的各种问题，包括产品或操作对受托方的环境、厂房、设备、人员及其他物料或产品可能造成的危害。

第二百八十二条 委托方应当对受托生产或检验的全过程进行监督。

第二百八十三条 委托方应当确保物料和产品符合相应的质量标准。

第三节 受　托　方

第二百八十四条 受托方必须具备足够的厂房、设备、知识和经验以及人员，满足委托方所委托的生产或检验工作的要求。

第二百八十五条 受托方应当确保所收到委托方提供的物料、中间产品和待包装产品适用于预定用途。

第二百八十六条 受托方不得从事对委托生产或检验的产品质量有不利影响的活动。

第四节 合　同

第二百八十七条 委托方与受托方之间签订的合同应当详细规定各自的产品生产和控制职责，其中的技术性条款应当由具有制药技术、检验专业知识和熟悉本规范的主管人员拟订。委托生产及检验的各项工作必须符合药品生产许可和药品注册的有关要求并经双方同意。

第二百八十八条　合同应当详细规定质量受权人批准放行每批药品的程序，确保每批产品都已按照药品注册的要求完成生产和检验。

第二百八十九条　合同应当规定何方负责物料的采购、检验、放行、生产和质量控制（包括中间控制），还应当规定何方负责取样和检验。

在委托检验的情况下，合同应当规定受托方是否在委托方的厂房内取样。

第二百九十条　合同应当规定由受托方保存的生产、检验和发运记录及样品，委托方应当能够随时调阅或检查；出现投诉、怀疑产品有质量缺陷或召回时，委托方应当能够方便地查阅所有与评价产品质量相关的记录。

第二百九十一条　合同应当明确规定委托方可以对受托方进行检查或现场质量审计。

第二百九十二条　委托检验合同应当明确受托方有义务接受药品监督管理部门检查。

第十二章　产品发运与召回

第一节　原　　则

第二百九十三条　企业应当建立产品召回系统，必要时可迅速、有效地从市场召回任何一批存在安全隐患的产品。

第二百九十四条　因质量原因退货和召回的产品，均应当按照规定监督销毁，有证据证明退货产品质量未受影响的除外。

第二节　发　　运

第二百九十五条　每批产品均应当有发运记录。根据发运记录，应当能够追查每批产品的销售情况，必要时应当能够及时全部追回，发运记录内容应当包括：产品名称、规格、批号、数量、收货单位和地址、联系方式、发货日期、运输方式等。

第二百九十六条　药品发运的零头包装只限两个批号为一个合箱，合箱外应当标明全部批号，并建立合箱记录。

第二百九十七条　发运记录应当至少保存至药品有效期后一年。

第三节　召　　回

第二百九十八条　应当制定召回操作规程，确保召回工作的有效性。

第二百九十九条　应当指定专人负责组织协调召回工作，并配备足够数量的人员。产品召回负责人应当独立于销售和市场部门；如产品召回负责人不是质量受权人，则应当向质量受权人通报召回处理情况。

第三百条　召回应当能够随时启动，并迅速实施。

第三百零一条　因产品存在安全隐患决定从市场召回的，应当立即向当地药品监督管理部门报告。

第三百零二条　产品召回负责人应当能够迅速查阅到药品发运记录。

第三百零三条　已召回的产品应当有标识，并单独、妥善贮存，等待最终处理决定。

第三百零四条　召回的进展过程应当有记录，并有最终报告。产品发运数量、已召回数量以及数量平衡情况应当在报告中予以说明。

第三百零五条　应当定期对产品召回系统的有效性进行评估。

第十三章　自　　检

第一节　原　　则

第三百零六条　质量管理部门应当定期组织对企业进行自检，监控本规范的实施情况，评估企业是否符合本规范要求，并提出必要的纠正和预防措施。

第二节　自　　检

第三百零七条　自检应当有计划，对机构与人员、厂房与设施、设备、物料与产品、确认与验证、文件管理、生产管理、质量控制与质量保证、委托生产与委托检验、产品发运与召回等项目定期进行检查。

第三百零八条 应当由企业指定人员进行独立、系统、全面的自检，也可由外部人员或专家进行独立的质量审计。

第三百零九条 自检应当有记录。自检完成后应当有自检报告，内容至少包括自检过程中观察到的所有情况、评价的结论以及提出纠正和预防措施的建议。自检情况应当报告企业高层管理人员。

第十四章　附　　则

第三百一十条 本规范为药品生产质量管理的基本要求。对无菌药品、生物制品、血液制品等药品或生产质量管理活动的特殊要求，由国家食品药品监督管理局以附录方式另行制定。

第三百一十一条 企业可以采用经过验证的替代方法，达到本规范的要求。

第三百一十二条 本规范下列术语（按汉语拼音排序）的含义是：

（一）包装

待包装产品变成成品所需的所有操作步骤，包括分装、贴签等。但无菌生产工艺中产品的无菌灌装，以及最终灭菌产品的灌装等不视为包装。

（二）包装材料

药品包装所用的材料，包括与药品直接接触的包装材料和容器、印刷包装材料，但不包括发运用的外包装材料。

（三）操作规程

经批准用来指导设备操作、维护与清洁、验证、环境控制、取样和检验等药品生产活动的通用性文件，也称标准操作规程。

（四）产品

包括药品的中间产品、待包装产品和成品。

（五）产品生命周期

产品从最初的研发、上市直至退市的所有阶段。

（六）成品

已完成所有生产操作步骤和最终包装的产品。

（七）重新加工

将某一生产工序生产的不符合质量标准的一批中间产品或待包装产品的一部分或全部，采用不同的生产工艺进行再加工，以符合预定的质量标准。

（八）待包装产品

尚未进行包装但已完成所有其他加工工序的产品。

（九）待验

指原辅料、包装材料、中间产品、待包装产品或成品，采用物理手段或其他有效方式将其隔离或区分，在允许用于投料生产或上市销售之前贮存、等待作出放行决定的状态。

（十）发放

指生产过程中物料、中间产品、待包装产品、文件、生产用模具等在企业内部流转的一系列操作。

（十一）复验期

原辅料、包装材料贮存一定时间后，为确保其仍适用于预定用途，由企业确定的需重新检验的日期。

（十二）发运

指企业将产品发送到经销商或用户的一系列操作，包括配货、运输等。

（十三）返工

将某一生产工序生产的不符合质量标准的一批中间产品或待包装产品、成品的一部分或全部返回到之前的工序，采用相同的生产工艺进行再加工，以符合预定的质量标准。

（十四）放行

对一批物料或产品进行质量评价，作出批准使用或投放市场或其他决定的操作。

（十五）高层管理人员

在企业内部最高层指挥和控制企业、具有调动资源的权力和职责的人员。

（十六）工艺规程

为生产特定数量的成品而制定的一个或一套文件，包括生产处方、生产操作要求和包装操作要求，规定原辅料和包装材料的数量、工艺参数和条件、加工说明（包括中间控制）、注意事项等内容。

（十七）供应商

指物料、设备、仪器、试剂、服务等的提供方，如生产商、经销商等。

（十八）回收

在某一特定的生产阶段，将以前生产的一批或数批符合相应质量要求的产品的一部分或全部，加入到另一批次中的操作。

（十九）计算机化系统

用于报告或自动控制的集成系统，包括数据输入、电子处理和信息输出。

（二十）交叉污染

不同原料、辅料及产品之间发生的相互污染。

（二十一）校准

在规定条件下，确定测量、记录、控制仪器或系统的示值（尤指称量）或实物量具所代表的量值，与对应的参照标准量值之间关系的一系列活动。

（二十二）阶段性生产方式

指在共用生产区内，在一段时间内集中生产某一产品，再对相应的共用生产区、设施、设备、工器具等进行彻底清洁，更换生产另一种产品的方式。

（二十三）洁净区

需要对环境中尘粒及微生物数量进行控制的房间（区域），其建筑结构、装备及其使用应当能够减少该区域内污染物的引入、产生和滞留。

（二十四）警戒限度

系统的关键参数超出正常范围，但未达到纠偏限度，需要引起警觉，可能需要采取纠正措施的限度标准。

（二十五）纠偏限度

系统的关键参数超出可接受标准，需要进行调查并采取纠正措施的限度标准。

（二十六）检验结果超标

检验结果超出法定标准及企业制定标准的所有情形。

（二十七）批

经一个或若干加工过程生产的、具有预期均一质量和特性的一定数量的原辅料、包装材料或成品。为完成某些生产操作步骤，可能有必要将一批产品分成若干亚批，最终合并成为一个均一的批。在连续生产情况下，批必须与生产中具有预期均一特性的确定数量的产品相对应，批量可以是固定数量或固定时间段内生产的产品量。

例如：口服或外用的固体、半固体制剂在成型或分装前使用同一台混合设备一次混合所生产的均质产品为一批；口服或外用的液体制剂以灌装（封）前经最后混合的药液所生产的均质产品为一批。

（二十八）批号

用于识别一个特定批的具有唯一性的数字和（或）字母的组合。

（二十九）批记录

用于记述每批药品生产、质量检验和放行审核的所有文件和记录，可追溯所有与成品质量有关的历史信息。

（三十）气锁间

设置于两个或数个房间之间（如不同洁净度级别的房间之间）的具有两扇或多扇门的隔离空间。设置气锁间的目的是在人员或物料出入时，对气流进行控制。气锁间有人员气锁间和物料气锁间。

（三十一）企业

在本规范中如无特别说明，企业特指药品生产企业。

（三十二）确认

证明厂房、设施、设备能正确运行并可达到预期结果的一系列活动。

（三十三）退货

将药品退还给企业的活动。

（三十四）文件

本规范所指的文件包括质量标准、工艺规程、操作规程、记录、报告等。

（三十五）物料

指原料、辅料和包装材料等。

例如：化学药品制剂的原料是指原料药；生物制品的原料是指原材料；中药制剂的原料是指中药材、中药饮片和外购中药提取物；原料药的原料是指用于原料药生产的除包装材料以外的其他物料。

（三十六）物料平衡

产品或物料实际产量或实际用量及收集到的损耗之和与理论产量或理论用量之间的比较，并考虑可允许的偏差范围。

（三十七）污染

在生产、取样、包装或重新包装、贮存或运输等操作过程中，原辅料、中间产品、待包装产品、成品受到具有化学或微生物特性的杂质或异物的不利影响。

（三十八）验证

证明任何操作规程（或方法）、生产工艺或系统能够达到预期结果的一系列活动。

（三十九）印刷包装材料

指具有特定式样和印刷内容的包装材料，如印字铝箔、标签、说明书、纸盒等。

（四十）原辅料

除包装材料之外，药品生产中使用的任何物料。

（四十一）中间产品

指完成部分加工步骤的产品，尚需进一步加工方可成为待包装产品。

（四十二）中间控制

也称过程控制，指为确保产品符合有关标准，生产中对工艺过程加以监控，以便在必要时进行调节而做的各项检查。可将对环境或设备控制视作中间控制的一部分。

第三百一十三条 本规范自 2011 年 3 月 1 日起施行。按照《中华人民共和国药品管理法》第九条规定，具体实施办法和实施步骤由国家食品药品监督管理局规定。

附录三　药品经营质量管理规范

（2000 年 4 月 30 日原国家药品监督管理局局令第 20 号公布 2012 年 11 月 6 日
原卫生部部务会议第一次修订 2015 年 5 月 18 日国家食品药品监督管理
总局局务会议第二次修订 根据 2016 年 6 月 30 日
国家食品药品监督管理总局局务会议
《关于修改〈药品经营质量管理规范〉的决定》修正）

第一章　总　　则

第一条　为加强药品经营质量管理，规范药品经营行为，保障人体用药安全、有效，根据《中华人民共和国药品管理法》、《中华人民共和国药品管理法实施条例》，制定本规范。

第二条　本规范是药品经营管理和质量控制的基本准则。

企业应当在药品采购、储存、销售、运输等环节采取有效的质量控制措施，确保药品质量，并按照国家有关要求建立药品追溯系统，实现药品可追溯。

第三条　药品经营企业应当严格执行本规范。

药品生产企业销售药品、药品流通过程中其他涉及储存与运输药品的，也应当符合本规范相关要求。

第四条　药品经营企业应当坚持诚实守信，依法经营。禁止任何虚假、欺骗行为。

第二章　药品批发的质量管理

第一节　质量管理体系

第五条　企业应当依据有关法律法规及本规范的要求建立质量管理体系，确定质量方针，制定质量管理体系文件，开展质量策划、质量控制、质量保证、质量改进和质量风险管理等活动。

第六条　企业制定的质量方针文件应当明确企业总的质量目标和要求，并贯彻到药品经营活动的全过程。

第七条　企业质量管理体系应当与其经营范围和规模相适应，包括组织机构、人员、设施设备、质量管理体系文件及相应的计算机系统等。

第八条　企业应当定期以及在质量管理体系关键要素发生重大变化时，组织开展内审。

第九条　企业应当对内审的情况进行分析，依据分析结论制定相应的质量管理体系改进措施，不断提高质量控制水平，保证质量管理体系持续有效运行。

第十条　企业应当采用前瞻或者回顾的方式，对药品流通过程中的质量风险进行评估、控制、沟通和审核。

第十一条　企业应当对药品供货单位、购货单位的质量管理体系进行评价，确认其质量保证能力和质量信誉，必要时进行实地考察。

第十二条　企业应当全员参与质量管理。各部门、岗位人员应当正确理解并履行职责，承担相应质量责任。

第二节　组织机构与质量管理职责

第十三条　企业应当设立与其经营活动和质量管理相适应的组织机构或者岗位，明确规定其职责、权限及相互关系。

第十四条　企业负责人是药品质量的主要责任人，全面负责企业日常管理，负责提供必要的条件，保证质量管理部门和质量管理人员有效履行职责，确保企业实现质量目标并按照本规范要求经营药品。

第十五条　企业质量负责人应当由高层管理人员担任，全面负责药品质量管理工作，独立履行职责，在企业内部对药品质量管理具有裁决权。

第十六条 企业应当设立质量管理部门,有效开展质量管理工作。质量管理部门的职责不得由其他部门及人员履行。

第十七条 质量管理部门应当履行以下职责:

(一)督促相关部门和岗位人员执行药品管理的法律法规及本规范;

(二)组织制订质量管理体系文件,并指导、监督文件的执行;

(三)负责对供货单位和购货单位的合法性、购进药品的合法性以及供货单位销售人员、购货单位采购人员的合法资格进行审核,并根据审核内容的变化进行动态管理;

(四)负责质量信息的收集和管理,并建立药品质量档案;

(五)负责药品的验收,指导并监督药品采购、储存、养护、销售、退货、运输等环节的质量管理工作;

(六)负责不合格药品的确认,对不合格药品的处理过程实施监督;

(七)负责药品质量投诉和质量事故的调查、处理及报告;

(八)负责假劣药品的报告;

(九)负责药品质量查询;

(十)负责指导设定计算机系统质量控制功能;

(十一)负责计算机系统操作权限的审核和质量管理基础数据的建立及更新;

(十二)组织验证、校准相关设施设备;

(十三)负责药品召回的管理;

(十四)负责药品不良反应的报告;

(十五)组织质量管理体系的内审和风险评估;

(十六)组织对药品供货单位及购货单位质量管理体系和服务质量的考察和评价;

(十七)组织对被委托运输的承运方运输条件和质量保障能力的审查;

(十八)协助开展质量管理教育和培训;

(十九)其他应当由质量管理部门履行的职责。

第三节 人员与培训

第十八条 企业从事药品经营和质量管理工作的人员,应当符合有关法律法规及本规范规定的资格要求,不得有相关法律法规禁止从业的情形。

第十九条 企业负责人应当具有大学专科以上学历或者中级以上专业技术职称,经过基本的药学专业知识培训,熟悉有关药品管理的法律法规及本规范。

第二十条 企业质量负责人应当具有大学本科以上学历、执业药师资格和3年以上药品经营质量管理工作经历,在质量管理工作中具备正确判断和保障实施的能力。

第二十一条 企业质量管理部门负责人应当具有执业药师资格和3年以上药品经营质量管理工作经历,能独立解决经营过程中的质量问题。

第二十二条 企业应当配备符合以下资格要求的质量管理、验收及养护等岗位人员:

(一)从事质量管理工作的,应当具有药学中专或者医学、生物、化学等相关专业大学专科以上学历或者具有药学初级以上专业技术职称;

(二)从事验收、养护工作的,应当具有药学或者医学、生物、化学等相关专业中专以上学历或者具有药学初级以上专业技术职称;

(三)从事中药材、中药饮片验收工作的,应当具有中药学专业中专以上学历或者具有中药学中级以上专业技术职称;从事中药材、中药饮片养护工作的,应当具有中药学专业中专以上学历或者具有中药学初级以上专业技术职称;直接收购地产中药材的,验收人员应当具有中药学中级以上专业技术职称。

从事疫苗配送的,还应当配备2名以上专业技术人员专门负责疫苗质量管理和验收工作。专业技术人员应当具有预防医学、药学、微生物学或者医学等专业本科以上学历及中级以上专业技术职称,并有3年以上从事疫苗管理或者技术工作经历。

第二十三条 从事质量管理、验收工作的人员应当在职在岗，不得兼职其他业务工作。

第二十四条 从事采购工作的人员应当具有药学或者医学、生物、化学等相关专业中专以上学历，从事销售、储存等工作的人员应当具有高中以上文化程度。

第二十五条 企业应当对各岗位人员进行与其职责和工作内容相关的岗前培训和继续培训，以符合本规范要求。

第二十六条 培训内容应当包括相关法律法规、药品专业知识及技能、质量管理制度、职责及岗位操作规程等。

第二十七条 企业应当按照培训管理制度制定年度培训计划并开展培训，使相关人员能正确理解并履行职责。培训工作应当做好记录并建立档案。

第二十八条 从事特殊管理的药品和冷藏冷冻药品的储存、运输等工作的人员，应当接受相关法律法规和专业知识培训并经考核合格后方可上岗。

第二十九条 企业应当制定员工个人卫生管理制度，储存、运输等岗位人员的着装应当符合劳动保护和产品防护的要求。

第三十条 质量管理、验收、养护、储存等直接接触药品岗位的人员应当进行岗前及年度健康检查，并建立健康档案。患有传染病或者其他可能污染药品的疾病的，不得从事直接接触药品的工作。身体条件不符合相应岗位特定要求的，不得从事相关工作。

第四节 质量管理体系文件

第三十一条 企业制定质量管理体系文件应当符合企业实际。文件包括质量管理制度、部门及岗位职责、操作规程、档案、报告、记录和凭证等。

第三十二条 文件的起草、修订、审核、批准、分发、保管，以及修改、撤销、替换、销毁等应当按照文件管理操作规程进行，并保存相关记录。

第三十三条 文件应当标明题目、种类、目的以及文件编号和版本号。文字应当准确、清晰、易懂。文件应当分类存放，便于查阅。

第三十四条 企业应当定期审核、修订文件，使用的文件应当为现行有效的文本，已废止或者失效的文件除留档备查外，不得在工作现场出现。

第三十五条 企业应当保证各岗位获得与其工作内容相对应的必要文件，并严格按照规定开展工作。

第三十六条 质量管理制度应当包括以下内容：

（一）质量管理体系内审的规定；

（二）质量否决权的规定；

（三）质量管理文件的管理；

（四）质量信息的管理；

（五）供货单位、购货单位、供货单位销售人员及购货单位采购人员等资格审核的规定；

（六）药品采购、收货、验收、储存、养护、销售、出库、运输的管理；

（七）特殊管理的药品的规定；

（八）药品有效期的管理；

（九）不合格药品、药品销毁的管理；

（十）药品退货的管理；

（十一）药品召回的管理；

（十二）质量查询的管理；

（十三）质量事故、质量投诉的管理；

（十四）药品不良反应报告的规定；

（十五）环境卫生、人员健康的规定；

（十六）质量方面的教育、培训及考核的规定；

（十七）设施设备保管和维护的管理；

（十八）设施设备验证和校准的管理；

（十九）记录和凭证的管理；

（二十）计算机系统的管理；

（二十一）药品追溯的规定；

（二十二）其他应当规定的内容。

第三十七条 部门及岗位职责应当包括：

（一）质量管理、采购、储存、销售、运输、财务和信息管理等部门职责；

（二）企业负责人、质量负责人及质量管理、采购、储存、销售、运输、财务和信息管理等部门负责人的岗位职责；

（三）质量管理、采购、收货、验收、储存、养护、销售、出库复核、运输、财务、信息管理等岗位职责；

（四）与药品经营相关的其他岗位职责。

第三十八条 企业应当制定药品采购、收货、验收、储存、养护、销售、出库复核、运输等环节及计算机系统的操作规程。

第三十九条 企业应当建立药品采购、验收、养护、销售、出库复核、销后退回和购进退出、运输、储运温湿度监测、不合格药品处理等相关记录，做到真实、完整、准确、有效和可追溯。

第四十条 通过计算机系统记录数据时，有关人员应当按照操作规程，通过授权及密码登录后方可进行数据的录入或者复核；数据的更改应当经质量管理部门审核并在其监督下进行，更改过程应当留有记录。

第四十一条 书面记录及凭证应当及时填写，并做到字迹清晰，不得随意涂改，不得撕毁。更改记录的，应当注明理由、日期并签名，保持原有信息清晰可辨。

第四十二条 记录及凭证应当至少保存5年。疫苗、特殊管理的药品的记录及凭证按相关规定保存。

第五节 设施与设备

第四十三条 企业应当具有与其药品经营范围、经营规模相适应的经营场所和库房。

第四十四条 库房的选址、设计、布局、建造、改造和维护应当符合药品储存的要求，防止药品的污染、交叉污染、混淆和差错。

第四十五条 药品储存作业区、辅助作业区应当与办公区和生活区分开一定距离或者有隔离措施。

第四十六条 库房的规模及条件应当满足药品的合理、安全储存，并达到以下要求，便于开展储存作业：

（一）库房内外环境整洁，无污染源，库区地面硬化或者绿化；

（二）库房内墙、顶光洁，地面平整，门窗结构严密；

（三）库房有可靠的安全防护措施，能够对无关人员进入实行可控管理，防止药品被盗、替换或者混入假药；

（四）有防止室外装卸、搬运、接收、发运等作业受异常天气影响的措施。

第四十七条 库房应当配备以下设施设备：

（一）药品与地面之间有效隔离的设备；

（二）避光、通风、防潮、防虫、防鼠等设备；

（三）有效调控温湿度及室内外空气交换的设备；

（四）自动监测、记录库房温湿度的设备；

（五）符合储存作业要求的照明设备；

（六）用于零货拣选、拼箱发货操作及复核的作业区域和设备；

（七）包装物料的存放场所；

（八）验收、发货、退货的专用场所；

（九）不合格药品专用存放场所；

（十）经营特殊管理的药品有符合国家规定的储存设施。

第四十八条 经营中药材、中药饮片的，应当有专用的库房和养护工作场所，直接收购地产中药材的应当设置中药样品室（柜）。

第四十九条 储存、运输冷藏、冷冻药品的，应当配备以下设施设备：

（一）与其经营规模和品种相适应的冷库，储存疫苗的应当配备两个以上独立冷库；

（二）用于冷库温度自动监测、显示、记录、调控、报警的设备；

（三）冷库制冷设备的备用发电机组或者双回路供电系统；

（四）对有特殊低温要求的药品，应当配备符合其储存要求的设施设备；

（五）冷藏车及车载冷藏箱或者保温箱等设备。

第五十条 运输药品应当使用封闭式货物运输工具。

第五十一条 运输冷藏、冷冻药品的冷藏车及车载冷藏箱、保温箱应当符合药品运输过程中对温度控制的要求。冷藏车具有自动调控温度、显示温度、存储和读取温度监测数据的功能；冷藏箱及保温箱具有外部显示和采集箱体内温度数据的功能。

第五十二条 储存、运输设施设备的定期检查、清洁和维护应当由专人负责，并建立记录和档案。

第六节 校准与验证

第五十三条 企业应当按照国家有关规定，对计量器具、温湿度监测设备等定期进行校准或者检定。

企业应当对冷库、储运温湿度监测系统以及冷藏运输等设施设备进行使用前验证、定期验证及停用时间超过规定时限的验证。

第五十四条 企业应当根据相关验证管理制度，形成验证控制文件，包括验证方案、报告、评价、偏差处理和预防措施等。

第五十五条 验证应当按照预先确定和批准的方案实施，验证报告应当经过审核和批准，验证文件应当存档。

第五十六条 企业应当根据验证确定的参数及条件，正确、合理使用相关设施设备。

第七节 计算机系统

第五十七条 企业应当建立能够符合经营全过程管理及质量控制要求的计算机系统，实现药品可追溯。

第五十八条 企业计算机系统应当符合以下要求：

（一）有支持系统正常运行的服务器和终端机；

（二）有安全、稳定的网络环境，有固定接入互联网的方式和安全可靠的信息平台；

（三）有实现部门之间、岗位之间信息传输和数据共享的局域网；

（四）有药品经营业务票据生成、打印和管理功能；

（五）有符合本规范要求及企业管理实际需要的应用软件和相关数据库。

第五十九条 各类数据的录入、修改、保存等操作应当符合授权范围、操作规程和管理制度的要求，保证数据原始、真实、准确、安全和可追溯。

第六十条 计算机系统运行中涉及企业经营和管理的数据应当采用安全、可靠的方式储存并按日备份，备份数据应当存放在安全场所，记录类数据的保存时限应当符合本规范第四十二条的要求。

第八节 采　购

第六十一条 企业的采购活动应当符合以下要求：

（一）确定供货单位的合法资格；

（二）确定所购入药品的合法性；

（三）核实供货单位销售人员的合法资格；

（四）与供货单位签订质量保证协议。

采购中涉及的首营企业、首营品种，采购部门应当填写相关申请表格，经过质量管理部门和企业质量负责人的审核批准。必要时应当组织实地考察，对供货单位质量管理体系进行评价。

第六十二条 对首营企业的审核，应当查验加盖其公章原印章的以下资料，确认真实、有效：

（一）《药品生产许可证》或者《药品经营许可证》复印件；

（二）营业执照、税务登记、组织机构代码的证件复印件，及上一年度企业年度报告公示情况；

（三）《药品生产质量管理规范》认证证书或者《药品经营质量管理规范》认证证书复印件；

（四）相关印章、随货同行单（票）样式；

（五）开户户名、开户银行及账号。

第六十三条 采购首营品种应当审核药品的合法性，索取加盖供货单位公章原印章的药品生产或者进口批准证明文件复印件并予以审核，审核无误的方可采购。

以上资料应当归入药品质量档案。

第六十四条 企业应当核实、留存供货单位销售人员以下资料：

（一）加盖供货单位公章原印章的销售人员身份证复印件；

（二）加盖供货单位公章原印章和法定代表人印章或者签名的授权书，授权书应当载明被授权人姓名、身份证号码，以及授权销售的品种、地域、期限；

（三）供货单位及供货品种相关资料。

第六十五条 企业与供货单位签订的质量保证协议至少包括以下内容：

（一）明确双方质量责任；

（二）供货单位应当提供符合规定的资料且对其真实性、有效性负责；

（三）供货单位应当按照国家规定开具发票；

（四）药品质量符合药品标准等有关要求；

（五）药品包装、标签、说明书符合有关规定；

（六）药品运输的质量保证及责任；

（七）质量保证协议的有效期限。

第六十六条 采购药品时，企业应当向供货单位索取发票。发票应当列明药品的通用名称、规格、单位、数量、单价、金额等；不能全部列明的，应当附《销售货物或者提供应税劳务清单》，并加盖供货单位发票专用章原印章、注明税票号码。

第六十七条 发票上的购、销单位名称及金额、品名应当与付款流向及金额、品名一致，并与财务账目内容相对应。发票按有关规定保存。

第六十八条 采购药品应当建立采购记录。采购记录应当有药品的通用名称、剂型、规格、生产厂商、供货单位、数量、价格、购货日期等内容，采购中药材、中药饮片的还应当标明产地。

第六十九条 发生灾情、疫情、突发事件或者临床紧急救治等特殊情况，以及其他符合国家有关规定的情形，企业可采用直调方式购销药品，将已采购的药品不入本企业仓库，直接从供货单位发送到购货单位，并建立专门的采购记录，保证有效的质量跟踪和追溯。

第七十条 采购特殊管理的药品，应当严格按照国家有关规定进行。

第七十一条 企业应当定期对药品采购的整体情况进行综合质量评审，建立药品质量评审和供货单位质量档案，并进行动态跟踪管理。

第九节 收货与验收

第七十二条 企业应当按照规定的程序和要求对到货药品逐批进行收货、验收，防止不合格药品入库。

第七十三条 药品到货时，收货人员应当核实运输方式是否符合要求，并对照随货同行单（票）和采购记录核对药品，做到票、账、货相符。

随货同行单（票）应当包括供货单位、生产厂商、药品的通用名称、剂型、规格、批号、数量、收货单位、收货地址、发货日期等内容，并加盖供货单位药品出库专用章原印章。

第七十四条 冷藏、冷冻药品到货时，应当对其运输方式及运输过程的温度记录、运输时间等质量控制状况进行重点检查并记录。不符合温度要求的应当拒收。

第七十五条 收货人员对符合收货要求的药品，应当按品种特性要求放于相应待验区域，或者设置状态标志，通知验收。冷藏、冷冻药品应当在冷库内待验。

第七十六条 验收药品应当按照药品批号查验同批号的检验报告书。供货单位为批发企业的，检验报告书应当加盖其质量管理专用章原印章。检验报告书的传递和保存可以采用电子数据形式，但应当保证其合法性和有效性。

第七十七条 企业应当按照验收规定，对每次到货药品进行逐批抽样验收，抽取的样品应当具有代表性：

（一）同一批号的药品应当至少检查一个最小包装，但生产企业有特殊质量控制要求或者打开最小包装可能影响药品质量的，可不打开最小包装；

（二）破损、污染、渗液、封条损坏等包装异常以及零货、拼箱的，应当开箱检查至最小包装；

（三）外包装及封签完整的原料药、实施批签发管理的生物制品，可不开箱检查。

第七十八条　验收人员应当对抽样药品的外观、包装、标签、说明书以及相关的证明文件等逐一进行检查、核对；验收结束后，应当将抽取的完好样品放回原包装箱，加封并标示。

第七十九条　特殊管理的药品应当按照相关规定在专库或者专区内验收。

第八十条　验收药品应当做好验收记录，包括药品的通用名称、剂型、规格、批准文号、批号、生产日期、有效期、生产厂商、供货单位、到货数量、到货日期、验收合格数量、验收结果等内容。验收人员应当在验收记录上签署姓名和验收日期。

中药材验收记录应当包括品名、产地、供货单位、到货数量、验收合格数量等内容。中药饮片验收记录应当包括品名、规格、批号、产地、生产日期、生产厂商、供货单位、到货数量、验收合格数量等内容，实施批准文号管理的中药饮片还应当记录批准文号。

验收不合格的还应当注明不合格事项及处置措施。

第八十一条　企业应当建立库存记录，验收合格的药品应当及时入库登记；验收不合格的，不得入库，并由质量管理部门处理。

第八十二条　企业按本规范第六十九条规定进行药品直调的，可委托购货单位进行药品验收。购货单位应当严格按照本规范的要求验收药品，并建立专门的直调药品验收记录。验收当日应当将验收记录相关信息传递给直调企业。

第十节　储存与养护

第八十三条　企业应当根据药品的质量特性对药品进行合理储存，并符合以下要求：

（一）按包装标示的温度要求储存药品，包装上没有标示具体温度的，按照《中华人民共和国药典》规定的贮藏要求进行储存；

（二）储存药品相对湿度为35%—75%；

（三）在人工作业的库房储存药品，按质量状态实行色标管理，合格药品为绿色，不合格药品为红色，待确定药品为黄色；

（四）储存药品应当按照要求采取避光、遮光、通风、防潮、防虫、防鼠等措施；

（五）搬运和堆码药品应当严格按照外包装标示要求规范操作，堆码高度符合包装图示要求，避免损坏药品包装；

（六）药品按批号堆码，不同批号的药品不得混垛，垛间距不小于5厘米，与库房内墙、顶、温度调控设备及管道等设施间距不小于30厘米，与地面间距不小于10厘米；

（七）药品与非药品、外用药与其他药品分开存放，中药材和中药饮片分库存放；

（八）特殊管理的药品应当按照国家有关规定储存；

（九）拆除外包装的零货药品应当集中存放；

（十）储存药品的货架、托盘等设施设备应当保持清洁，无破损和杂物堆放；

（十一）未经批准的人员不得进入储存作业区，储存作业区内的人员不得有影响药品质量和安全的行为；

（十二）药品储存作业区内不得存放与储存管理无关的物品。

第八十四条　养护人员应当根据库房条件、外部环境、药品质量特性等对药品进行养护，主要内容是：

（一）指导和督促储存人员对药品进行合理储存与作业。

（二）检查并改善储存条件、防护措施、卫生环境。

（三）对库房温湿度进行有效监测、调控。

（四）按照养护计划对库存药品的外观、包装等质量状况进行检查，并建立养护记录；对储存条件有特殊要求的或者有效期较短的品种应当进行重点养护。

（五）发现有问题的药品应当及时在计算机系统中锁定和记录，并通知质量管理部门处理。

（六）对中药材和中药饮片应当按其特性采取有效方法进行养护并记录，所采取的养护方法不得对药品造成污染。

（七）定期汇总、分析养护信息。

第八十五条 企业应当采用计算机系统对库存药品的有效期进行自动跟踪和控制，采取近效期预警及超过有效期自动锁定等措施，防止过期药品销售。

第八十六条 药品因破损而导致液体、气体、粉末泄漏时，应当迅速采取安全处理措施，防止对储存环境和其他药品造成污染。

第八十七条 对质量可疑的药品应当立即采取停售措施，并在计算机系统中锁定，同时报告质量管理部门确认。对存在质量问题的药品应当采取以下措施：

（一）存放于标志明显的专用场所，并有效隔离，不得销售；

（二）怀疑为假药的，及时报告食品药品监督管理部门；

（三）属于特殊管理的药品，按照国家有关规定处理；

（四）不合格药品的处理过程应当有完整的手续和记录；

（五）对不合格药品应当查明并分析原因，及时采取预防措施。

第八十八条 企业应当对库存药品定期盘点，做到账、货相符。

第十一节　销　　售

第八十九条 企业应当将药品销售给合法的购货单位，并对购货单位的证明文件、采购人员及提货人员的身份证明进行核实，保证药品销售流向真实、合法。

第九十条 企业应当严格审核购货单位的生产范围、经营范围或者诊疗范围，并按照相应的范围销售药品。

第九十一条 企业销售药品，应当如实开具发票，做到票、账、货、款一致。

第九十二条 企业应当做好药品销售记录。销售记录应当包括药品的通用名称、规格、剂型、批号、有效期、生产厂商、购货单位、销售数量、单价、金额、销售日期等内容。按照本规范第六十九条规定进行药品直调的，应当建立专门的销售记录。

中药材销售记录应当包括品名、规格、产地、购货单位、销售数量、单价、金额、销售日期等内容；中药饮片销售记录应当包括品名、规格、批号、产地、生产厂商、购货单位、销售数量、单价、金额、销售日期等内容。

第九十三条 销售特殊管理的药品以及国家有专门管理要求的药品，应当严格按照国家有关规定执行。

第十二节　出　　库

第九十四条 出库时应当对照销售记录进行复核。发现以下情况不得出库，并报告质量管理部门处理：

（一）药品包装出现破损、污染、封口不牢、衬垫不实、封条损坏等问题；

（二）包装内有异常响动或者液体渗漏；

（三）标签脱落、字迹模糊不清或者标识内容与实物不符；

（四）药品已超过有效期；

（五）其他异常情况的药品。

第九十五条 药品出库复核应当建立记录，包括购货单位、药品的通用名称、剂型、规格、数量、批号、有效期、生产厂商、出库日期、质量状况和复核人员等内容。

第九十六条 特殊管理的药品出库应当按照有关规定进行复核。

第九十七条 药品拼箱发货的代用包装箱应当有醒目的拼箱标志。

第九十八条 药品出库时，应当附加盖企业药品出库专用章原印章的随货同行单（票）。

企业按照本规范第六十九条规定直调药品的，直调药品出库时，由供货单位开具两份随货同行单（票），分别发往直调企业和购货单位。随货同行单（票）的内容应当符合本规范第七十三条第二款的要求，还应当标明直调企业名称。

第九十九条 冷藏、冷冻药品的装箱、装车等项作业，应当由专人负责并符合以下要求：

（一）车载冷藏箱或者保温箱在使用前应当达到相应的温度要求；

（二）应当在冷藏环境下完成冷藏、冷冻药品的装箱、封箱工作；

（三）装车前应当检查冷藏车辆的启动、运行状态，达到规定温度后方可装车；

（四）启运时应当做好运输记录，内容包括运输工具和启运时间等。

第十三节　运输与配送

第一百条　企业应当按照质量管理制度的要求，严格执行运输操作规程，并采取有效措施保证运输过程中的药品质量与安全。

第一百零一条　运输药品，应当根据药品的包装、质量特性并针对车况、道路、天气等因素，选用适宜的运输工具，采取相应措施防止出现破损、污染等问题。

第一百零二条　发运药品时，应当检查运输工具，发现运输条件不符合规定的，不得发运。运输药品过程中，运载工具应当保持密闭。

第一百零三条　企业应当严格按照外包装标示的要求搬运、装卸药品。

第一百零四条　企业应当根据药品的温度控制要求，在运输过程中采取必要的保温或者冷藏、冷冻措施。

运输过程中，药品不得直接接触冰袋、冰排等蓄冷剂，防止对药品质量造成影响。

第一百零五条　在冷藏、冷冻药品运输途中，应当实时监测并记录冷藏车、冷藏箱或者保温箱内的温度数据。

第一百零六条　企业应当制定冷藏、冷冻药品运输应急预案，对运输途中可能发生的设备故障、异常天气影响、交通拥堵等突发事件，能够采取相应的应对措施。

第一百零七条　企业委托其他单位运输药品的，应当对承运方运输药品的质量保障能力进行审计，索取运输车辆的相关资料，符合本规范运输设施设备条件和要求的方可委托。

第一百零八条　企业委托运输药品应当与承运方签订运输协议，明确药品质量责任、遵守运输操作规程和在途时限等内容。

第一百零九条　企业委托运输药品应当有记录，实现运输过程的质量追溯。记录至少包括发货时间、发货地址、收货单位、收货地址、货单号、药品件数、运输方式、委托经办人、承运单位，采用车辆运输的还应当载明车牌号，并留存驾驶人员的驾驶证复印件。记录应当至少保存5年。

第一百一十条　已装车的药品应当及时发运并尽快送达。委托运输的，企业应当要求并监督承运方严格履行委托运输协议，防止因在途时间过长影响药品质量。

第一百一十一条　企业应当采取运输安全管理措施，防止在运输过程中发生药品盗抢、遗失、调换等事故。

第一百一十二条　特殊管理的药品的运输应当符合国家有关规定。

第十四节　售后管理

第一百一十三条　企业应当加强对退货的管理，保证退货环节药品的质量和安全，防止混入假冒药品。

第一百一十四条　企业应当按照质量管理制度的要求，制定投诉管理操作规程，内容包括投诉渠道及方式、档案记录、调查与评估、处理措施、反馈和事后跟踪等。

第一百一十五条　企业应当配备专职或者兼职人员负责售后投诉管理，对投诉的质量问题查明原因，采取有效措施及时处理和反馈，并做好记录，必要时应当通知供货单位及药品生产企业。

第一百一十六条　企业应当及时将投诉及处理结果等信息记入档案，以便查询和跟踪。

第一百一十七条　企业发现已售出药品有严重质量问题，应当立即通知购货单位停售、追回并做好记录，同时向食品药品监督管理部门报告。

第一百一十八条　企业应当协助药品生产企业履行召回义务，按照召回计划的要求及时传达、反馈药品召回信息，控制和收回存在安全隐患的药品，并建立药品召回记录。

第一百一十九条　企业质量管理部门应当配备专职或者兼职人员，按照国家有关规定承担药品不良反应监测和报告工作。

第三章　药品零售的质量管理

第一节　质量管理与职责

第一百二十条　企业应当按照有关法律法规及本规范的要求制定质量管理文件，开展质量管理活动，确保药品质量。

第一百二十一条 企业应当具有与其经营范围和规模相适应的经营条件，包括组织机构、人员、设施设备、质量管理文件，并按照规定设置计算机系统。

第一百二十二条 企业负责人是药品质量的主要责任人，负责企业日常管理，负责提供必要的条件，保证质量管理部门和质量管理人员有效履行职责，确保企业按照本规范要求经营药品。

第一百二十三条 企业应当设置质量管理部门或者配备质量管理人员，履行以下职责：

（一）督促相关部门和岗位人员执行药品管理的法律法规及本规范；

（二）组织制订质量管理文件，并指导、监督文件的执行；

（三）负责对供货单位及其销售人员资格证明的审核；

（四）负责对所采购药品合法性的审核；

（五）负责药品的验收，指导并监督药品采购、储存、陈列、销售等环节的质量管理工作；

（六）负责药品质量查询及质量信息管理；

（七）负责药品质量投诉和质量事故的调查、处理及报告；

（八）负责对不合格药品的确认及处理；

（九）负责假劣药品的报告；

（十）负责药品不良反应的报告；

（十一）开展药品质量管理教育和培训；

（十二）负责计算机系统操作权限的审核、控制及质量管理基础数据的维护；

（十三）负责组织计量器具的校准及检定工作；

（十四）指导并监督药学服务工作；

（十五）其他应当由质量管理部门或者质量管理人员履行的职责。

第二节 人员管理

第一百二十四条 企业从事药品经营和质量管理工作的人员，应当符合有关法律法规及本规范规定的资格要求，不得有相关法律法规禁止从业的情形。

第一百二十五条 企业法定代表人或者企业负责人应当具备执业药师资格。

企业应当按照国家有关规定配备执业药师，负责处方审核，指导合理用药。

第一百二十六条 质量管理、验收、采购人员应当具有药学或者医学、生物、化学等相关专业学历或者具有药学专业技术职称。从事中药饮片质量管理、验收、采购人员应当具有中药学中专以上学历或者具有中药学专业初级以上专业技术职称。

营业员应当具有高中以上文化程度或者符合省级食品药品监督管理部门规定的条件。中药饮片调剂人员应当具有中药学中专以上学历或者具备中药调剂员资格。

第一百二十七条 企业各岗位人员应当接受相关法律法规及药品专业知识与技能的岗前培训和继续培训，以符合本规范要求。

第一百二十八条 企业应当按照培训管理制度制定年度培训计划并开展培训，使相关人员能正确理解并履行职责。培训工作应当做好记录并建立档案。

第一百二十九条 企业应当为销售特殊管理的药品、国家有专门管理要求的药品、冷藏药品的人员接受相应培训提供条件，使其掌握相关法律法规和专业知识。

第一百三十条 在营业场所内，企业工作人员应当穿着整洁、卫生的工作服。

第一百三十一条 企业应当对直接接触药品岗位的人员进行岗前及年度健康检查，并建立健康档案。患有传染病或者其他可能污染药品的疾病的，不得从事直接接触药品的工作。

第一百三十二条 在药品储存、陈列等区域不得存放与经营活动无关的物品及私人用品，在工作区域内不得有影响药品质量和安全的行为。

第三节 文件

第一百三十三条 企业应当按照有关法律法规及本规范规定，制定符合企业实际的质量管理文件。文件包括质量管理制度、岗位职责、操作规程、档案、记录和凭证等，并对质量管理文件定期审核、及时修订。

第一百三十四条 企业应当采取措施确保各岗位人员正确理解质量管理文件的内容，保证质量管理文件有效执行。

第一百三十五条 药品零售质量管理制度应当包括以下内容：

（一）药品采购、验收、陈列、销售等环节的管理，设置库房的还应当包括储存、养护的管理；

（二）供货单位和采购品种的审核；

（三）处方药销售的管理；

（四）药品拆零的管理；

（五）特殊管理的药品和国家有专门管理要求的药品的管理；

（六）记录和凭证的管理；

（七）收集和查询质量信息的管理；

（八）质量事故、质量投诉的管理；

（九）中药饮片处方审核、调配、核对的管理；

（十）药品有效期的管理；

（十一）不合格药品、药品销毁的管理；

（十二）环境卫生、人员健康的规定；

（十三）提供用药咨询、指导合理用药等药学服务的管理；

（十四）人员培训及考核的规定；

（十五）药品不良反应报告的规定；

（十六）计算机系统的管理；

（十七）药品追溯的规定；

（十八）其他应当规定的内容。

第一百三十六条 企业应当明确企业负责人、质量管理、采购、验收、营业员以及处方审核、调配等岗位的职责，设置库房的还应当包括储存、养护等岗位职责。

第一百三十七条 质量管理岗位、处方审核岗位的职责不得由其他岗位人员代为履行。

第一百三十八条 药品零售操作规程应当包括：

（一）药品采购、验收、销售；

（二）处方审核、调配、核对；

（三）中药饮片处方审核、调配、核对；

（四）药品拆零销售；

（五）特殊管理的药品和国家有专门管理要求的药品的销售；

（六）营业场所药品陈列及检查；

（七）营业场所冷藏药品的存放；

（八）计算机系统的操作和管理；

（九）设置库房的还应当包括储存和养护的操作规程。

第一百三十九条 企业应当建立药品采购、验收、销售、陈列检查、温湿度监测、不合格药品处理等相关记录，做到真实、完整、准确、有效和可追溯。

第一百四十条 记录及相关凭证应当至少保存 5 年。特殊管理的药品的记录及凭证按相关规定保存。

第一百四十一条 通过计算机系统记录数据时，相关岗位人员应当按照操作规程，通过授权及密码登录计算机系统，进行数据的录入，保证数据原始、真实、准确、安全和可追溯。

第一百四十二条 电子记录数据应当以安全、可靠方式定期备份。

第四节 设施与设备

第一百四十三条 企业的营业场所应当与其药品经营范围、经营规模相适应，并与药品储存、办公、生活辅助及其他区域分开。

第一百四十四条 营业场所应当具有相应设施或者采取其他有效措施，避免药品受室外环境的影响，并做到宽敞、明亮、整洁、卫生。

第一百四十五条 营业场所应当有以下营业设备：

（一）货架和柜台；

（二）监测、调控温度的设备；

（三）经营中药饮片的，有存放饮片和处方调配的设备；

（四）经营冷藏药品的，有专用冷藏设备；

（五）经营第二类精神药品、毒性中药品种和罂粟壳的，有符合安全规定的专用存放设备；

（六）药品拆零销售所需的调配工具、包装用品。

第一百四十六条 企业应当建立能够符合经营和质量管理要求的计算机系统，并满足药品追溯的要求。

第一百四十七条 企业设置库房的，应当做到库房内墙、顶光洁，地面平整，门窗结构严密；有可靠的安全防护、防盗等措施。

第一百四十八条 仓库应当有以下设施设备：

（一）药品与地面之间有效隔离的设备；

（二）避光、通风、防潮、防虫、防鼠等设备；

（三）有效监测和调控温湿度的设备；

（四）符合储存作业要求的照明设备；

（五）验收专用场所；

（六）不合格药品专用存放场所；

（七）经营冷藏药品的，有与其经营品种及经营规模相适应的专用设备。

第一百四十九条 经营特殊管理的药品应当有符合国家规定的储存设施。

第一百五十条 储存中药饮片应当设立专用库房。

第一百五十一条 企业应当按照国家有关规定，对计量器具、温湿度监测设备等定期进行校准或者检定。

第五节 采购与验收

第一百五十二条 企业采购药品，应当符合本规范第二章第八节的相关规定。

第一百五十三条 药品到货时，收货人员应当按采购记录，对照供货单位的随货同行单（票）核实药品实物，做到票、账、货相符。

第一百五十四条 企业应当按规定的程序和要求对到货药品逐批进行验收，并按照本规范第八十条规定做好验收记录。

验收抽取的样品应当具有代表性。

第一百五十五条 冷藏药品到货时，应当按照本规范第七十四条规定进行检查。

第一百五十六条 验收药品应当按照本规范第七十六条规定查验药品检验报告书。

第一百五十七条 特殊管理的药品应当按照相关规定进行验收。

第一百五十八条 验收合格的药品应当及时入库或者上架，验收不合格的，不得入库或者上架，并报告质量管理人员处理。

第六节 陈列与储存

第一百五十九条 企业应当对营业场所温度进行监测和调控，以使营业场所的温度符合常温要求。

第一百六十条 企业应当定期进行卫生检查，保持环境整洁。存放、陈列药品的设备应当保持清洁卫生，不得放置与销售活动无关的物品，并采取防虫、防鼠等措施，防止污染药品。

第一百六十一条 药品的陈列应当符合以下要求：

（一）按剂型、用途以及储存要求分类陈列，并设置醒目标志，类别标签字迹清晰、放置准确。

（二）药品放置于货架（柜），摆放整齐有序，避免阳光直射。

（三）处方药、非处方药分区陈列，并有处方药、非处方药专用标识。

（四）处方药不得采用开架自选的方式陈列和销售。

（五）外用药与其他药品分开摆放。

（六）拆零销售的药品集中存放于拆零专柜或者专区。

（七）第二类精神药品、毒性中药品种和罂粟壳不得陈列。

（八）冷藏药品放置在冷藏设备中，按规定对温度进行监测和记录，并保证存放温度符合要求。

（九）中药饮片柜斗谱的书写应当正名正字；装斗前应当复核，防止错斗、串斗；应当定期清斗，防止饮片生虫、发霉、变质；不同批号的饮片装斗前应当清斗并记录。

（十）经营非药品应当设置专区，与药品区域明显隔离，并有醒目标志。

第一百六十二条　企业应当定期对陈列、存放的药品进行检查，重点检查拆零药品和易变质、近效期、摆放时间较长的药品以及中药饮片。发现有质量疑问的药品应当及时撤柜，停止销售，由质量管理人员确认和处理，并保留相关记录。

第一百六十三条　企业应当对药品的有效期进行跟踪管理，防止近效期药品售出后可能发生的过期使用。

第一百六十四条　企业设置库房的，库房的药品储存与养护管理应当符合本规范第二章第十节的相关规定。

第七节　销售管理

第一百六十五条　企业应当在营业场所的显著位置悬挂《药品经营许可证》、营业执照、执业药师注册证等。

第一百六十六条　营业人员应当佩戴有照片、姓名、岗位等内容的工作牌，是执业药师和药学技术人员的，工作牌还应当标明执业资格或者药学专业技术职称。在岗执业的执业药师应当挂牌明示。

第一百六十七条　销售药品应当符合以下要求：

（一）处方经执业药师审核后方可调配；对处方所列药品不得擅自更改或者代用，对有配伍禁忌或者超剂量的处方，应当拒绝调配，但经处方医师更正或者重新签字确认的，可以调配；调配处方后经过核对方可销售。

（二）处方审核、调配、核对人员应当在处方上签字或者盖章，并按照有关规定保存处方或者其复印件。

（三）销售近效期药品应当向顾客告知有效期。

（四）销售中药饮片做到计量准确，并告知煎服方法及注意事项；提供中药饮片代煎服务，应当符合国家有关规定。

第一百六十八条　企业销售药品应当开具销售凭证，内容包括药品名称、生产厂商、数量、价格、批号、规格等，并做好销售记录。

第一百六十九条　药品拆零销售应当符合以下要求：

（一）负责拆零销售的人员经过专门培训；

（二）拆零的工作台及工具保持清洁、卫生，防止交叉污染；

（三）做好拆零销售记录，内容包括拆零起始日期、药品的通用名称、规格、批号、生产厂商、有效期、销售数量、销售日期、分拆及复核人员等；

（四）拆零销售应当使用洁净、卫生的包装，包装上注明药品名称、规格、数量、用法、用量、批号、有效期以及药店名称等内容；

（五）提供药品说明书原件或者复印件；

（六）拆零销售期间，保留原包装和说明书。

第一百七十条　销售特殊管理的药品和国家有专门管理要求的药品，应当严格执行国家有关规定。

第一百七十一条　药品广告宣传应当严格执行国家有关广告管理的规定。

第一百七十二条　非本企业在职人员不得在营业场所内从事药品销售相关活动。

第八节　售后管理

第一百七十三条　除药品质量原因外，药品一经售出，不得退换。

第一百七十四条　企业应当在营业场所公布食品药品监督管理部门的监督电话，设置顾客意见簿，及时处理顾客对药品质量的投诉。

第一百七十五条 企业应当按照国家有关药品不良反应报告制度的规定，收集、报告药品不良反应信息。

第一百七十六条 企业发现已售出药品有严重质量问题，应当及时采取措施追回药品并做好记录，同时向食品药品监督管理部门报告。

第一百七十七条 企业应当协助药品生产企业履行召回义务，控制和收回存在安全隐患的药品，并建立药品召回记录。

第四章　附　　则

第一百七十八条 本规范下列术语的含义是：

（一）在职：与企业确定劳动关系的在册人员。

（二）在岗：相关岗位人员在工作时间内在规定的岗位履行职责。

（三）首营企业：采购药品时，与本企业首次发生供需关系的药品生产或者经营企业。

（四）首营品种：本企业首次采购的药品。

（五）原印章：企业在购销活动中，为证明企业身份在相关文件或者凭证上加盖的企业公章、发票专用章、质量管理专用章、药品出库专用章的原始印记，不能是印刷、影印、复印等复制后的印记。

（六）待验：对到货、销后退回的药品采用有效的方式进行隔离或者区分，在入库前等待质量验收的状态。

（七）零货：拆除了用于运输、储藏包装的药品。

（八）拼箱发货：将零货药品集中拼装至同一包装箱内发货的方式。

（九）拆零销售：将最小包装拆分销售的方式。

（十）国家有专门管理要求的药品：国家对蛋白同化制剂、肽类激素、含特殊药品复方制剂等品种实施特殊监管措施的药品。

第一百七十九条 药品零售连锁企业总部的管理应当符合本规范药品批发企业相关规定，门店的管理应当符合本规范药品零售企业相关规定。

第一百八十条 本规范为药品经营质量管理的基本要求。对企业信息化管理、药品储运温湿度自动监测、药品验收管理、药品冷链物流管理、零售连锁管理等具体要求，由国家食品药品监督管理总局以附录方式另行制定。

第一百八十一条 麻醉药品、精神药品、药品类易制毒化学品的追溯应当符合国家有关规定。

第一百八十二条 医疗机构药房和计划生育技术服务机构的药品采购、储存、养护等质量管理规范由国家食品药品监督管理总局商相关主管部门另行制定。

互联网销售药品的质量管理规定由国家食品药品监督管理总局另行制定。

第一百八十三条 药品经营企业违反本规范的，由食品药品监督管理部门按照《中华人民共和国药品管理法》第七十八条的规定给予处罚。

第一百八十四条 本规范自发布之日起施行，卫生部 2013 年 6 月 1 日施行的《药品经营质量管理规范》（中华人民共和国卫生部令第 90 号）同时废止。

参 考 文 献

[1] 杨世民. 药事管理学. 第 6 版. 北京：人民卫生出版社，2016.

[2] 杨永杰，段立华. 制药企业管理与 GMP 实施. 第 2 版. 北京：化学工业出版社，2011.

[3] 李钧，李志宁. 制药质量体系及 GMP 的实施. 北京：化学工业出版社，2012.

[4] 谢明，杨悦. 药品生产质量管理. 北京：人民卫生出版社，2014.

[5] 田少雷，邵庆翔. 药物临床试验与 GCP 实用指南. 第 2 版. 北京：北京大学医学出版社，2010.

[6] 贠亚明. 药品质量管理技术. 北京：化学工业出版社，2011.

[7] 周东坡，赵凯，周晓辉等. 生物制品学. 第 2 版. 北京：化学工业出版社，2014.

[8] 王易，袁嘉丽. 免疫学基础与病原生物学. 第 9 版. 北京：中国中医药出版社，2012.

[9] 王学民. 生物药物制剂技术. 北京：化学工业出版社，2010.

[10] 张莉，刘世君，邱磊等. 最新药品注册工作指南. 第二版. 北京：中国医药科技出版社，2012.

[11] 赵铠，章以浩，李河民. 医学生物制品学. 第 2 版. 北京：人民卫生出版社，1995.

[12] 本书编委会. 药品质量管理规范全集. 北京：中国医药科技出版社，2011.

[13] 林曙光，余细勇. 药物临床试验与评价技术规范. 广州：华南理工大学出版社，2014.

[14] 姚盛. 中美医疗机构药品监管对比（上）. 中国医药报，2011-12-02.